Vitamine helfen heilen

in J. Kamphausen GmbH
Postfach 101849, D-33518 Bielefeld
Tel. 0521/172875, Fax 0521/68771

2. Auflage, 2001

Die Deutsche Bibliothek - CIP-Einheitsauflage
van Lunteren, Jeroen:
Vitamine helfen heilen /
Jeroen van Lunteren - Hermann Ehmann
- 2. Aufl. - Bielefeld : LebensBaum-Verl., 2001
ISBN 3-928430-15-7

Umschlag,
Layout/Satz: Wilfried Klei
Herstellung: Fuldaer Verlagsagentur, Fulda

ISBN 3-928430-15-7

Herausgegeben von HiLife e.V.

Jeroen van Lunteren
Hermann Ehmann

Vitamine helfen heilen

Mikronährstoffe – die nebenwirkungsfreie Alternative

GESUND & VITAL
LebensBaum Verlag

Jeroen van Lunteren, geboren 1952, ist Mediziner und Vorsitzender des Vereins HiLife e.V. Er wandte sich vor einigen Jahren aus Enttäuschung von der Schulmedizin ab, um sich ganz der Erforschung der Mikronährstoffe zu widmen. Der Umstand, daß mit den neuen Erkenntnissen über Mikronährstoffe echte Heilungen – und nicht nur symptomorientierte Therapie – möglich sind, faszinierte ihn zunehmend. Heute widmet sich Jeroen van Lunteren ausschließlich den Mikronährstoffen und dem sinnvollen Umgang damit.

Dr. Hermann Ehmann, geboren 1964, ist freier medizinischer Fachautor. Er war mehrere Jahre Mitarbeiter bei der „Süddeutschen Zeitung" und beim „Münchner Merkur" und hat rund 3.000 Zeitungs- und Fachzeitschriftenartikel sowie zahlreiche Sachbücher verfaßt, von denen einige Bestseller wurden. Am bekanntesten ist sein Buch „Männerängste. Wovor Männer sich wirklich fürchten". Lebenshilfebücher und Gesundheitsthemen, vor allem die Naturheilkunde und alternative Behandlungswege, zählen zu seinen Spezialgebieten. Er lebt und arbeitet bei München.

Hinweis

Die Informationen in diesem Buch wurden mit großem Rechercheaufwand zusammengetragen und mit größtmöglicher Sorgfalt bearbeitet. Probieren Sie jedoch nicht nach Gutdünken die hier aufgeführten Substanzen aus, sondern lassen Sie sich bei ernsthaften Erkrankungen stets von einem kompetenten Arzt beraten und entsprechend behandeln. Fragen Sie ihn auch nach möglichen Bezugsquellen, wenn Sie einige Stoffe nicht in der Apotheke kaufen können. Die Verfasser haften nicht für eventuelle Schäden, die durch eigenmächtigen oder falschen Gebrauch entstehen.

Inhalt

Anhang I:

Anhang II: Substanzen (alphabetisch)

Anhang III

Vorwort

Der *HiLife e.V.* ist ein seit 1987 bestehender Verein, der es sich zum Ziel gesetzt hat, kritische Gesundheitsaufklärung zu betreiben und die (bislang viel zu wenig beachteten) Therapiemöglichkeiten mit hochdosierten Mikronährstoffen einer breiten Öffentlichkeit publik zu machen. Objektive Information auf der Basis moderner wissenschaftlicher Grundlagen ist für den Verein oberstes Gebot. Einige Produzenten, unkritische Medien und mancher selbsternannte Experte behaupten zwar viele Wunderdinge, allerdings hält keineswegs alles einer objektiven Überprüfung stand. Hier geht es darum, die Spreu vom Weizen zu trennen – darin sieht der Verein eine seiner Hauptaufgaben. Darüber hinaus war der Verein von Anfang an sehr pragmatisch orientiert und half bei der Umsetzung neuer Erkenntnisse in die Tat mit. Die weltweite Vernetzung via Internet stellt hierbei eine große Hilfe dar.

Ursprünglich verstand sich *HiLife* auch als „Einkaufsgemeinschaft" für seine Mitglieder und importierte in Deutschland nicht erhältliche Produkte. Auflagen der Behörden stoppten diese Aktivitäten zwar, änderten jedoch nichts an dem grundsätzlichen Wunsch der Mitglieder, neue wissenschaftliche Erkenntnisse konkret nutzbar zu machen. Diesem Anliegen fühlt sich der Verein nach wie vor verpflichtet; im Rahmen des (rechtlich) Möglichen gibt er interessierten Personen Hilfestellung.

Das vorliegende Buch versteht sich als Nachschlagewerk für den interessierten Laien, ist aber auch für fortschrittliche Therapeuten geeignet, die ihren Patienten neueste therapeutische Erkenntnisse nicht vorenthalten wollen.

Das Buch gibt unter anderem Antworten auf folgende Fragen:

- Welche Mikronährstoffe braucht der menschliche Organismus in welcher Menge?
- Welche Mikronährstoffe haben einen nachweislich positiven Effekt auf bestimmte Erkrankungen?
- Bei welchen speziellen Erkrankungen ist die Einnahme von Mikronährstoffe besonders wichtig?

Die in alphabetischer Form zusammengetragenen Artikel fassen die therapeutischen Einsatzmöglichkeiten von Mikronährstoffen komprimiert und in einer für den Laien verständlichen Sprache zusammen, ohne dabei die wissenschaftliche Ebene zu verlassen. Wenngleich der Wert von teilweise älteren empirischen Daten nicht in Frage gestellt werden soll, basieren die Empfehlungen in diesem Buch auf modernem wissenschaftlichen Material. Der Leser erhält klar strukturierte und knapp aufbereitete Informationen über die neuesten empirisch gesicherten Erkenntnisse im Forschungsbereich „Mikronährstoffe" und die zum Teil fantastischen Therapiemöglichkeiten mit ihnen. Für sämtliche Empfehlungen kann jedoch aus verständlichen Gründen keinerlei Haftung übernommen werden.

Interessierten Lesern bieten wir einen besonderen Service an: Aktualisierungen einzelner Protokolle, Inhaltsangaben zu den genannten Quellen in englischer Sprache, eine kleine, eng am Markt orientierte Nährstoffkunde („Infolog") sowie ein kleines, zweimonatlich erscheinendes Update zu Mikronährstoffen („Vitaminchen") können Sie direkt bei HiLife anfordern:

HiLife (Extension) e. V.
Kuhstr. 45/47, 47533 Kleve
Tel.: 02821-136 76, Fax: 02821-13802

Einleitung

Was sind Antioxidantien?

Antioxidantien sind Bestandteile bzw. Inhaltsstoffe der Nahrung. Mengenmäßig fallen Sie praktisch nicht ins Gewicht, ihre Wirkung hat es jedoch in sich.

Nahrung besteht in erster Linie aus Kohlenhydraten (Gemüse, Getreide), Proteinen (Fleisch, Fisch, Geflügel) und Fetten. Letztere unterteilt man wiederum nach pflanzlichen oder tierischen Fetten. Diese Hauptbestandteile der Nahrung liefern die für das Leben notwendige Energie und die Bausteine für neues Gewebe. Beides muß ständig erneuert werden.

In der Form, wie die Natur die Nahrung anliefert, ist sie für den Organismus nicht verwertbar. Die Nahrung muß vielmehr in kleinere Einheiten zerlegt werden. Große Proteinmoleküle müssen bspw. in „handliche“ Aminosäuren gespalten werden, komplexe Kohlehydrate werden zu kleinen Glukosemolekülen zerlegt und Fette werden in ihre Untereinheiten, die Fettsäuren, gespalten.

Verantwortlich für die Nahrungsumwandlung im Verdauungskanal sind Säuren (sie nehmen eine erste Zersetzung vor), Gallensekrete (sie spalten vor allem Fette), Bakterien (sie zerlegen Rohstoffe aller Art), Ballaststoffe und Flüssigkeit. Damit die Nahrungsbestandteile (Aminosäuren, Glukose, Fette) im Organismus weiter verarbeitet werden können, bedarf es noch weiterer Substanzen. Im übertragenen Sinne wurden damit nur grobe Backsteine und Holzscheite angeliefert. Alleine damit entsteht noch kein Haus und brennt kein Feuer.

In der Nahrung sind auch sogenannte Mikronährstoffe enthalten. Ihre Anwesenheit ermöglicht es überhaupt erst, daß z.B. Glukose oder Fettsäuren in Energie umgewandelt und Aminosäuren eingebaut werden können. Mengenmäßig sind diese Mikronährstoffe (fast) unbedeutend, aber ohne sie ist kein Leben möglich. So gering ihre Anzahl im Vergleich zu den Nahrungshauptbestandteilen auch sein mag, wenn sie nicht ausreichend vorhanden sind, geraten die komplexen Stoffwechselzyklen aus ihrer Balance – mit zum Teil verheerenden Folgen für die Gesundheit.

Zunächst und vor allem besteht Nahrung aus Proteinen, Kohlenhydraten und Fetten.

Proteine

Nach der klassischen Definition sind Proteine mehr oder weniger komplexe Moleküle aus Aminosäuren. Insgesamt kennt man über 260 verschiedene Aminosäuren, allerdings sind davon nur etwa 25 für den Menschen von Bedeutung. Die meisten davon kann der menschliche Stoffwechsel selbst herstellen, sie müssen also nicht unbedingt über die Nahrung zugeführt werden. Mindestens acht Aminosäuren sind jedoch essentiell, das heißt, sie müssen mit der Nahrung aufgenommen werden: Isoleucin, Leucin, Lysin, Methionin, Phenylalanin, Threonin, Tryptophan und Valin. Neuere Quellen rechnen noch Histidin und Arginin dazu.

Vor allem bei Kraftsportlern stehen Proteine bzw. deren Bausteine, die Aminosäuren, hoch im Kurs. Die speziellen Mix-Drinks kosten viel Geld, bringen unter dem Strich jedoch wenig. Denn die mit der Nahrung aufgenommenen Proteine reichen normalerweise völlig aus. Nur wenige Aminosäuren werden unter bestimmten Umständen vermehrt benötigt.

Kohlenhydrate

Kohlenhydrate (auch Saccharide) sind vor allem im Gemüse enthalten. Es handelt sich – im weitesten Sinne – um Kohlenstoffketten mit Wasser: $C_n(H_2O)_n$. Man unterscheidet unter anderem nach der Zahl der Kohlenstoffatome, nach Triosen, Tetrosen, Pentosen usw.. Bezüglich ihrer Molekülgröße differenziert man nach Mono-, Oligo- oder Polysacchariden. Für die menschliche Nahrung sind die sogenannten Ribosen, Glukosen, Mannosen usw. von Bedeutung. Da Kohlenhydrate praktisch in jeder Nahrungsform vorkommen, sind Mangelerscheinungen eigentlich kein Thema (es sei denn, man ißt gar nichts oder zu wenig).

Fette (Öle)

Fett (Öle) bestehen aus einem Glyzerinmolekül und der daran hängenden Fettsäure. Diese bestehen wiederum aus unterschiedlich langen Kohlenstoffatomketten mit einer unterschiedlichen Sättigung der Kohlenstoffbindungen.

Nach dem Sättigungsgrad unterscheidet man einfach oder mehrfach ungesättigte sowie gesättigte Fettsäuren. Fette oder Öle unterscheiden sich in ihrem sogenannten Siedepunkt. Oder anders ausgedrückt: Ob Fett/Öl in fester oder flüssiger Form vorliegt, hängt einzig von der Umgebungstemperatur ab. Im Prinzip sind Öle und Fette demnach dasselbe, sie liegen lediglich in einem unterschiedlichen Aggregatzustand vor.

Mikronährstoffe

Neben diesen drei bekannten Grundelementen der Nahrung entscheiden vor allem die Mikronährstoffe wie Vitamine, Mineralien, Phytosubstanzen u. a. über den eigentlichen Wert von Lebensmitteln. Damit wird ein Grunddilemma unserer industrialisierten Nahrung deutlich: Sie enthält zwar alles Mögliche (Proteine, Kohlenhydrate, Fette) und davon viel, aber die empfindlichen Mikronährstoffe bleiben meist auf der Strecke. **Die scheinbar widersprüchliche Aussage, daß der Mensch meist überernährt und dennoch mangelernährt ist, bekommt dadurch Sinn.**
Man unterscheidet die Mikronährstoffe wiederum nach

- Vitaminen
- Mineralstoffen und Spurenelementen
- Aminosäuren
- Sekundären Pflanzeninhaltsstoffen

Fast schon grundsätzlich ist jede systematische Einteilung unter Wissenschaftlern umstritten; es darf also nicht verwundern, wenn man woanders eine andere Einteilung findet. Für den Konsumenten ist es jedoch von untergeordneter Bedeutung, ob z.B. Ubichinon den Co-Enzymen (Q10) oder den Vitaminen zugerechnet wird. Die Grenzen der Systematik sind nicht nur bezüglich der Funktion einzelner Substanzen fließend, es fragt sich vielmehr, ob einige Substanzen überhaupt den Mikronährstoffen zugerechnet werden dürfen. Einige Wissenschaftler plädieren beispielsweise dafür, Ascorbinsäure (Vitamin C) nicht mehr als Vitamin zu definieren, weil es wegen der notwendig erachteten Menge eher den Nahrungshauptbestandteilen zuzurechnen ist.

Zu den Vitaminen zählen:

Vitamin A (Retinol), Vitamin B1 (Thiamin), Vitamin B2 (Riboflavin), Vitamin B3 (Niacin/Nikotinamid), Vitamin B5 (Pantothensäure), Vitamin B 6 (Pyridoxin), Vitamin B9 (Folsäure), Vitamin B12 (Cobalamin), Vitamin C (Ascorbinsäure), Vitamin E (Tokopherole/Tokotrienole), Vitamin H (Biotin), Betakaroten/Karotinoide, Cholin/Phosphatidylcholin, -serin, Inositol, PABA.

Zu den Mineralstoffen und Spurenelementen zählen:
Man unterscheidet nach Massenelementen wie Kalzium, Magnesium und Natrium, weil diese in größeren Mengen benötigt werden. Die Spurenelemente wie zum Beispiel Kalium, Phosphor, Eisen, Zink, Kupfer, Mangan, Selen, Fluor und Jod werden hingegen in kleinen und kleinsten Mengen benötigt.

Zu den Aminosäuren zählen:
Neben den acht essentiellen Aminosäuren Isoleucin, Leucin, Lysin, Methionin, Phenylalanin, Threonin, Tryptophan und Valin benötigt der Mensch noch Alanin, Aspargin, Aspartat, Cystein, Glutamat, Glycin, Prolin.

Sekundäre Pflanzeninhaltsstoffe:
Sie sind neuerdings immer häufiger Gegenstand wissenschaftlicher Untersuchungen, da ihre positiven Wirkungen – zum Beispiel gegen Krebs – Anlaß zu Hoffnung geben. Ihre Wirkungen sind unterschiedlich: Manche Phytosubstanzen fangen Freie Radikale ab oder verhindern die Abgabe/Entstehung von krebserregenden Stoffen, andere wiederum blockieren die Einwirkungen von Karzinogenen an den Zielorganen.

Zu den Phytochemikalien zählt man unter anderen Indole (Brokkoli, Weißkohl), Chytosterole (Soja, Hülsenfrüchte), Flavonoide (Zitrusfrüchte, Zwiebel, Trauben), Isoflavone (Soja, Hülsenfrüchte), Anthocyanoside (Auberginen, Blutorangen), Saponin (Knoblauch, Zwiebeln), Karotinoide (orange, rote, gelbe Früchte) und Capsacain (Paprika).

....und die Antioxidantien?

Die Einteilung von Substanzen ist meist ein Thema für sich. In aller Regel sucht man irgendeine Gemeinsamkeit, die sinnvoll erscheint und sich möglicherweise später als ziemlich willkürlich herausstellt. Oft sind diese Klassifizierungen auch derart kompliziert, daß man als Laie ohnehin nichts damit anfangen kann. Während Fette durch ihre chemische Struktur definiert sind, werden Vitamine durch ihre Wirkung beschrieben.

Manchmal führen auch neue Entdeckungen zu einer neuen Systematik. Als der Ablauf und Umfang der Oxidationen im menschlichen Körper „entdeckt“ wurde, fand man auch Substanzen, die diesen Oxidationen entgegenwirken: Man nannte sie Antioxidantien. Diese wiesen jedoch so gar keine Übereinstimmung mit allen bis dato gebräuchlichen Einteilungen auf. Viele Substanzen sind Antioxidantien. Das können Vitamine, Spurenelemente, Aminosäuren, sekundäre Pflanzeninhaltsstoffe usw. sein.

Was können Antioxidantien?

Wir stellen heute eine bedenkliche Zunahme an chronischen Krankheiten fest. So leidet beispielsweise jeder zweite Mitteleuropäer mittlerweile an einer Allergie. Wenn man den Prognosen glauben darf, werden in zwanzig Jahren vier von fünf Menschen Allergiker sein. Aber auch andere Zivilisationserkrankungen, wie Rheumatismus und Arteriosklerose, nehmen seit mehreren Jahrzehnten dramatisch zu.

Bemerkenswerterweise scheinen die Erkrankungen der Pflanzen ebenfalls zuzunehmen. Man vermutet, daß den Ackerböden inzwischen sehr viel mehr Substanz fehlt, als mit den gegenwärtigen Analysemethoden nachgewiesen werden kann. Dadurch fehlen diese Stoffe auch dem Menschen, der sich von den Früchten des Bodens ernährt. So läßt sich beispielsweise nachweisen, daß die meisten deutschen Ackerböden viel zu wenig Selen enthalten. Selen ist ein Spurenelement, das im Zusammenwirken mit Vitaminen die Immunabwehr stärkt und den Organismus vor schädlichen Strahlen und Schwermetallen wie Kadmium, Blei und Quecksilber schützt. Sehr wahrscheinlich ist dies aber nur die Spitze des Eisbergs. Denn hierbei tritt ein grundsätzliches Problem zutage – nämlich die Frage, was die Böden enthalten sollten, damit die Feldfrüchte genügend Inhaltsstoffe für den Menschen aufnehmen können. Aber dieser Frage wollen (und können) wir hier nicht nachgehen. Fest steht allerdings, daß der organische Stoffwechselmechanismus sehr komplex ist. Einfacher gesagt: Für jeden Stoffwechselvorgang sind ganz bestimmte Substanzen erforderlich.

Auch für jede Abwehrreaktion auf natürliche Umweltgifte ist

eine ganz bestimmte Substanz nötig. Während viele Tiere diesbezüglich einen gewissen Spielraum haben, sieht die Situation beim Menschen anders aus. Klassisches Beispiel ist das Vitamin C, das die meisten Tiere (aus Glukose) selbst nach Bedarf herstellen können, während dem Menschen diese Fähigkeit im Laufe der Evolution verlorengegangen ist.

Was sind „Freie Radikale"?

Der moderne Mensch hat über Jahrhunderte hinweg seinen Input (Nahrung) in geradezu fahrlässiger Weise vernachlässigt, wohingegen er seinen Output (Leistung) ständig erhöhte. Diese einseitige Rechnung ging nicht auf. Sie konnte gar nicht aufgehen. Die Folgen dieses Raubbaus wurden sehr lange Zeit übersehen – was auch nicht verwundert: Denn wenn man kaum etwas über die Qualitäten seines Inputs weiß, kann man auch nicht den Zusammenhang zu den Spätfolgen erkennen. Zumal diese Folgen erst spät, manchmal sehr spät auftreten. Bei vielen Krankheiten liegen Jahre, sogar Jahrzehnte zwischen Ursache(n) und Folge(n), so daß zuverlässige Rückschlüsse kaum möglich sind.

Viel zu lange definierte der Mensch seine Nahrung hauptsächlich über Proteine, Fette und Kohlenhydrate, wobei sich die Aufmersamkeit der Forschung vor allem auf die Kalorien richtete. Vitamine und Spurenelemente kamen zwar auch hin und wieder ins Gespräch, aber es blieb sehr lange unklar, welche Funktion(en) sie haben. Erst in den letzten Jahren entdeckten Wissenschaftler dank verbesserter chemischer Analysemethoden, woraus unsere Nahrung wirklich besteht. Inzwischen wird eine Substanz nach der anderen wissenschaftlich „entdeckt" und erklärt.

Kohlenhydrate, Fette und Proteine sind die groben „Backsteine", aus denen das Grundgerüst eines Organismus besteht. Die Lebensmittelinhaltsstoffe wie Vitamine, Mineralien, Bioflavone, sekundäre Pflanzeninhaltsstoffe und so weiter bilden dabei gewissermaßen den Zement. Jedermann weiß, daß die Qualität einer Mauer vom Zement abhängt...

Stoffwechselvorgänge sind im Prinzip nichts anders als chemische Reaktionen. Die Natur geht dabei zwei Wege, auf die wir hier nur am Rande eingehen wollen: Im ersten Fall verbinden sich zwei Reaktionspartner aufgrund ihrer gegensätzlichen Ladung, also zum Beispiel ein positiv geladenes Natrium(ion) mit einem negativ geladenen Chlor(ion). Diese Reaktion verläuft moderat. Im anderen Fall haben wir es mit Reaktionspartnern gleicher Ladung zu tun. Diese Reaktionen verlaufen wesentlich heftiger, wie zum Beispiel bei Verbindungen zwischen Chlor-Atomen. Im letzteren Fall haben wir es mit Freien Radikalen zu tun. Freie Radikale reagieren, wie der Name bereits vermuten lässt, recht ruppig. Die Bindungswut von Freien Radikalen ist so groß, daß sie buchstäblich mit allem, was sich ihnen nähert, eine chemische Reaktion eingehen. Diese Wahllosigkeit kann zum Teil schwerwiegende Folgen haben.

➔ ***Beispiel*** *Nehmen wir an, ein Chlor-Radikal befindet sich in einer Körperzelle. In diesem Fall ist die Wahrscheinlichkeit sehr groß, daß es mit einer empfindlichen organischen Struktur wie zum Beispiel einem Protein eine Verbindung eingeht. Dieses Protein wird dadurch verändert und „denaturiert"; es ist nicht mehr verwertbar und schwimmt als „Sondermüll" in der Zelle herum. Gleichzeitig wird dieses Protein selbst zum Freien Radikal und attackiert seinerseits andere organische Strukturen. Es entsteht eine Kettenreaktion mit fatalen Folgen. Antioxidantien haben nun die Aufgabe, diese ständig stattfindenden „bösartigen" Reaktionen zu kanalisieren oder zu stoppen. So „opfert" beispielsweise ein Vitamin sein Elektron an das Chlor, ohne dabei selbst zum Freien Radikal zu werden. Es hat das Chlor entschärft, ist dadurch jedoch selbst unbrauchbar geworden.*

Wir wissen heute, daß der Mensch eine gewisse Anzahl von bioaktiven Stoffen benötigt, um diese krankmachenden Freien Radikale beseitigen zu können. Allerdings weiß man noch immer nicht genau, wie viele Substanzen dies exakt sind und in welcher Dosierung sie gebraucht werden. So hält die Deutsche Gesellschaft für Ernährung (DGE) 75 Milligramm Vitamin C täglich für absolut ausreichend. Der amerikanische Wissenschaftler und Nobelpreisträger Linus Pauling (1901–1994), der immerhin ein gesegnetes Alter von 93 Jahren erreichte, empfahl hingegen mindestens 6 bis 18 Gramm Vitamin C täglich – also die 200fache (!) Dosis.

Ganz ähnlich verhält es sich mit den Empfehlungen für viele andere Stoffe. Auch was die erforderliche Dosis von Vitamin E angeht, streiten sich die Experten. (Vermutlich über 400 mg pro Tag.)

Sind Antioxidantien Arzneimittel?

Viele Menschen fragen sich: Was ist dran an hochdosierten Vitaminen? Sind sie tatsächlich eine Wunderwaffe gegen Krankheiten wie Gefäßverkalkung oder gar Krebs? Oder nützen Megadosen, wie der Fachmann sehr hohe Dosierungen bezeichnet, nur denen, die sie herstellen?

Tatsache ist, daß seit einigen Jahren die Kenntnisse um diese Mikronährstoffe (wie Vitamine und Spurenelemente auch genannt werden), deren Funktion und ihr therapeutisches Potential explosionsartig zunehmen. Man geht mittlerweile davon aus, daß Vitamine in Megadosen anders wirken können, als wenn man nur den Tagesbedarf deckt. Sie wirken dann wahrscheinlich wie Arzneistoffe. Beispielsweise gibt es deutliche Hinweise, daß Megadosen an Vitamin C das Immunsystem erheblich anspornen. Mikronährstoffe sind daher zu einer echten Konkurrenz und Alternative für herkömmliche Medikamente geworden. Bei den klassischen Medikamenten, die in der Regel nur symptomüberdeckend wirken, handelt es sich um mehr oder weniger künstliche Substanzen, die es in dieser Form in der Natur nicht gibt. Oft ahmen sie eine körpereigene Substanz nach. Dadurch helfen sie oft in relativ kurzer Zeit (zum Beispiel Betablocker), ändern jedoch nichts an der Erkrankung (beispielsweise Bluthochdruck durch Arteriosklerose) als solcher. Natürliche Mittel funktionieren nach einem völlig anderen Prinzip. Es handelt sich hierbei praktisch immer um natürliche Substanzen. Sie setzen daher am Ursprung eines krankhaften Geschehens an und wirken nicht symptomüberdeckend.

➔ ***Beispiel*** *Mikronährstoffe können nur bedingt den Blutdruck senken. Sie setzen vielmehr bei den Vorgängen der Arteriosklerose an, das heißt, sie verhindern diese und/oder sie sind sogar in der Lage, sie rückgängig zu machen. Durch Beseitigung der Ursache des Bluthochdrucks wird die Erkrankung gelindert, im Idealfall sogar völlig beseitigt.*

Einfacher gesagt: Die klassische Medizin lindert die Symptome, ändert jedoch nichts an der Krankheit an sich. Mikronährstoffe wirken indes am Ursprung und tragen dazu bei, die Ursachen einer Krankheit zu beseitigen. Allerdings brauchen sie dafür teilweise sehr viel Zeit, manchmal Jahre.

Obwohl die allgemeinen Kenntnisse über natürliche Substanzen sehr alt sind, fehlt teilweise nach wie vor ein wissenschaftlich gesichertes Fundament. Vor allem im therapeutischen Bereich benötigt man aber fundiertes Wissen über Wirkung und Dosis. Zwar sind die Erkenntnisse hierüber noch ziemlich in ihren Anfängen. Dennoch haben zahlreiche wissenschaftliche Untersuchungen die heilbringende Wirkung von Vitaminen und Spurenelementen grundsätzlich bestätigt. Es besteht kein Zweifel über die bestechenden Vorzüge von Antioxidantien. Während sie in ihrer erwünschten Wirkung den klassischen Medikamenten ähneln können, sind unerwünschte Nebenwirkungen bei Pflanzeninhaltsstoffen und Mikronährstoffen kaum zu erwarten. Mit ihnen läßt sich nicht nur einfachen Infektionen, sondern auch verschiedenen Zivilisationskrankheiten hervorragend vorbeugen. Viele dieser Störungen können sogar mit Mikronährstoffen geheilt werden, weil therapeutisch an der Basis angesetzt wird.

Nahrung und Heilmittel

Mikronährstoffe, also auch die Antioxidantien, sind Nahrungsbestandteile wie Kohlenhydrate und Fette auch. Da sie jedoch auch gleichzeitig heilend wirken können, fallen sie unter das Arzneimittelgesetz. Dies besagt – vereinfacht ausgedrückt –, daß alles, was heilt eine Arznei ist. Nach dieser Definition heilt jedoch u.U. sogar eine Tasse Kaffee. Also legte der Gesetzgeber fest, daß gängige Lebensmittel nicht unter diese Definition fallen. Mit den Mikronährstoffen entstand ein juristisches Dilemma, denn es sind Lebensmittel *und* Heilmittel zugleich.

Da die Diskussion, ob man hochdosierte Antioxidantien als Medikament oder als Lebensmittel definiert, mit milliardenschweren wirtschaftlichen Interessen einhergeht, wurden die Gespräche darüber längst zum Politikum.

Gespaltene Schulmedizin

Weite Teile der Schulmedizin vertreten die Auffassung, daß eine Ergänzung der Nahrung mit Antioxidantien-Präparaten (Vitaminen,

Mineralien unter anderem) nur in Ausnahmefällen erforderlich sei. Eine ausgewogene Ernährung enthalte ausreichend Inhaltsstoffe für den täglichen Bedarf. Hochdosierte Antioxidantien seien sogar bedenklich. Vor allem aber seien hochdosierte Mikronährstoffe pharmakologisch wirksam und gehörten somit grundsätzlich in die Hand des Arztes.

Neuerdings gibt es aber auch immer mehr Schulmediziner, die sich auf moderne Erkenntnise stützen und daraus die Notwendigkeit einer massiven Ergänzung ableiten. Die sogenannte ausgewogene Ernährung entpuppe sich, so ihr Argument, bei genauerem Hinsehen als bloßes Wunschdenken. Eine ausreichende Versorgung des modernen Menschen sei unmöglich, chronische Mangelerscheinungen und damit verbundene Krankheiten seien logische Folgen.

So uneinig sich beide Parteien auch sein mögen – beide sehen in den Antioxidantien eine Möglichkeit, bestimmte Erkrankungen anzugehen. Die einen wollen dieses Instrument jedoch ausschließlich in die Hand des approbierten Arztes legen. Damit werden hochdosierte Antioxidantien zu Medikamenten erklärt – mit allen Konsequenzen, die dies zwangsläufig nach sich zieht. Die anderen sehen – vereinfacht ausgedrückt – nicht ein, warum ein Mangelzustand weiterhin die Praxen und Kliniken füllen muß. Der Wunsch der Betroffenen, sich erst mal selbst zu helfen, ist weit verbreitet und gut nachvollziehbar. Allerdings besteht dabei immer die Gefahr, ernste Krankheiten zu verschleppen. So weit sollte man es nicht kommen lassen.

■ *Hinweis:* **Holen Sie stets erst die Diagnose und den Rat eines kompetenten Arztes ein, ehe Sie eine Erkrankung mit Mikronährstoffen zu kurieren versuchen!**

Über die Behandlungsmöglichkeiten im einzelnen lassen die meisten modernen Mediziner mit sich diskutieren. Niemand darf zu einer bestimmten Therapie gezwungen werden. Daß es in Deutschland nur sehr wenige Ärzte gibt, die im Bereich der orthomolekularen Medizin ein fundiertes Wissen aufweisen, ist bedauerlich. Oftmals können jedoch entsprechende Hinweise des Patienten den behandelnden Arzt dazu bewegen, sich intensiver dieser Thematik zu widmen bzw. sich entsprechend fortzubilden. Nach

Möglichkeit sollten Sie stets versuchen, eine aktive Zusammenarbeit mit dem Therapeuten anzustreben.

Über die Wirksamkeit von Nahrungsergänzungsmitteln (beispielsweise Antioxidantien) besteht kaum noch Zweifel, denn die Erfolge sind teilweise schier unglaublich. Strittig wird es hingegen in einzelnen Punkten, zum Beispiel bei der Frage: Was wirkt wann bei wem in welcher Dosierung? Wie gesagt, die orthomolekuläre Wissenschaft ist eine vergleichsweise sehr junge Disziplin, und man befindet sich wahrscheinlich erst ganz am Anfang eines langen schwierigen Weges. Erstmalig scheint der Mensch ein Werkzeug zur Verfügung zu haben, mit dem er bestimmte Krankheiten tatsächlich vollständig heilen kann. Allerdings muß er den Umgang damit erst noch lernen. Für die Betroffenen kann es daher frustrierend sein, daß es in diesem Bereich noch keine einfachen Antworten gibt.

In diesem Buch ist der aktuelle Stand der Forschung zusammengefaßt. Wir raten jedoch bei einer bestehenden Erkrankung von einer Eigenhilfe strikt ab. Grundsätzlich gilt: Wer unter chronischen Krankheiten wie Allergien, Arteriosklerose usw. leidet, braucht in jedem Fall eine speziell für seine Situation zugeschnittene Therapie. In den USA bietet man Patienten spezielle (Blut-) Analysen an, die als individueller Indikator bei der Suche nach der geeigneten Therapiesubstanz helfen können.

➔ ***Beispiel*** *Die Substanz XY vermag bei ein und demselben Symptom (zum Beispiel Allergie) bei dem einen Betroffenen die Krankheit zu beseitigen, beim nächsten ist sie völlig wirkungslos. Oder ein anderes Beispiel: Bei dem einen Patienten mit Bluthochdruck wirkt zum Beispiel Knoblauchextrakt bereits nach vier Wochen, bei einem anderen erst nach sechs Monaten, bei wieder einem anderen erst in Kombination mit Coenzym Q 10 und Omega-3-Fettsäuren, dem Vierten hilft scheinbar überhaupt nichts.*

Aus allen vorliegenden Erfahrungen kann man nur eine Schlußfolgerung ziehen: Mit sehr großer Wahrscheinlichkeit gibt es einen Wirkstoff (oder eine Kombination), die auch gegen Ihre Erkrankung (sofern Sie eine haben!) hilft. Welcher Wirkstoff das ist, in welcher Dosierung Sie ihn brauchen bzw. in welcher Kombination er greift – das ist leider nicht immer ganz leicht zu sagen. Die vorliegenden Berichte im Nachschlageteil dieses Buches können Ihnen aber helfen, die in Frage kommenden Substanzen systematisch einzukreisen.

Haben Antioxidantien Nebenwirkungen?

Vor allem von den Gegnern der Mikronährstoffe – meist Vertretern der Pharmaindustrie – wird gerne der Begriff „Nebenwirkung“ angeführt. Hier wird oft an die unterschwelligen Ängste der Konsumenten hinsichtlich der Langzeitfolgen appelliert. Tatsache ist jedoch, daß bisher keine schädlichen Langzeitfolgen bei den Mikronährstoffen bekannt sind. Die Langzeitfolgen bei vielen Medikamenten, von Schmerzstillern, Schlaftabletten, Anti-Baby-Pillen, Blutdrucksenkern usw. sind zumindest den Insidern hingegen bestens bekannt – sie reichen von einfachen Magenschmerzen über Kopfweh bis hin zu Leberzellnekrosen und Krebs. Darüber wird jedoch leider in der Öffentlichkeit geschwiegen.

Der Begriff Nebenwirkung stammt eigentlich aus dem Umgang mit synthetischen Substanzen (Medikamenten). Jede Substanz hat neben ihrer erwünschten Wirkung praktisch immer auch noch weitere unerwünschte Wirkungen – das ist allen Fachleuten (und den meisten Laien) klar. Der Arzt muß in jedem einzelnen Fall eine Art Schaden-Nutzen-Rechnung vornehmen. Die Vorsicht bei synthetischen Stoffen ist durchaus berechtigt, handelt es sich hier doch um künstliche Produkte, die es in dieser Form im Bauplan der Natur nicht gegeben hat. Es grenzt daher an bewußte Irreführung, wenn man den Begriff Nebenwirkung aus der Pharmazie mutatis mutandis auf natürliche Substanzen und/oder Vorgänge überträgt. Natürlich hat auch in der Natur jede Substanz noch andere Wirkungen als die möglicherweise beabsichtigte(n): So kann der Genuß von einem Glas Wasser den Durst stillen, Unmengen davon können töten. Aber sind das wirklich schon „Nebenwirkungen“? Der Unterschied zwischen der Nebenwirkung von Medikamenten oder natürlichen Mitteln läßt sich ganz klar auf den Punkt bringen.

Medikamente kontra Naturprodukte

Während Sie bei Medikamenten fast immer schädliche Nebenwirkungen innerhalb der empfohlenen Dosierung hinnehmen müssen, können Sie bei natürlichen Substanzen davon ausgehen, daß

Nebenwirkungen erst (weit) außerhalb der empfohlenen Dosierung auftreten – wenn überhaupt. Ausnahmen gibt es selbstverständlich auch hier, aber es sind eben seltene Ausnahmen und nicht die Regel.

Wir können festhalten: Mikronährstoffe halten jedem (!) Vergleich mit den Produkten der Pharmaindustrie stand. Das ist an sich nicht weiter erstaunlich, denn es sind keine künstlichen Produkte aus Menschenhand, sondern sie sind in einem Millionen Jahre währenden Evolutionsprozeß entstanden und haben gewissermaßen eine lange „Probezeit" hinter sich.

Tatsache ist, daß bei den meisten Mikronährstoffen eine Überdosierung zwar möglich ist, aber relativ selten vorkommt. Vor allem europäische Anbieter halten sich bei den Dosierungsangaben für ihre Produkte aus rechtlichen Gründen teilweise bedeckt. Amerikanische Produkte haben hier mehr Spielraum. In der Regel gibt die entsprechende Quellen-Literatur zuverlässig Auskunft (sofern damit nicht nur ein ganz bestimmtes Produkt vermarktet werden soll).

Faßt man den gegenwärtigen Erkenntnisstand in Sachen Mikronährstoffe zusammen, so kann man als erwiesen ansehen, daß die jahrzehntelang „heiligen" Dosierungsempfehlungen der DGE (Deutsche Gesellschaft für Ernährung) kaum ein realistisches Fundament hatten. Die DGE-Angaben wurden seit dem Zweiten Weltkrieg lange Zeit gewissermaßen als Dogma gehandelt. Vor kurzem (1997) entschied sich allerdings die „Hohensteiner Kommission" dafür, die DGE-Dosierungsempfehlungen zu verdoppeln. Damit wurde immerhin ein Irrtum mehr oder weniger stillschweigend eingeräumt.

Vorbeugende und therapeutische Dosierung

Bei den Antioxidantien unterscheidet man generell zwischen *vorbeugender* und *therapeutischer Dosierung*. So gelten z. B. 30 bis 100 Milligramm Coenzym Q10 täglich als ausreichende Vorsorge eines an sich gesunden Menschen über 30 bzw. 40 Jahre. Bei bestimmten chronischen Leiden empfiehlt man indes bis zu 400 Milligramm täglich. Übrigens sind auch bei der höheren Dosierung bislang keine Nebenwirkungen bekanntgeworden.

Während der Dosis-Wirkungsbereich bei Medikamenten wegen der geringen Spanne zwischen wirksamer und gesundheitsschädlicher Dosierung noch relativ überschaubar ist, ist die wirksame Dosierung bei Mikronährstoffen schwerer zu ermitteln. So ist zum Beispiel der Verbrauch an Vitamin C beim Menschen eng mit seiner aktuellen gesundheitlichen Kondition verbunden. Belastungen (Streß, Krankheit usw.) können diesen Bedarf extrem steigern. Die Dosis-Wirkungs-Kurve von Vitamin C zeigt, daß die zugeführte Dosis ein Vielfaches betragen muß, um im Blut eine Verdopplung der Konzentration herbeizuführen. Letztendlich sind dies Berechnungen mit mehreren Unbekannten. Aber es ist durchaus denkbar, daß schwere Erkrankungen den täglichen Bedarf an Vitamin C auf 150 bis 200 Gramm (!) erhöhen, wie manche Wissenschaftler meinen.

Viel höhere Dosierung möglich

Für den Konsumenten gilt: Mikronährstoffe können in der Regel in einer vielfach höheren Dosierung als vom Hersteller empfohlen zugeführt werden. Nebenwirkungen treten auch dann kaum auf. Allerdings steigert sich die Wirkung irgendwann nicht mehr.

Einige der derzeit angebotenen Analysen wie Blutuntersuchungen, Haarmineraluntersuchungen usw. geben vor, den tatsächlichen Bedarf ermitteln zu können. Das ist in fast allen Fällen Unsinn. So kann zum Beispiel das Blut eine ausreichende Konzentration eines bestimmten Mikronährstoffs aufweisen und dennoch ein gefährlicher Mangel in einem bestimmten Organ herrschen. Haare mögen einen bestimmten Mineralstoff enthalten (oder auch nicht). Dies sagt aber nichts über den aktuellen Zustand im Organismus aus. Derartige Untersuchungen sind bestenfalls ein Indiz, als Grundlage für Vorsorgemaßnahmen jedoch nur sehr bedingt tauglich. Wer allein auf Basis einer derartigen Untersuchung therapiert, handelt deshalb leichtfertig. Wirklich aussagefähige Untersuchungen können derzeit nur darauf spezialisierte Kliniken durchführen – dies macht allerdings nur bei ernsten Erkrankungen Sinn. Für alle anderen gilt, daß im Bereich der Vorsorge die statistisch ermittelten Werte meist recht brauchbare Anhaltspunkte geben. Im dritten Anhang dieses Buches wird im übrigen ein Speicheltest erläutert, den Sie selbst leicht durchführen können.

Das „richtige" Produkt auswählen

Für fast jede in diesem Buch genannte Substanz und/oder Substanzkombination gibt es verschiedene Fertigprodukte im Handel. In den USA werden diese Stoffe in Vitamingeschäften, Versandhäusern und Supermärkten frei verkauft. Im deutschen Raum hat man hingegen mit dem Handicap zu kämpfen, daß sie – rein juristisch gesehen – als „Medikamente" gelten. Zu Medikamenten darf wiederum keine therapeutische Aussage gemacht werden, die nicht von höherer Stelle genehmigt wurde (Zulassung). Vom Wesen her sind es jedoch Lebensmittel und/oder Lebensmittelinhaltsstoffe – etliche Länder, darunter auch die USA, haben die Richtlinien entsprechend geändert. Mittlerweile gibt es sehr viele Firmen (und es werden immer mehr!), die entsprechende Mikronährstoffe anbieten. Die Frage, ob die Stoffe synthetisch hergestellt oder natürlich sein sollen, läßt sich derzeit nicht ohne weiteres beantworten.

➔ ***Beispiel*** *Industriell hergestelltes Vitamin C unterscheidet sich nicht von natürlichem. Würde man das reine Vitamin C einer Zitrone neben das Vitamin C aus dem Reagenzglas legen – es wäre kein Unterschied feststellbar, weder im Aussehen noch in der Wirkung. Vergleicht man jedoch das industriell angefertigte Vitamin E mit dem natürlichen, dann sieht die Sache etwas anders aus. Vitamin E besteht aus nur drei Elementen: nämlich Wasserstoff, Sauerstoff und Kohlenstoff. Im räumlichen Aufbau hat dieses Vitamin jedoch eine Vielfalt, die gar nicht mehr in Worte gefaßt werden kann: Von mehreren Milliarden Vitamin E-Molekülen ist keines wie das andere. Bei industriell gefertigtem Vitamin E sind alle Moleküle gleich. Ob die räumlichen (oder anderen) Unterschiede der Vitamin E-Moleküle jedoch einen Unterschied in der Wirkung bedeuten, ist umstritten. Schließlich kennen wir ähnliche Vielfalten in der räumlichen Struktur zum Beispiel bei Schneeflocken. Für den täglichen Umgang scheint dies beim Schnee bedeutungslos.*

Die meisten wissenschaftlichen Untersuchungen beziehen sich auf die „einfache" Substanz, und zwar in der bei den Krankenhäusern/Instituten üblichen, pharmazeutischen (reinen) Qualität und in der synthetischen Form. Natürlich wird dabei gelegentlich festgestellt, daß diese oder jene Darreichungsform (zum Beispiel Ascorbinsäure und Flavonoide oder Coenzym Q 10 in öliger Grundsubstanz) der Monosubstanz überlegen ist. Dennoch beruhen die Erkenntnisse der Mikronährstoff-Forschung fast ausnahmslos auf industriell angefertigen Substanzen – allein schon aus Kostenerwägungen. Natürliche reine Vitamine sind nämlich teilweise extrem teuer in der Gewinnung oder als Extrakte mit Vorsicht zu genießen. So enthalten bestimmte ölige Extrakte zwar viel Vitamin E, aber die ölige Basis neigt zur Oxidation, wodurch fraglich wird, ob das Produkt vielleicht sogar eher schadet als hilft. Natürliches Vitamin C ist in Reinform extrem teuer, als Extrakt (zum Beispiel Acerolapulver) hingegen billiger, aber immer noch recht kostbar.

Im Nachschlageteil empfehlen wir bei sehr vielen Krankheiten „Basisnährstoffe". Damit sind hochwertige Nährstoffkombinationen aus vielfältigen Inhaltsstoffen gemeint, die auf dem deutschen Markt nicht oder nur auf Rezept erhältlich sind. Gute Basisnährstoffe decken einen sehr großen Teil des menschlichen Bedarfs ab und sind erheblich preiswerter als eine selbst vorgenommene Zusammenstellung der gleichen Substanzen. Hochwertige Nährstoffkombinationen sind nicht zu vergleichen mit zum Beispiel deutschen Multivitaminen.

Basisnährstoffe werden gelegentlich auch eingesetzt als vorsorgliches „Schutzschild" bei bestimmten Medikamenten. Viele konventionelle Medikamente haben nämlich die Neigung, Freie Radikale auszubilden oder deren Vermehrung zu fördern. Kann man also nicht auf spezielle Medikamente verzichten, sollte man zumindest deren schädliche (Neben-)Wirkungen dadurch begrenzen.

Etliche andere Produkte indes akzentuieren einen bestimmten Stoff (zum Beispiel Vitamin C) und weisen gleichzeitig noch eine Menge anderer Substanzen auf (zum Beispiel mehrere Vitamin C-Varianten, mehrere Flavonoide, Mineralien usw.). Sie sind in der Regel etwas teurer als „Monoprodukte", diesen jedoch in der Wirksamkeit und Ausgewogenheit der Zusammensetzung überlegen. Obwohl im Nachschlageteil natürliche Substanzen im Mittelpunkt stehen, nennen wir gelegentlich auch Produkte mit Stoffen, die es in dieser Form in der Natur nicht gibt. Darunter werden auch Präparate verstanden, die zwar auf natürlichen Substanzen basieren, jedoch in irgendeiner Form chemisch umgewandelt wurden. Selten handelt es sich um echte Medikamente, das heißt, um synthetische Substanzen. In der Regel zeichnen sie sich durch ihre geringe Giftigkeit aus: Nebenwirkungen sind nicht bzw. kaum zu erwarten. Substanzen, bei denen es sich nicht eindeutig um Naturstoffe handelt, haben wir mit einem Sternchen (*) versehen.

Um Sie nicht mit ständigen Hinweisen auf die wissenschaftlichen Hintergründe zu irritieren, haben wir im Nachschlageteil die Quellen am Ende des jeweiligen Kapitels jeweils übersichtlich summarisch zusammengefaßt. Für Interessierte befindet sich am Ende des jeweiligen Kapitels der Hinweis „Quellenausdruck: x Seiten". Hierbei handelt es sich um eine kurze Inhaltsangabe der genannten Quellen in englischer Sprache. Diese Ausdrucke können Sie bei folgender Adresse bestellen:

HiLife (Extension) e. V.
Kuhstraße 45
47533 Kleve

Nachschlageteil

Abbau, mentaler (altersbedingt)

Der ganz normale Alterungspozeß, dem jeder von uns unterworfen ist, bewirkt einen fortschreitenden Abbau aller kognitiven Funktionen. Er führt zum Verlust der Fähigkeit, Kurzzeit-Informationen zu speichern und wieder abzurufen. Außerdem geht das Erlernen neuer Informationen verzögert vonstatten. Die neurologischen Funktionen werden durch ein komplexes Zusammenspiel von Hormonen und Botenstoffen gesteuert. Ein Ungleichgewicht im Hormonhaushalt spielt daher oftmals eine direkte Rolle beim altersbedingten mentalen Abbau. Da das Gehirn sehr empfindlich auf Oxidationen (Freie Radikale) reagiert, empfiehlt sich ein umfassender Schutz mit Antioxidantien-Kombinationen wie zum Beispiel Basisnährstoffen. Folgende Substanzklassen, die die Hirnleistung beträchtlich steigern können, kommen hierbei vor allem in Frage:

- Cholin
- Lecithin
- DMAE (Dimethylaminoethanol)

Als *Vorsorge* empfehlen sich folgende Stoffe:

- Basisnährstoffe
- Cholin
- Lecithin
- Ginkgo biloba
- Piracetam*
- Coenzym Q 10

Diese Vitalstoffe erhöhen – jeder auf seine Art – die Acetylcholin-Konzentration im Gehirn: Acetylcholin ist ein sogenannter Neurotransmitter, der unter anderem für die Kommunikation der Gehirnzellen erforderlich ist. Ein Mangel an diesem Stoff kann zu weit gefächerten Beschwerden führen – bis hin zur Alzheimerschen Krankheit (siehe dort) und zum Infarkt.

Da Acetylcholin im Magen-Darm-Trakt in seine Bestandteile gespalten und in Fragmente (Vorstufen) zerlegt wird, nimmt man idealerweise die Vorstufen ein. Bei folgender Dosierung ist eine Wirkung zu erwarten:

- Cholin: 2.500 bis 10.000 mg

- Lecithin (Phosphatidylcholin): 10.000 bis 15.000 mg
- DMAE: 200 bis 1.000 mg

Wichtig: **Nehmen Sie diese Acetylcholinvorstufen früh am Tag ein, dann bewirken sie maximale Besserungen während des Tages. Bei späterer Einnahme (zum Beispiel abends) können gelegentlich Schlafstörungen auftreten.**

Eine andere Möglichkeit, die (nachlassende) Leistung zu verbessern, besteht darin, die Energieausbeute der Hirnzellen zu steigern. Alterung führt nämlich zu einem Nachlassen des Zuckerumsatzes der Nervenzellen und damit der Energieproduktion. Unangenehme Folgen können sein: Gedächtnisrückgang und Anhäufung von Zellrückständen, die ihrerseits den Zelltod nach sich ziehen. Bei folgender Dosierung ist eine Wirkung zu erwarten:

- Piracetam*: 2.400 bis 4.800 mg
- Acetyl-L-Carnitin: 1.000 bis 2.000 mg
- Ginkgo biloba-Extrakt: 120 mg
- Nicotinamid-Adenin-Dinucleotid (NADH): 5 bis 10 mg
- Coenzym Q 10: 100 bis 200 mg
- Centrophenoxin*: 250 bis 1.000 mg
- Phosphatidylserin: 100 bis 300 mg

Wichtig: **Bei Piracetam* und Centrophenoxin (zum Beispiel Produkt *Helfergin*) handelt es sich um Substanzen, die in Deutschland auch in Medikamenten verarbeitet sind und verschrieben werden können.**

Phosphatidylserin | Dieser Stoff spielt eine wichtige Rolle beim Erhalt der Zellmembranfunktion. Ein Funktionsverlust bzw. eine Funktionseinschränkung der Zellmembran verhindert die Einfuhr von Traubenzucker und anderen Nährstoffen in die Zelle. Die Folge: schnellerer mentaler Abbau.

Vitamin E | Freie Radikale gelten als Ursache für DNA-Schädigungen, die wiederum den Zusammenbruch des Zellstoffwechsels nach sich ziehen. Um den altersbedingten mentalen Abbau zu verzögern, benötigt man große Mengen an Antioxidantien, vor allem

Vitamin E; es senkt das Senilitätsrisiko deutlich und ist darüber hinaus auch bei entzündlichen Erkrankungen, wie Rheuma, nützlich.

Pregnenolon, DHEA | Diese beiden Hormone halten sämtliche Funktionen des Organismus frisch, insbesondere die Geistesfunktionen. Der Alterungsprozeß bringt jedoch einen rapiden Abbau von Pregnenolon und DHEA mit sich. Neuere amerikanische Studien belegen, daß Pregnelonon ein höchst effektives Mittel zur Steigerung der Gedächtnisleistung ist. Es wird im Organismus zu DHEA umgewandelt. Letzteres wiederum fördert die körperliche jugendliche Frische – bis ins hohe Alter.

Was ist DHEA?

DHEA ist die Abkürzung für DeHydroEpiAndrosteron. Dabei handelt es sich um ein sogenanntes Steroidhormon, das unser Körper in den Nebennieren bildet. DHEA ist eine Art Vorstufe für die männlichen und weiblichen Sexualhormone Testosteron und Östrogen. Am größten ist die körpereigene Produktion von DHEA im jungen Erwachsenenalter. Etwa ab Mitte 30 nimmt sie dann stetig ab. Wissenschaftler vermuten aufgrund dieser Tatsache einen Zusammenhang zwischen DHEA und Altern. Daher bezeichnen viele Mediziner DHEA als Jungbrunnen und Fitmacher. Amerikanische Forscher haben festgestellt, daß Personen mit höheren DHEA-Werten eine höhere Lebenserwartung haben. DHEA ist in den USA seit vielen Jahren in jedem Supermarkt als Nahrungsergänzungsmittel erhältlich, bei uns hingegen ist es verboten, weil es angeblich noch nicht ausreichend erforscht ist und in den Hormonhaushalt eingreift.

Zusammen stützen DHEA und Pregnenolon das „Programm", das die Hirnzellen benötigen, um Kurzzeit-Informationen zu speichern und abzurufen. Pregnenolon stimuliert das Enzym Adenylatcyclase. Dieses Enzym aktiviert und reguliert weitere Enzyme, die den Energieumsatz der Zelle beschleunigen und damit indirekt für eine verbesserte Gedächtnisleistung verantwortlich

sind. Bei folgender Dosierung ist eine Wirkung zu erwarten:
Pregnenolon: 50 bis 150 mg täglich, aufgeteilt in drei Einahmen.
DHEA: 3 x 25 mg (für Männer) und 3 x 15 mg (für Frauen). Nach sechs Wochen ist ein Bluttest sinnvoll, um gegebenenfalls die Dosierung anzupassen.

Melatonin | Ein weiteres Hormon, das den altersbedingten Abbau aufhalten kann. Es gilt als sehr kraftvolles Antioxidans, das im jungen Alter in ausreichender Menge von der Pinealdrüse im Gehirn ausgeschüttet wird. Mit den Jahren und unter dem Einfluß elektromagnetischer Felder (zum Beispiel Elektrosmog durch Handys, Mikrowellen) lässt die Produktion nach. Die entscheidende Funktion dieses Hormons ist die Steuerung des gesamten Organismus. Im Gehirn ist es zuständig für sie Synchronisation der Zellen. Die in der Literatur beschriebene wirksame Dosierung bei neurologischen Störungen liegt zwischen 500 mcg bis 3 mg pro Tag (Personen über 35 Jahren). Sofern jemand bereits von neurologischen Degenerationen betroffen ist, sind 3 mg bis 10 mg als Tagesdosis durchaus vertretbar. Die Einnahme erfolgt am besten kurz vor dem Zubettgehen.

Quellen:

* Piracetam*. An overview of its pharmacological properties and a review of its therapeutic use in senile cognitive disorders. Drugs Aging (New Zealand) Januar 1991, 1 (1), 17-35.
* Memory-enhancing effect in male mice of pregnenolone and steroids metabolically derived from it. Proc. Nat. Acad. Science (USA) März 1, 1992, 89 (5), 1567-1571.
* Piracetam* elevates muscarinic cholinergic receptor density in the frontal cortex of aged but not of young mice. Psychopharmacology (Deutschland) 1988, 94 (1), 74-78.
* Habituation of exploratory activity in mice: effects of combinations of Piracetam* and choline on memory processes. Pharmacology Biochem. Behav. (USA) August 1984, 21 (2), 209-212.
* Profound effects of combining choline and Piracetam* on memory enhancement and cholinergic function in aged rats. Neurobiol. Aging (USA) 1981, 2 (2), 105-111.
*Interaction between psychological and pharmacological treatment in cognitive impairment. Life Science (England) 1994, 55 (25-26), 2057-2066.
* Impairment of learning and memory in shuttle box-trained rats neonatally injected with 6-hydroxydopamine. effect of nootropic drugs. Acta Physiol. Pharmaco. Bulg. (Bulgaria) 1993, 19 (3), 77-82.
* Latency of memory consolidation induced in mice by Piracetam*, a nootropic agent. Indian Journal Experience Biol. (India) November 1993, 31 (11), 898-901.
* Elevated corticosteroid levels block the memory-improving effects of nootropics and cholinomimetics. Psychopharmacology (Deutschland) 1992, 108 (1-2), 11-15.
* A trial of Piracetam* in two subgroups of students with dyslexia enrolled in summer tutoring. Journal Learn. Disability (USA) November 1991, 24 (9), 542-549.

* Aldosterone receptors are involved in the mediation of the memory-enhancing effects of Piracetam*. Brain Res. (Netherlands) August 6, 1990, 524 (2), 203-207.
* Pharmacological restoration of scopolamine-impaired memory. Acta Physiol. Pharmacology Bulg. (Bulgaria) 1985, 11 (3), 37-43.
* Gerontopsychological studies using NAI (Nürnberger Alters-Inventar) on patients with organic psychosyndrome (DSM III, Category 1) treated with centrophenoxine in a doulbe blind, comparative, randomized clinical trial. Arch. Gerontol. Geriatr. (Netherlands) Juli 1989, 9 (1), 17-30.
* [Characteristics of the action of psychostimulants on learning and memory in rats]. Bulletin Eksp. Biol. Med. (USSR) August 1988, 106 (8), 161-163.
* Centrophenoxine: effects on aging mammalian brain. Journal American Geriatr. Soc. (USA) Februar 1978, 26 (2), 74-81.
* Centrophenoxine activates acetylcholinesterase activity in hippocampus of the aged rats. Indian Journal Experience Biol. (India) Mai 1995, 33 (5), 365-368.
* On the role of intracellular physicochemistry in quantitative gene expression during aging and the effect of centrophenoxine. A review. Arch. Gerontol. Geriatr. (Netherlands) November-Dezember 1989, 9 (3), 215-229.
* Neuronal lipopigment: a marker for cognitive impairment and long-term effects of psychotropic drugs [see comments]. British Journal Psychiatry (England) Juli 1989, 155, 1-11.
* Age-related change in the multiple unit activity of the rat brain parietal cortex and the effect of centrophenoxine. Experience Gerontol. (England) 1988, 23 (3), 161-174.
* [Effect of centrophenoxine, Piracetam* and aniracetam on the monoamine oxidase activity in different brain structures of rats]. Farmakol. Toksikol. (USSR) Mai-Juni 1988, 51 (3), 16-18.
* [Comparative neurophysiological study of the nootropic drugs Piracetam* and centrophenoxine]. Pharmakol. Toksikol. (USSR) November-Dezember 1987, 50 (6), 17-20.
* Fluidizing effects of centrophenoxine in vitro on brain and liver membranes from different age groups of mice. Life Science (England) Dezember 1, 1986, 39 (22), 2089-2095.
* Studies on the effect of iron overload on rat cortex synaptosomal embranes. Biochem. Biophys. Acta (Netherlands) November 7, 1985, 820 (2), 216-222.
* Alterations of the intracellular water an ion concentration in brain and liver cells during aging as revealed by energy dispersive X-ray microanalysis of bulk specimen. Scan. Electon. Microsc. (USA) 1985, (Pt 1), 323-337
* Alterations in the molecular weight distribution of proteins in rat brain synaptosomes during aging and centrophenoxine treatment of old rats. Mech. Aging Dev. (Switzerland) Dezember 1984, 28 (2-3), 171-176.
* Study on the anti-hypoxic effect of some drugs used in the pharmacotherapy of cerebrovascular disease. Methods Find. Experience Clinical Pharmacology (Spain) November 1983, 5 (9), 607-612.
* Inability to deactivate the sympathetic nervous system in patients with brainstem infarction; correction of the disorder by centrophenoxine administration. Neurol. Psychiatr. (Bucur) (Romania) Oktober-Dezember 1983, 21 (4), 425-439.
* Participation of adrenergic mechanisms in brain acetylcholine release produced by centrophenoxine. Acta Physiol. Pharmacology Bulg (Bulgaria) 1979, 5 (4), 21-26.
* Acetyl-L-Carnitine: chronic treatment improves spatial acquisition in a new environment in aged rats. J Gerontol. Biol. Science Med. Science (USA) Juli 1995, 50 (4), 232-36.
* [Effects of L-acetylcarnitin on mental deterioration in the aged: inital results]. Clinical Ter. (Italy) März 31, 1990, 132 (6 Suppl), 479-510.
* Effect of acetyl-L-carnitine on conditioned reflex learning rate and retention in laboratory animals. Drugs Experience Clinical Res. (Switzerland) 1986, 12 (11), 911-916.

* The effects of acetyl-L-carnitine on experimental models of learning and memory deficits in the old rat. Funct. Neurol. (Italy) Oktober-Dezember 1989, 4 (4), 387-390.
* Alzheimer dementia and reduced nicotinamide adenine dinucleotide (NADH)-diaphorase activity in senile plaques and the basal forebrain. Neuro-Science Letter (Netherlands) Januar 7, 1985, 53 (1), 39-44
* Effects of phosphatidylserine in Alzheimer´s disease. Psycho. Pharmacology Bulletin (USA) 1992, 28 (1), 61-66.
* Nootropic drugs and brain cholinergic mechanisms. Prog. Neuropsycho. Pharmacology Biol. Psychiatry (England) 1989, 12 Supplement, 77-88.
* Effects of phosphatidylserine in age-associated memory impairment. Neurology (USA) Mai 1991, 41 (5), 644-649.
* Memory effects of standardized extracts of Panax ginseng (G115), Ginkgo biloba (GK 501) and their combination Gincosan (PHL-00701). Planta Med. (Deutschland) April 1993, 59 (2), 106-114.
* [Activity of Ginkgo biloba extract on short-term memory]. Presse Med. (France) September 25, 1986, 15 (31), 1592-1594.

Quellenausdruck: 16 Seiten

AIDS (HIV-Virus)

Nach heutigem Kenntnisstand führt die Infektion mit einem HIV-Virus früher oder später zum Ausbruch der symptomreichen Erkrankung AIDS (**A**uto-**I**mmun-**D**efiency-**S**yndrome), die mit dem Tod endet. Das Virus attackiert das Immunsystem und läßt es sukzessive zusammenbrechen. Das kann Monate, aber auch Jahre oder Jahrzehnte dauern. Da die Erkrankung nicht durch einzelne klare Symptome gekennzeichnet ist, spricht man von einem Syndrom.

Beim HIV handelt es sich um ein sehr heimtückisches Virus. Bereits der Nachweis im infizierten Organismus ist schwierig, da der kleine Erreger ein Meister des Versteckspiels ist. Das Immunsystem selbst „weiß" jedoch, daß der Organismus infiziert ist, und reagiert entsprechend mit der Produktion ganz spezieller HIV-Antikörper. Diese Antikörper kann man wesentlich leichter nachweisen als dasVirus selbst. Aus dem Vorhandensein dieser Antikörper kann man schlußfolgern, daß eine HIV-Infektion vorliegt. Zwischen dem Infektionszeitpunkt und der eigentlichen AIDS-Erkrankung liegt eine Art Karenzzeit, wie man dies auch von anderen Infektionen her kennt. Diese variiert bei AIDS jedoch so stark, daß sich Wissenschaftler anfangs fragten, wieso etliche Infizierte manchmal noch zehn Jahre und länger ohne jegliche gesundheitliche Behinderung weiterleben, während andere schon binnen Monaten sterben. In seltenen Fällen schien das Virus durch die Betroffenen sogar vollständig vernichtet worden zu sein, weil nach geraumer Zeit keine Antikörper mehr nachweisbar waren.

Neuere Studien zum HIV-Virus zeigten, daß auch bei dieser Infektionsform das destruktive Verhalten der Freien Radikale eine Rolle spielt.
So konnte ein Zusammenhang zwischen dem HIV-Virus und der Zerstörung kritischer Immunkomponenten durch Freie Radikale nachgewiesen werden.
Das HIV-Virus verursacht zum Beispiel eine Senkung des Glutathion-Spiegels der Zellen (Zellen sind praktisch unendlich belastbar, solange der Glutathion-Spiegel stimmt). Umgekehrt gelang der Nachweis, daß bestimmte Nährstoffe (Antioxidantien) den Krankheitsverlauf verlangsamen bzw. den Ausbruch möglicherweise sogar verhindern können.

Obwohl noch darüber gestritten wird, ob und inwiefern das HIV-Virus das einzige Agens ist, das zur Erkrankung führt, wiesen seit 1985 hunderte von Studien darauf hin, daß der Krankheitsverlauf auf jeden Fall analog zu dem Gehalt an Vitaminen, Mineralien und bestimmten Aminosäuren einhergeht. Da ein guter Nährstoffspiegel mittelbar und/oder unmittelbar Voraussetzung für ein funktionstüchtiges Immunsystem ist, sollte man nach Ansicht vieler führender Immunologen in jedem Fall hier ansetzen. In mehreren wissenschaftlichen Studien ist nachzulesen, daß manche HIV-Infizierte mit einem intakten Immunsystem kein AIDS bekamen. Trotz HIV-Infektion blieben die Betroffenen gesund.

Unter dem Strich bedeutet dies, daß die Diagnose „HIV positiv“ erst mal nichts anderes bedeutet, als daß man sich mit dem Virus infiziert hat. Ob dieses die Schlacht gewinnt – der Betroffene also das Vollbild AIDS entwickelt –, steht damit noch keineswegs definitiv fest. Es spricht derzeit vieles dafür, daß eine Ergänzung mit Nährstoffen außerordentlich hilfreich sein kann. Da Prognosen bezüglich des Immunsystems von zu vielen Unwägbarkeiten begleitet werden, sind selbstverständlich keine Heilungs-

garantien möglich, aber wie Versuche zeigen, erscheint es keineswegs hoffnungslos, durch eine gezielte Nährstoffsubstitution den Krankheitsverlauf stoppen zu können. Die derzeitige Empfehlung läßt sich in drei Bereiche gliedern:
1. Immununterstützung durch Mikronährstoffe
2. Immununterstützung durch Hormonergänzungen
3. Weitere immunfördernde Therapien

Generell gilt: Jede Therapiemaßnahme muß von regelmäßigen Blutanalysen begleitet werden. Nur aus diesen kann man entnehmen, ob bestimmte Substanzen gesundheitsförderlich sind oder sich womöglich gar negativ auswirken. Nach dem derzeitigen Kenntnistand geht man davon aus, daß sich das Virus vom Zeitpunkt der Infektion an rasant vervielfältigt. Die recht lange Inkubationszeit bis zum eigentlichen Ausbruch der Erkrankung führt man gegenwärtig darauf zurück, daß das Immunsystem seine Abwehrarbeit steigert und somit das Virus mehr oder weniger lange in Schach hält. Ab einem bestimmten Zeitpunkt aber zieht das Immunsystem den Kürzeren. Es erscheint uns daher wichtig, das Immunsystem zusätzlich zu stärken.

Basismikronährstoffe | HIV-infizierte Personen dürften grundsätzlich von einer allgemeinen Anhebung des Antioxidantien-Spiegels profitieren. Insofern erscheint es sinnvoll, die tägliche Nahrung durch entsprechend hochwertige Produkte zu ergänzen.

Heilkräutermischungen | In der Literatur werden immer öfter die positiven Wirkungen von Heilkräutern beschrieben. Gute Heilkräutermischungen wirken nachweislich antiviral und stärken die Funktion des Immunsystems.

Cystein | Der bereits erwähnte Glutathion-Mangel in den Zellen steht in Zusammenhang mit der Schwächung des Immunsystems. Cystein kann den Glutathionspiegel wiederherstellen. Viele Experten empfehlen HIV-positiven Personen 3 x 600 mg Cystein täglich. Um unerwünschte Stoffwechselwege des Cystein vorsorglich zu verhindern, rät man gleichzeitig zur Einnahme von 2 bis 3 g Vitamin C zu jeder 600 mg-Cystein-Dosis. Falls Leberschäden vorliegen, kann Cystein auf Dauer schädlich wirken. In diesen Fällen rät man zu 500 mg reinem Gluthation täglich.

Selen | Hierbei handelt es sich einmal um eine Vorstufe der Gluthationperoxidase; außerdem ist Selen ein eigenständiger

„Radikalenfänger". Darüber hinaus vermutet man, daß Selen bestimmte Stoffwechselprozesse hemmt, die für die HIV-Reproduktion notwendig sind. Nach gegenwärtigem Kenntnisstand liegt die empfohlene Selen-Dosierung bei Gesunden bei mindestens 300 mcg täglich. HIV-infizierte Personen können die doppelte bis dreifache Menge (600 bis 1.000 mcg) täglich zu sich nehmen. Derzeit sind viele Selenprodukte erhältlich, allerdings enthalten die wenigsten von ihnen alle Selenvarianten, die man derzeit für sinnvoll erachtet, nämlich Sodium Selenat, Selenmethionin, Selendigluthation.

Arginin | Diese Aminosäure wird in ihrer Wirkung oft unterschätzt – dabei unterstützt sie das Immunsystem auf vielfältige Weise: Unter anderem stimuliert sie das Wachstumshormon Sekretoin. Experten empfehlen HIV-infizierten Personen 6 bis 15 g Arginin täglich (auf nüchternen Magen). Die Aminosäure sollte möglichst abends zugeführt werden, was jedoch manchmal zu Einschlafproblemen führt (in diesen Fällen kann man alternativ auch Ornitin nehmen; es wirkt ganz ähnlich, ist aber etwas teurer).

Carnitin | Es verbessert den Stoffwechsel der essentiellen Fettsäuren und der Glukose. Vor allem bei Patienten mit Carnitin-Defiziten unterstützte die hochdosierte Verabreichung dieser Aminosäure nachweislich immunologische und metabolische Funktionen. HIV-infizierte Personen können nach Fachliteraturangaben um die 2.400 mg täglich einnehmen.

Coenzym Q 10 | Die Zufuhr von Coenzym Q 10 ist (nicht nur) bei HIV-Patienten inzwischen recht populär geworden. Man geht davon aus, daß die täglichen Dosierungen um die 200 mg liegen sollten.

Vitamin B12 | Die mit dem AIDS-Syndrom oft einhergehenden Abbauvorgänge im Gehirn scheinen mit einem Vitamin-B12-Mangel in Zusammenhang zu stehen und können oftmals durch Zufuhr des Vitamins wieder rückgängig gemacht werden. Dieses Vitamin wird jedoch auf dem normalen oralen Weg schlecht aufgenommen. Sublingual wirkende Tabletten sind demnach vorzuziehen. In der Literatur werden 3 x 500 mcg täglich empfohlen. Sollten Bluttests (weiterhin) einen Vitamin-B12-Mangel aufzeigen, dann ist eine (wöchentliche) Injektionen zu erwägen.

Betakaroten | Im Blut der Patienten, die täglich 100.000 IE Betakaroten zuführten, nahm die Anzahl der Lymphozyten um 66

Prozent, die der T-Helferzellen geringfügig zu. Da jedoch manche HIV-Patienten mit Hepatitis (siehe auch dort) bei langfristiger Betakaroten-Zufuhr erhöhte Leberzellwerte aufweisen, sollte die Einnahme von Fall zu Fall abgewogen werden. HIV-Patienten ohne Hepatitis können laut Fachliteratur 25.000 bis 100.000 IE täglich einnehmen.

Melatonin | Man weiß seit längerem, daß die Funktion des Immunsystems einem bestimmten (zirkardianen) Rhythmus folgt. HIV zerstört nicht nur die Zellen dieses Systems, sondern greift auch in seinen Rhythmus ein. Ein exakt synchronisiertes Immunsystem ist jedoch Voraussetzung für seine einwandfreie Funktion. Bestätigt wird dies durch vorläufige Untersuchungen, bei denen (nächtliche) Melatonineinahme den Krankheitsverlauf verlangsamte. Melatonin steigert unter anderem die Produktion der T-Helferzellen – also jener Zellen, die bevorzugt von HIV angegriffen werden. Darüber hinaus stimuliert es weitere Komponenten des Immunsystems wie Killerzellen, Interleukin 2, 4 und 10, Gamma-Interferon sowie eosinophile und rote Blutzellen. Abgesehen davon, daß Melatonin verlorengegangene Zellen ersetzt, vermag es durch seine antioxidative Wirkung die Zellzerstörung durch HIV zu vermindern.

Die neuesten Untersuchungen über Melatonin bei HIV-Infizierten lassen vermuten, daß man mit diesem Hormon das bisher potenteste Antioxidans überhaupt gefunden hat. Melatonin scheint effektiver zu sein als andere Nahrungs-Antioxidantien, wenn es um die Bekämpfung jener Freien Radikale geht, die durch HIV erzeugt werden. Eine der Untersuchungen (*R. Reiter, University of Texas, Austin*) läßt den Schluß zu, daß Melatonin einen direkten Effekt auf die Replikation des HIV haben könnte. Um sich zu vervielfältigen, braucht das Virus nämlich den sogenannten Kernfaktor Kappa-B (NKF). Die nächtliche Absenkung der NKF-Konzentration um etwa 23 Prozent könnte mit der nächtlichen Melatonin-Zunahme in Verbindung stehen. Bestätigt wird diese Vermutung durch Melatoninjektionen bei Ratten: Gab man den Tieren tagsüber

Melatonin, dann senkte sich deren NKF-Konzentration um 43 Prozent. Es könnte demnach durchaus sein, daß Melatonin die Versorgung des HIV mit NKF unterbindet.
Die Wirkung von Melatonin am Patienten wurde von *G. Maestroni* an elf HIV-Infizierten näher untersucht. Ihnen wurde jede Nacht 20 mg Melatonin verabreicht. Nach einem Monat war die Anzahl der T-Helferzellen um 35 Prozent, die der Killerzellen um 57 Prozent und die der Lymphozyten um 76 Prozent gestiegen!

Trotz dieser bemerkenswerten Entdeckungen in Sachen Melatonin und AIDS wurde/wird dieser Ansatz derzeit leider nicht weiter untersucht. Man kann nur vermuten, daß es kein wirtschaftliches Interessen gibt, weitergehende Studien zu finanzieren – schließlich handelt es sich bei Melatonin um einen natürlichen Stoff, der nicht patentierbar ist.

➔ *Literaturempfehlung: Reiter/Robinson, Melatonin. Das Buch enthält aktuelle Erkenntnisse über dieses Hormon und Anwendungsmöglichkeiten bei AIDS. Im übrigen wird die Einnahme von 3 bis 30 mg Melatonin pro Nacht empfohlen.*

DHEA | Diverse Untersuchungen lassen auf einen Zusammenhang zwischen DHEA und dem Krankheitsverlauf bei AIDS schließen: Der Infektionsverlauf nahm analog zu, wenn die DHEA-Konzentration sank. Dennoch ist es bislang eher eine Vermutung denn eine gesicherte Erkenntnis, daß die Einnahme von DHEA das HIV-Virus daran hindern könnte, sich zum Vollbild AIDS zu entwickeln. Man geht derzeit davon aus, daß die positive Wirkung von DHEA wohl nicht auf direkten anti-viralen Effekten beruht. Vielmehr vermutet man, daß DHEA das Immunsystem generell schützt und stärkt. Die Ergänzung von DHEA rät man übrigens auch gesunden Personen über 40 Jahren. Um die Konzentration eines gesunden 21Jährigen zu erreichen, müssen im Durchschnitt 3 x 25 mg (für Männer) beziehungsweise 3 x 15 mg (für Frauen) zusätzlich zugeführt werden.

Vorsicht: **Liegt eine Leberschädigung vor, sollten Sie die Kapseln öffnen und den Inhalt etwa 10 bis 20 Minuten unter der Zunge zergehen lassen, ehe Sie den Rest hinunterschlucken. Bei Hepatitis oder Leberzirrhose müssen die Leberwerte regelmäßig überprüft und/oder das Mittel rechtzeitig abgesetzt werden. Siehe auch die DHEA-Vorsichtsmaßnahmen im Anhang.**

Thymusextrakte | Bei der HIV-Infektion dreht sich vieles um die T-Helferzellen, die in der hinter dem Brustbein sitzenden Thymusdrüse gebildet werden. Mit zunehmendem Alter verkümmert diese Drüse – hierauf führt die Wissenschaft einen großen Teil der altersbedingten Immuneinschränkungen zurück. Eine HIV-Infektion attackiert ebenfalls die Hormonsekretion der Thymusdrüse. Um die Thymusfunktion wieder auf Vordermann zu bringen, werden diverse Thymustherapien angeboten. Teilweise sind die Therapien recht teuer, wobei nicht klar ist, ob sie deswegen auch wirksamer sind. Ehe man sein Geld in kostbare Therapien investiert, sollte man es vorher mit (preiswerteren) Thymusextrakten probieren.

Weitere Therapiemöglichkeiten:

Isoprinosin* | Dieses Mittel gehört zu den „klassischen“ zugelassenen Medikamenten, die vom Arzt verschrieben werden können. Es steigert nachweislich die Immunfunktion. Wie fast alle immunsteigernden Mittel wirkt es effektiver, wenn es alternierend zugeführt wird. Das heißt: Nach zwei Monaten Einnahme (2 bis 3 g täglich) sollte eine Pause von zwei Monaten eingelegt werden.

Biostim* | Auch dieses Medikament gehört zu den gängigen Arzneien. Bewährt hat sich der regelmäßige Wechsel mit Isoprinosin. Das heißt: zwei Monate Isoprinosin, dann zwei Monate Biostim, und zwar in folgendem Rhythmus:

- Acht Tage lang täglich zwei Tabletten, danach 3 Wochen Pause
- Acht Tage lang täglich eine Tablette, danach 3 Wochen Pause
- Acht Tage lang täglich eine Tablette, danach 9 Monate Pause

Im Anschluß an die Biostim-Einnahme sollte man die Thymusdrüse durch die zweimonatige Einnahme entsprechender Extrakte fördern. Die Dosierung von 2 x 300 mg (etwa) Thymusextrakt täglich gilt als sinnvoll.

Thyroid-Hormon | Die Schilddrüse bzw. deren Hormone spielen eine zentrale Rolle bei der Optimierung der Immunfunktionen. Leider sind die herkömmlichen Blutuntersuchungen oft nicht genau genug, um einen Thyroid-Mangel exakt aufzuzeigen. Der TSH (Thyroid stimulierendes Hormon)-Test ist nicht hundertprozentig zuverlässig. Ein einfacher Selbsttest ist die Temperaturmessung etwa 30 Minuten vor dem Essen: Sollte die Temperatur ständig unter dem Normalwert liegen, dann könnte ein Mangel vorliegen. In jedem Fall ist hier ärztliche Überwachung nötig, da Thyroid-Medikamente schnell überdosiert sind.

Was sonst noch zu beachten ist:

Die Cortisonproduktion scheint nicht nur bei AIDS eine wichtige Rolle bezüglich des Immunsystems zu spielen. Die weitere Klärung dieses Sachverhalts wurde und wird vermutlich deswegen vernachlässigt, weil die Messung der Cortisonkonzentrationen großen (natürlichen) Schwankungen unterliegt. Am besten nimmt man die Messung vor 9 Uhr morgens vor. DHEA, Melatonin und das in Deutschland problemlos erhältliche Procain (KH 3) sind in der Lage, die Cortisonkonzentrationen zu senken – falls dies erforderlich sein sollte.

Weitere derzeit gängige Medikamente und Hoffnungsträger sind AZT, ddI, ddC und 3 TC. Hierbei handelt es sich um anti-viral wirkende Substanzen, denen vermutlich bald weitere Präparate ählicher Wirkungsweise folgen werden. Verschiedene Präparate-Kombinationen scheinen mittlerweile auch längerfristig eine Besserung der Symptomatik zu bewirken.

Jedenfalls bewiesen verschiedene Studien, daß Kombinationen besser wirken als zum Beispiel AZT alleine. So zeigten zum Beispiel diverse Studien aus dem Jahre 1994, die AZT mit einem Placebo verglichen, daß dieses Medikament an der Überlebensrate nichts änderte. Im Gegenteil: Es gab sogar Hinweise, daß dieses Medi-

kament die Sterblichkeitsrate vergrößert.
Andere Studien hingegen lassen wiederum den Schluß zu, daß AZT und 3TC in Kombination mit Protease-Hemmern derzeit die beste Therapie sind.
Diese Kombinationstherapien können die Virusanzahl tatsächlich erheblich senken und die Anzahl der CD4 (T-Helferzellen) erhöhen.

Alkoholmißbrauch („Kater“)

Der Alkoholismus ist heute ein sehr ernstes, jedoch oft unterschätztes Problem in unserer Gesellschaft. Die Problematik wird dadurch verschärft, daß der Alkohol gemeinhin als akzeptierte Droge gilt. Da die Grenzen zwischen gelegentlichem Alkoholmißbrauch und echtem Alkoholismus fließend verlaufen, gibt es keine verläßlichen statistischen Zahlen. Laut Auskunft der Anonymen Alkoholiker haben jedoch mindestens fünf Millionen Deutsche gravierende Alkoholprobleme – die sogenannten „Quartalstrinker“ sind dabei noch nicht eingerechnet.

Bei chronischer Trunksucht liegt eine körperliche und seelische Abhängigkeit vor, wobei der echte Alkoholiker unkontrolliert und zwanghaft trinkt, das heißt, ohne aufhören zu können. Ein wichtiges Erkennungszeichen des echten Alkoholikers ist, daß er – zumindest am Anfang – alleine und heimlich Alkohol zu sich nimmt. Die häufigsten körperlichen Schäden beim Alkoholmißbrauch sind folgende:

- Chronische Entzündung der Magenschleimhaut
- Leberschädigung bis hin zur Leberzirrhose
- Nervenschäden
- Schwere psychiatrische Krankheitsbilder (z.B. Verfolgungswahn, Delirium)

Der Konsum von Alkohol führt im Organismus zur Bildung zweier sehr giftiger Substanzen, des Acetaldehyds und des Malondialdehyds. Beide Aldehyde ziehen eine massive Schädigung des gesamten Körpers durch Freie Radikale nach sich. Verstärkt wird dieser Effekt noch durch den Genuß von Zigaretten. Zusammen mit Alkohol entsteht das berüchtigte Formaldehyd.

Die bei Alkoholgenuß entstehenden Stoffwechselprodukte und deren Effekte durch Freie Radikale ähneln der Wirkung von radioaktiver Strahlung (!). Nicht umsonst fühlt man sich nach einer durchzechten Nacht alles andere als wohl. Der sogenannte „Hangover“ (volkstümlich „Kater“) verstärkt sich mit zunehmendem Alter, die Regenerationszeit dauert länger, Leberschädigungen und Zerstörungen im zentralen Nervensystem nehmen zu. Im fortgeschrittenen Alter sind alkohol- und/oder drogenbedingte Schäden häufiger und ernsthafter, die Genesung bzw. Erholung gestaltet sich länger und schwieriger.

Allerdings kann man vielen alkoholbedingten Schädigungen durch bestimmte Antioxidantien begegnen. Wird die richtige Kombination während des Konsums oder vor dem Zubettgehen eingenommen, dann können die Folgen eingedämmt und eventuelle Zellschädigungen geringgehalten werden. Zu den Mikronährstoffen bzw. Antioxidantien, die in der Lage sind, den gefährlichen Stoffwechselprodukten des Alkoholabbaus zu begegnen, gehören:

- Vitamin C
- Vitamin B_1
- Cystein
- Glutathion
- Vitamin E
- Selen

Vor allem auf dem amerikanischen Markt werden neuerdings diverse Kombinations-Produkte angeboten, die diese Substanzen enthalten. Meist weisen die Bezeichnungen wie „Anti-Alkohol“ oder „Detoxicates“ (Entgiftung) auf den entsprechenden Verwendungszweck hin.

Lassen Sie sich jedoch nicht durch die verschiedenen Zusammensetzungen irritieren, denn im großen und ganzen wirken sie alle ähnlich. In manchen Kombinationsprodukten fehlt das Selen; dies ist bei Bedarf gesondert zuzuführen. Wichtig sind die Inhaltsstoffe an sich und die ausreichende Menge.

Beispiel einer Dosierung bei Alkoholkonsum (vor dem Zubettgehen):

- Vitamin C: 3 g
- Cystein: 1 g
- Vitamin B_1: 1 g
- Glutathion: 50 mg
- Vitamin E: 100 IE
- Selen: 25 mcg

Spezialtip: **Ein weniger bekanntes Anti-„Kater"-Mittel ist Knoblauch (zum Beispiel Kyolic); er enthält S-Allyl-Cystein. Gelegentlich wird er mit Vitamin C, Vitamin E, Betakaroten und Selen kombiniert. Abgesehen von der günstigen Knoblauchwirkung auf die Gefäße im Zusammenhang mit Arteriosklerose ist diese Kombination ein effektives und weitgehend natürliches Entgiftungsmittel bei Alkoholmißbrauch.**

Quellen:

* Protective action of ascorbic acid and sulfur compounds against acetaldehyde toxicity: implications in alcoholism and smoking. Agents Action (Switzerland) Mai 1975, 5 (2), 164-173
* Sulfur amino acid metabolism in hepatobiliary disorders. Scandinavian Journal Gastroenterology (Norway) Mai 1992, 27 (5), 405-411
* Severe somatic complications of acute alcoholic intoxication. Review Prat. (France) Oktober 15, 1993, 43 (16), 2047-2051
* The therapeutic approach in optic neuropathy due to methyl alcohol. Oftalmologia (Romania) Januar-März 1991, 35 (1), 39-42
* Alcohol and brain damage. Human Toxicology (England) September 1988, 7 (5), 455-463
* Acute ethanol poisoning and the ethanol withdrawal syndrome. Medical Toxicology Adverse Drug Exp. (New Zealand) Mai-Juni 1988, 3 (3), 172-196
* Clinical signs in the Wernicke-Korskoff complex: a retrospective analysis of 131 cases diagnosed at necropsy. Journal Neurology Neurosurg. Psychiatry (England) April 1986, 49 (4), 341-345
* Thiamine status of institutionalised and non-institutionalised aged. International Journal Vitam. Nutritition Resolution (Switzerland) 1977, 47 (4), 325-335
* [Vitamin B_1 deficiency in chronic alcoholics and its clinical correlation] Schweizerische Medizinische Wochenschrift (Switzerland) Oktober 23, 1976, 106 (43), 1466-1470
* Effect of S-adenosyl-L-methionine administration on red blood cell cysteine and glutathione levels in alcoholic patients with and without liver disease. Alcohol Alcohol (England) September 1994, 29 (5), 597-604
* Glutathione prevents ethanol induced gastric mucosal damage and depletion of sulfhydryl compounds in humans (England) Februar 1993, 34 (2), 161-165

* Effects of amino acids on acute alcohol intoxication in mice – concentrations of ethanol, acetaldehyde, acetate and acetone in blood and tissues. Arukoru Kenkyuto Yakubutsu Ison (Japan) Oktober 1990, 25 (5), 429-440
* A possible protective role for sulphydryl compounds in acute alcoholic liver injury. Biochemical Pharmacology (USA) August 15, 1977, 26 (16), 1529-1531
* Protection against toxic effect of formaldehyde in vitro, and of methanol of formaldehyde in vivo, by subsequent administration of SH reagents. Physiol. Chemical Phys. (USA) 1976, 8 (6), 543-550
* „N-Acetylcysteine for Lung Cancer Prevention". Nico Chest Mai 1995; 107 (5): 1437-1441
* „S-Adenosylmethionine and the Liver". The Liver: Biology and Pathobiology, 3rd Edition, 1994; 27: 461-470

Quellenausdruck: 7 Seiten

Allergien

Derzeit leidet jeder zweite Europäer an einer allergischen Erkrankung, und die Zahl der Allergiker nimmt jährlich weiter zu. Ein intaktes Immunsystem kann zwischen harmlosen und schädlichen Stoffen unterscheiden. Ein gestörtes Immunsystem stuft jedoch harmlose Stoffe wie beispielsweise Pollen, Tierhaare, Federn, Eiweiß fälschlicherweise als gefährlich ein und antwortet mit einer übertriebenen Reaktion, indem es Abwehrkräfte gegen diese Allergene mobilisiert – was zu unangenehmen Schwellungen, Hautausschlägen, Nießattacken, Atemnot und sogar zu Schockzuständen führen kann.

Wichtig: **Allergien ziehen häufig Folgeerkrankungen wie Asthma, Heuschnupfen oder Gelenkerkrankungen nach sich. Bestehen allergische Reaktionen, zum Beispiel eine Lebensmittelallergie, sind schwere Spätfolgen möglich, weil nicht mehr ausreichend Vitamine aufgenommen werden können.**

Chemisch gesehen handelt es sich bei Allergien um abnormale hypersensitive (überschießende) Reaktionen auf bestimmte Substanzen. Man bezeichnet diese Substanzen in diesem Fall als Gifte (Toxine), aber das geht etwas an der Sache vorbei, denn unter normalen Umständen sind diese Stoffe für den Menschen nicht giftig.

Zwar gibt es eine ganze Reihe von Substanzen, die besonders prädestiniert zu sein scheinen, aber im Grunde genommen kann der Mensch auf alles allergisch reagieren.

Allergische Reaktionen lassen sich mildern, indem man die Immunzellen gewissermaßen entsprechend programmiert, nicht gegen körpereigene Strukturen vorzugehen. Bei gängigen Behandlungen stehen Antihistaminika an erster Stelle. Leider ändern sie nichts an der allergischen Reaktion selbst, sondern mildern nur die Symptome – und auch das meist nur vorübergehend. In vielen Fällen nimmt die allergische Reaktion im Laufe der Jahre sogar zu. Eine weitere Behandlungsform sind sogenannte Desensibilisierungsmaßnahmen. Auch sie ändern nichts an der grundsätzlichen Bereitschaft des Organismus zu Überreaktionen. Zu allem Überfluß sind sie aber relativ aufwendig und sehr teuer.

Eine weitere, wesentlich effetivere Möglichkeit besteht darin, die Konzentration von Antioxidantien im Körper zu erhöhen, um die allergischen Effekte zu minimieren (oder gar völlig zu beseitigen). Da Experten schon länger vermuten, daß ein Übermaß an Oxidantien/Freien Radikalen Allergien auslösen, wäre die Behandlung mit Antioxidantien die einzige Therapie, die am Ursprung ansetzt. Dies kann in mehreren Schritten geschehen:

Basisnährstoffe bewirken eine allgemeine Erhöhung der Antioxidantien-Anzahl im Körper. Reicht dies nicht aus, um den allergischen Reaktionen Herr zu werden, müssen weitere Substanzen ausprobiert werden.

Borretschöl und Schwarzkümmelöl | Der in diesen Ölen enthaltene Wirkstoff Gammalinolensäure (GLA) bewährt sich immer wieder bei der Milderung etlicher allergischer Reaktionen. Hier empfehlen Experten 1.500 mg täglich. Möglicherweise muß die Balance an essentiellen Fettsäuren mit Fischölkapseln noch zusätzlich erhöht werden.

→ *Literaturempfehlung: Hermann Ehmann, Schwarzkümmel, LebensBaum Verlag 1998; ders., Lachsöl, 1998*

DHEA | Diese Substanz reguliert die Zytokine, die Allergiereaktionen verursachen. Um diese Zytokine in den Griff zu bekommen, benötigt man ungefähr 3 x 25 mg (für Männer) bzw. 3 x 15 mg (für Frauen).

Vitamin C | Dieses „Allround-Vitamin" ist vor allem als immunstimulierende Substanz bekannt. Meist werden Dosierungen zwischen 2,5 und 12 g täglich gut vertragen (Stuhlgangstoleranz beachten!); in akuten Fällen können Megadosierungen (bis 150 g) Abhilfe bzw. Linderung bringen.

Proanthocyanidine | Diese Stoffe behindern die Bildung des allergenen Gewebshormons Histamin und tragen dadurch zu einer natürlichen Symptomunterdrückung bei. Darüber hinaus unterstützen sie die Wirkung von Vitamin C. Bei Allergien empfehlen Experten 100 bis 300 mg Proanthocyanidin täglich.

Quellen:

* The effect of gamma-linolenic acid on clinical status, red cell fatty acid composition and membrane microviscosity in infants with atopic dermatitis. Drugs Experience Clinical Res. 1994, 20 (2), 77-84
* Fatty acid compositions of plasma lipids in atopic dermatitis/asthma patients. Arerugi. 1994 Januar 43 (1), 37-43.
* Autoimmune disease and allergy are controlled by vitamin C treatment. IN VIVO (Greece), 1994, 8/2, 251-258.
* Immune senescence and adrenal steroids: Immune dysregulation and the action of dehydroepiandrosterone (DHEA) in old animals. European Journal Clinical Pharmacology(Deutschland), 1993, 45/Supplement 1, 21-23.
* Omega-3-fatty acids in respiratory diseases: A review. Journal American Collection Nutrition (USA), 1995, 18-23.
* Vitamin C and the genesis of autoimmune disease and allergy (Review). In Vivo (Greece), 1995, 9/3, 231-238.
* Is Linus Pauling a vitamin C advocate just making much ado about nothing? In Vivo (Greece), 1994, 8/3, 391-400.
* Asthma and vitamin C. Ann. Allergy (USA), 1994,73/2, 89-99.
* The effect of vitamin C infusion treatment on immune disorders: An invitation to a trial in AIDS patients (Review). International Journal Oncol. (Greece), 1994, 4/4, 831-838.
* Chromium dermatitis and ascorbic acid. Cont. Dermat. (Denmark). 1984, 10/4, 252-253.
* Colds and vitamin C. Irish. Medicine Journal (Ireland), 1975, 68/20, 511-516.
* Vitamin C metabolism and atopic allergy. Clinical Allergy (England), 1975, 5/3, 317-324.

Alzheimersche Krankheit

Der nach dem Breslauer Gehirnpathologen Alois Alzheimer (1864-1915) benannten Erkrankung liegt ein Schwund der Hirnrinde zugrunde; die genauen Ursachen sind bis heute weitgehend ungeklärt. Charakteristisch für Alzheimer-Patienten sind extreme Defizite im Kurzzeitgedächtnis, die bis zur totalen Verwirrung und gegebenenfalls zum Identitätsverlust führen können.

Die Alzheimersche Erkrankung ist verbunden mit einer Zerstörung der sogenannten cholinergen Neuronen im Vorderhirn, wodurch die Ausschüttung des Botenstoffes Acetylcholin vermindert wird. Dieser Botenstoff spielt eine entscheidende Rolle beim Lernen und anderen Gedächtnisleistungen. Die zugrundeliegenden neurochemischen Prozesse bewirken eine „Entartung" von Gehirnzellstrukturen, was mit einer zunehmenden Verschlechterung der Funktion und dem Absterben von Hirnneuronen einhergeht. Ferner lassen sich sporadische krankhafte Veränderungen wie die sogenannte senile Plaques (Altersablagerungen) und neurofibrilläre „Verfilzungen" feststellen.

Was ist nun die Ursache für die Zerstörung der cholinergen Neuronen? Man vermutet, daß bestimmte Zellablagerungen – sogenannter „Zellmüll" – eine Rolle spielen. Vor allem die Stoffe Beta-Amyloid-Protein, Aluminium, Lipofuscin und die Freien Radikale stehen im Verdacht, an dem Zerstörungsprozeß beteiligt zu sein. Das Amyloid-Protein hemmt beispielsweise die Energieproduktion der Zellen, indem es ein notwendiges Enzym im „Kraftwerk" der Zelle (Mitochondrium) lahmlegt. Diese Energie würde jedoch dringend benötigt, um Hirnleistungen aller Art überhaupt realisieren zu können.

Zwar kennt man heute verschiedene therapeutische Maßnahmen, mit denen sich geringfügige Besserungen erzielen lassen. Dennoch ist ihr Wert insgesamt sehr begrenzt, weil dem Patienten meist nur Einzelstoffe verabreicht werden.

Zahlreiche Studien weisen darauf hin, daß Wirkstoff-*Kombinationen* wesentlich vielversprechender sind: Dabei machen sich offenbar die synergistischen Effekte der eingesetzten Nährstoffe, Medikamente und Hormone bemerkbar. Sie schützen nämlich völlig unabhängig vom Alter die Gehirnzellen vor Alterung, vermindern Zellablagerungen und sind außerdem in der Lage, die Hirnleistungen anzuheben.

Die im folgenden genannten Therapie-Vorschläge basieren auf zahlreichen seriösen Studien, die einen Synergie-Effekt vermuten lassen, sowie auf klinischen Ergebnissen an Alzheimer-Patienten und dem Programm der *Alzheimer's Prevention Foundation in Tucson (Arizona).*

Es erscheint sinnvoll, mehrere oder alle unten aufgeführten Vorschläge bei Alzheimer-Patienten umzusetzen. Hierfür ist eine fachkundige Begleitung durch einen Arzt zwingend nötig. Nur die üblichen Laboranalysen und Funktionstests können zuverlässig Auskunft über den Therapieerfolg geben. Die Umsetzung erfolgt in sieben Schritten:

Schritt 1 Zuerst ist die Acetylcholin-Konzentration anzuheben, die Traubenzuckeraufnahme zu verbessern, die Zellintegrität zu erhalten und die Nervenaktivität zu synchronisieren. Das erreicht man durch folgende Maßnahmen:

Erstens: Nährstoffe mit einer Kombination aus den Acetylcholinvorstufen Phosphatidylserin und Pregnenolon. Cholin (5 g) und Vitamin B5 bzw. Pantothensäure (1,7 g) sind ebenfalls Vorstufen von Acetylcholin. Phosphatidylserin (2 g) wird eingesetzt, um die Zellintegrität zu erhalten und die Energieproduktion zu erhöhen, Pregnenolon soll das Gedächtnis erheblich verbessern, indem es die Nervenaktivität synchronisiert. Die in Klammern angegebenen Dosierungen gelten als tägliche Zufuhr für Alzheimer-Patienten – je die Hälfte morgens und am Nachmittag. Als Vorbeugung für Gesunde wird in der Literatur jeweils die halbe Dosis empfohlen.

Als wichtiger Nahrungsfaktor mit Vitamin-Charakter ist Cholin besonders für den Fettstoffwechsel von Bedeutung. Cholin vermag nämlich die Fette in der Blutbahn in Bewegung zu halten und somit schädliche Fettablagerungen zu verhindern. Dadurch bleiben die Blutgefäße elastisch. Cholin ist außerdem Bestandteil aller Zellmembranen und an folgenden Körperfunktionen beteiligt:

- **Ernährung und Stoffwechsel der Zellen**
- **Blutdruckregulierung**
- **Übertragung der Nervenimpulse von einem Nerv auf den anderen**
- **Regelung der Muskel- und Darmtätigkeit**

Zweitens: Experten empfehlen Dimethylaminoethanol (DMAE) (200 mg) und Ginkgo biloba (120 mg) – jeweils eine Hälfte morgens und am Nachmittag.

Schritt 2 Die nächste Maßnahme bekämpft den übermäßigen Anfall von Freien Radikalen mit Hilfe potenter Antioxidantien-Kombinationen und Antitoxine. Hierfür bieten sich diverse hochdosierte Basis-Mikronährstoffe (aus amerikanischer Produktion) an.

Schritt 3 Dann muß das Energieniveau der Hirnzellen angehoben werden, um eine bessere Stoffwechselaktivität zu erreichen. Bei folgender Dosierung ist eine Wirkung zu erwarten:

- Carnitin: 1.000 mg morgens, 1.000 mg abends
- Piracetam*: 1.600 mg morgens, 1.600 mg abends
- Hydergin*: 5 mg morgens, 5 mg abends
- Nicotinamid-Adenin-Dinucleotid (NADH): 2 bis 20 mg morgens auf nüchteren Magen
- Coenzym Q 10: 200 bis 400 mg täglich zu oder nach den Mahlzeiten

Schritt 4 Weiter muß die Dopamin-Konzentration angehoben, die zelluläre Kommunikation verbessert und die Nervenfunktion gefördert werden. Bei folgender Dosierung ist eine Wirkung zu erwarten:

- Deprenyl: 5 mg, zweimal pro Woche
- NADH (siehe Schritt 3)
- Vitamin B_{12}: bis zu 2.000 mcg täglich (am besten unter der Zunge auflösen!)

Schritt 5 Eine nächste Maßnahme dient der Beseitigung von Zellrückständen wie zum Beispiel Lipofuscin, das auch als Alterspigment bezeichnet wird. Es handelt sich dabei um hinderliche Nebenprodukte des Stoffwechsels. Gleichzeitig soll die Membranstruktur der Hirnzellen gestärkt werden. Bei folgender Dosierung ist eine Wirkung zu erwarten:

- Centrophenoxin (Helfergin): 1 Tablette morgens, 1 abends
- DMAE/Ginkgo: siehe Schritt 1
- Phosphatidylserin: eine zusätzliche Dosis von 100 bis 300 mg täglich kann angebracht sein (s. auch Schritt 1)

Schritt 6 Des weiteren sind wichtige Hormone zu ergänzen, die beim Alzheimer-Patienten entweder vermindert und/oder inaktiv sind. Bei folgender Dosierung ist eine Wirkung zu erwarten:

- Wachtumshormon (Human Growth Hormone): 1 bis 2 Einheiten werden täglich vom Arzt unter die Haut injiziert (sechsmal pro Woche) – oder befolgen Sie die Verschreibung des Arztes. Die Dosierung sollte auf entsprechenden Blutanalysen (Somatomedin C, IGF 1) basieren.
- DHEA: 25 mg täglich für Männer, 15 mg täglich für Frauen – oder befolgen Sie die ärztliche Verschreibung, die sich nach DHEA-S(ulfat)-Analysen richten sollte.
- Pregnenolon: Eine Dosiserhöhung auf 3 x 50 mg täglich kann angebracht sein. Auch hier ist unter Umständen der ärztliche Rat maßgeblich, der sich nach der Blutkonzentration von Pregnenolon richten sollte.
- Melatonin: 3 bis 10 mg abends

Wichtig: **Pregnenolon wird im Organismus zu DHEA und weiter zu Östrogen, Progesteron und Testosteron umgewandelt. Da Östrogen bei Frauen das Gedächtnis verbessern und das Alzheimerrisiko vermindern kann, wird es an manchen Kliniken bei Morbus Alzheimer eingesetzt. Obige Empfehlungen stellen in der Regel ausreichend Östrogen (aus Pregnenolon und DHEA) für einen therapeutischen Effekt zur Verfügung. Dennoch profitieren Frauen eventuell von einer zusätzlichen Östrogengabe, und manche Männer können Vorteile aus (weiteren) Testosterongaben ziehen.**

Schritt 7 Wie wir aus verschiedenen Studien wissen, baut das Enzym Acetylcholinesterase bei Alzheimer-Patienten den Botenstoff Acetylcholin ab. Mit THA (auch Cognex oder Tacrin) (160 bis 200 mg täglich) kann das Enzym in seiner Tätigkeit gehemmt werden. Wegen der möglichen Leberschäden ist eine ärztliche Überwachung notwendig. Lecithin kann die Lebertoxizität durch THA herabsetzen und ist gleichzeitig Lieferant von Phosphatidylserin, aus dem das Gehirn wiederum Acetylcholin herstellen kann.

Quellen:

* Isolated cerebral and cerebellar mitochondria produce free radicals when exposed to elevated CA2+ and Na+: implications of neurodegeneration. Journal Neurochem. (USA) August 1994, 63 (2)
* Isoprenoids (Q 10) in aging and neurodegeneration. Neurochem. Int. (England) Juli 1994, 25 (1) 35-38
* Therapy for Alzheimer´s disease. Symptomatic or neuroprotective? Mol. Neurobiol. (USA) August-Dezember 1994, 9 (1-3)
* The mystery of Alzheimer´s disease and its prevention my melatonin. Med. Hypotheses. (England) Oktober 1995, 45 (4), 339-340
* Advances in the pharmacotherapy of Alzheimer´s disease. European Arch. Psychiatry Clinical NeuroScience (Deutschland) 1994, 244 (5)
* Chrono-neuroendocrinological aspects of physiological aging and senile dementia. Chronobiologia (Italy) Januar-Juni 1994, 21 (1-2), 121-126
* Overview of clinical trials of Hydergine in dementia. Arch. Neurol. (USA), 1994, 51/8, 787-798
* Combined cholinergic precursor treatment and dihydroergotoxine mesylate in Alzheimer´s disease. IRCS Med. Science (England), 1983, 11/12, 1048-1049
* Hydergine treatment and brain functioning (CNV rebound) in Alzheimer´s patients: Preliminary findings. Psycho. Pharmacology Bulletin (USA), 1981, 17/3, 202-206
* Single-case study of clinical response to high-dose ergot alkaloid treatment for dementia. Preliminary report. Gerontology (Switzerland), 1981, 27/1-2, 76-78
* Isoprenoids (Co Q 10) in aging and neurodegeneration. Neurochem. International (United Kingdom), 1994, 25/1, 35-38
* Analyses of energy metabolism and mitochondrial genome in post-mortem brain from patients with Alzheimer´s disease. Journal Neurol. (Deutschland), 1993, 240/6 (377-380)
* Muscle biopsy in Alzheimer´s disease: Morphological and biochemical findings. Clinical Neuropathol. (Deutschland), 1991, 10/4, 171-176
* Growth hormone secretion in Alzheimer´s disease: Studies with growth hormone-releasing hormone alone and combined with pyridostigmine or arginine. Dementia (Switzerland), 1993, 4/6 (315-320)
* Selegiline: A review of its clinical efficacy in Parkinson´s disease and its clinical potential in Alzheimer´s disease. CNS Drugs (New Zealand), 1995, 4/3 (230-246)
* Age-related memory decline and longevity under treatment with selegiline. Life Science (USA), 55/25-26
* Long-term effects of phosphatidylserine, pyritinol and cognitive training in Alzheimer´s disease. A neuropsychological, EEG and PET investigation. Dementia (Switzerland), 1994, 5/2, 88-98

* Abnormalities of energy metabolism in Alzheimer´s disease studied with Pet. Ann. New York Acad. Science (USA), 1991, 640, 65-71
* Effects of phosphatidylserine in Alzheimer´s disease. Psycho. Pharmacology Bulletin (USA), 1992, 28/1, 61-66
* Effect of phosphatidylserine on cerebral Glukose metabolism in Alzheimer´s disease. Dementia (Switzerland), 1990, 197-201
* Decreased methionine adenosyltransferase activity in erythrocytes of patients with dementia disorders. Sweden European Neuropsychopharmacology (Netherlands), 1995, 5/2, 107-114
* Folate, vitamin B_{12} and cognitive impairment in patients with Alzheimer´s disease. Acta Psychiatr. Scand. (Denmark), 1992, 86/4, 301-305
* Alzheimer´s Disease: A "cobalaminergic" hypothesis. Med. Hypotheses (United Kingdom), 1992, 37/3, 161-165
* Vitamin B_{12} and folate concentrations in serum and cerebrospinal fluid of neurological patients with special reference to multiple scleroses and dementia. Journal Neurol. Neurosurg. Psychiatry (United Kingdom), 1990, 53/11, 951-954
* Vitamin B_{12} levels in serum and cerebrospinal fluid of people with Alzheimer´s disease. Acta Psychiatr. Scand. (Denmark), 1990, 82/4, 327-329
* Alzheimers disease/alcohol dementia: Association with zinc deficiency and cerebral vitamin B_{12} deficiency. Journal Orthomol. Psychiatry (Canada), 1984, 13/2, 97-104
* Carnitine and acetyl-L-carnitine content of human hippocampus and erythrocytes in Alzheimer´s disease. Journal of Nutritional and Environmental Medicine (United Kingdom), 1995, 5/1, 35-39
* Advances in the pharmacotherapy of Alzheimer´s disease. European Arch. Psychiatry Clinical NeuroScience (Deutschland), 1994, 244/5, 261-271
* Clinical and neurochemical effects of acetyl-L-carnitine in Alzheimer´s disease. Neurobiol. Aging (USA), 1995, 16/1, 1-4
* Neuroprotective activity of acetyl-L-carnitine: Studies in vitro. NeuroScience Res. (USA), 1994, 37/1, 92-96
* Acetyl-L-carnitine and Alzheimer´s disease: Pharmacological beyond the cholinergic sphere. Ann. New York Acad. Science (USA), 1993, 695, 324-326
* Acetyl-L-carnitine: A drug able to slow the progress of Alzheimer´s disease? Ann. New York Acad. Science (USA), 1991, 640, 228-232
* Pharmacokinetics of IV and oral acetyl-L-carnitine in a muliple dose regimen in patients with senile dementia of Alzheimer Type. European Journal Clinical Pharmacology (Deutschland), 1992, 42/1, 89-93
* Double-blind, placebo-controlled study of acetyl-L-carnitine in patients with Alzheimer´s disease. Curr. Med. Res. Opin. (United Kingdom), 1989, 11/10, 638-647
* The pharmacotherapy of Alzheimer´s disease based on the cholinergic hypotheses: An update. Neurodegeneration (United Kingdom), 1995, 4/4, 349-356
* Aniracetam: A neu nootropic drug with excellen tolerance for mild to moderate cognitive impairment in elderly people. Drugs Today (Spain), 1994, 30/1, 9-24
* Auditory and visual event-related potentials in patients suffering from Alzheimer´s dementia and multiinfarct dementia, before and after treatment with Piracetam*. Neurol. (Italy), 1993, 8/5, 335-345

Quellenausdruck: 15 Seiten

Amnesie (Gedächtnisverlust)

Unter einer Amnesie (von griechisch „amnemosyne“ = Vergessenheit) versteht man die Unfähigkeit, sich eines (abgrenzbaren) Zeitabschnittes zu erinnern. Die nach Gehirnerschütterungen auftretende sogenannte *retrograde Amnesie* bezieht sich auf die dem Unfall unmittelbar vorhergehenden Ereignisse. Nicht immer muß jedoch ein Unfall der Auslöser für eine Amnesie sein. Gedächtnisstörungen und/oder das Nachlassen des Erinnerungsvermögens können zum Beispiel auch als Folge von Dauerstreß oder eines seelischen Schocks schon in jungen Jahren auftreten.

Seit Jahren haben sich hier die Substanzen Piracetam* und Vasopressin bewährt. Einschlägige Untersuchungen haben bewiesen, daß bei vielen Amnesie-Patienten eine Besserung erstaunlich schnell, sprich: binnen weniger Stunden, eintrat.

Piracetam* | Dieses Mittel wird in Deutschland unter verschiedenen Markennamen angeboten; es war urspünglich recht teuer, ist inzwischen aber erschwinglich geworden. Die von Experten empfohlene Tagesdosis bei Piracetam* beträgt 4,5 g. Wegen der meist längerdauernden Einnahme lohnt es sich oft, direkt den Rohstoff zu beziehen. In der Regel übernehmen die Krankenkassen bei Verschreibung durch den Arzt die Kosten.

Vasopressin | Diese in den USA sehr häufig eingesetzte Substanz wirkt bei einigen Personen leicht blutdruckerhöhend. Die in der Literatur empfohlene Dosis beträgt mindestens 16 Einheiten täglich (am besten in Form von Nasenspray). Befolgen Sie aber in jedem Fall eventuell hiervon abweichende Anweisungen Ihres Arztes! Vasopressin ist in Europa praktisch nirgends erhältlich. Der Wirkstoff Adiuretin ist jedoch in *Pitressin* oder in der *Parke-Davis-Injektionslösung* enthalten. Achtung: Nicht alle Krankenkassen übernehmen hierfür die Kosten.

Quellen:

* [Antagonism of Piracetam* with proline in relation to amnestic effects] Biull. Eksp. Biol. Med. (USSR), März 1985, 99 (3), 311-314
* [Effect of mental stimulants on electroconvulsive shock-induced retrograde amnesia] Pharmazie (Deutschland) Dezember 1983, 38 (12), 869-871
* Hypoxia-induced amnesia in one-trial learning and pharmacological protection by Piracetam*. Psychopharmacologia (Deutschland) 1972, 25 (1), 32-40

* Pre-clinical evaluation of cognition enhancing drugs. Prog. Neuropsychopharmacol. Biol. Psychiatry (England) 1989, 13 Supplement 99-115
* Nootropic drugs and brain cholinergic mechanisms. Prog. Neuropsychopharmacol. Biol. Psychiatry (England) 1989, 13 Supplement 77-78
* Specificity of Piracetam*´s anti-amnesic activity in three models of amnesia in the mouse. Pharmacolology Biochemical Behaviour (USA) März 1988, 29 (3), 625-629
* [Effects of Piracetam* during prolonged use in an experiment] Effekty piratsetama pri dlitel´nom primenenii v eksperimente. Farmakol. Toksikol. (USSR), Juli-August 1985, 48 (4), 42-46

Quellenausdruck: 3 Seiten

Anämie (Thromobocytophenie, Leukophenie)

Bei einer Anämie werden zu wenig Blutkörperchen gebildet, um die normale Sauerstoffversorgung aufrechtzuerhalten. Je nach dem Schweregrad der Anämie treten folgende Anzeichen auf:

- Blässe
- Leistungsrückgang/schnelle Ermüdbarkeit
- Schwächegefühl
- Atemnot
- Beschleunigter Puls

Hierfür gibt es viele verschiedene Ursachen, die bei einem Arztbesuch abgeklärt werden sollten. Alterungsprozesse, Mangelerscheinungen, Virusinfektionen, Bluterkrankungen, Chemotherapie und Bestrahlungen können zu Defiziten der roten und weißen Blutkörperchen und deren Produktion führen.

Melatonin | Untersuchungen in den USA ergaben, daß die tägliche Zufuhr von 10 bis 40 mg Melatonin (abends) die Blutproduktion wieder normalisieren kann.

Haifischleberöl | Eine weitere Möglichkeit, die Blutproduktion wieder zu normalisieren, ist die Einnahme von etwa einem Gramm Alkylglycerol täglich. Diese Menge ist in etwa fünf Kapseln standardisiertem Haifischleberöl (shark liver oil) enthalten. Auch hier zeigte sich in diversen Studien, daß Haifischleberöl die Blutproduktion anregen kann – und zwar sehr effektiv. In der Literatur wird jedoch immer wieder empfohlen, die Haifischleberöl-Kapseln nicht länger als 30 Tage einzunehmen, da dann eine Überproduktion möglich ist. Melatonin hingegen kann bedenkenlos über einen sehr langen Zeitraum eingenommen werden.

Wie bereits erwähnt, kann Anämie auch durch einen Mangel an bestimmten Mikronährstoffen hervorgerufen werden. Hier ist vor allem eine Zufuhr folgender Substanzen wichtig:

- Vitamin B_1
- Vitamin B_2
- Vitamin B_6
- Vitamin B_{12}
- Folsäure
- Eisen

Wichtig: **Die Korrektur von Anämie-Mangelerscheinungen gehört zu jenen Maßnahmen, die durch ärztliche Überwachung (Blutanalysen) kontrolliert werden sollten, um die Effektivität der vorgeschlagenen Therapien zu überprüfen.**

Quellen:

* Folic acid supplementation improves erythropoietin response. Nephron. (Switzerland) 1995, 71 (4) 395-400
* Partial amelioration of AZT-induced macrocytic anemia in the mouse by folic acid. Stem. Cells (Dayt) (USA) September 1993, 11 (5), 393-397
* Magaloblastic anemia in patients receiving total parenteral nutrition without folic acid or vitamin B_{12} supplementation. Canadian Medical Association Journal (Canada) Juli 23, 1977, 117 (2), 144-146
* Modulation of tumor necrosis factor-alpha (TNF-alpha) toxicity by the pineal hormone melatonin (MLT in metastatic solid tumor patients. Annals of the New York Academy of Sciences (USA), 1995, 768 (334-336)
* [Anemias due to disorder of folate, vitamin B_{12} and transcobalamin metabolism] Review Pract. (France) Juni 1, 1993, 43 (11), 1358-1363
* [Is it necessary to supplement with folic acid patients in chronic dialysis treated with erythropoietin?] Review Med. Chil. (Chile) Januar 1993, 121 (1), 30-35
* Ineffective hematopoiesis in folate-deficient mice. Blood (USA) Mai 1, 1992, 79 (9), 2273-2280
* [Primary prophylaxis against cerebral toxoplasmosis. Efficacy of folinic acid in the prevention of hematologic toxicity of pyrimethamine] Presse Med. (France) April 2, 1994, 23 (13), 613-615
* Nutrional status of an institutionalized aged population. Journal American Collection Nutrition (USA) 1984, 3 (1), 13-25
* [Acquired, vitamin B_6-responsive, primary sideroblastic anemia, an enzyme deficiency in heme synthesis] Schweizerische Medizinische Wochenschrift (Switzerland) Oktober 10, 1981, 111 (41), 1533-1535
* Intakes of vitamins and minerals by pregnant women with selected clinical symptoms. Journal American Diet Association (USA) Mai 1981, 78 (5), 477-482

* [Anemia with hypersideroblastosis during anti-tuberculosis therapy. Cure with vitamin therapy] Nouv. Rev. Fr. Hematol. (France) April 14, 1978, 20 (1), 99-110
* [Myelopathy and macrocytic anemia associated with a folate deficiency. Cure by folic acid] Ann. Med. Interne (Paris) (France) Mai 1975, 126 (5), 339-348
* [Vitamin B_6 deficiency anemia] Schweizerische Medizinische Wochenschrift (Switzerland) Oktober 11, 1975, 105 (41), 1319-1324
* Premature infants require additional folate and vitamin B_{12} to reduce the severity of the anemia of prematurity. American Journal Clinical Nutrition (USA) Dezember 1994, 60 (6), 930-935
* Apoptosis mediates and thymidine prevents erythroblast destruction in folate deficiency anemia. Proc. Natl. Acad. Science (USA) April 26, 1994, 91 (9), 4067-4071
* Acute folate deficiency associated with intravenous nutrition with aminoacid-sorbitol-ethanol: prophylaxis with intravenous folic acid. Br. J. Haematol. (England) Dezember 1977, 37 (4), 521-526
* Interactions between folate and ascorbic acid in the guinea pig. Journal Nutrition (USA) April 1982, 112 (4), 673-680
* Modulation of human lymphoblastoid interferon activity by melotonin in metastatic renal cell carcinoma. A phase II study. Cancer (USA) Juni 15, 1994, 73 (12), 3015-3019
* A biological study on the efficacy of low-dose subcutaneous interleukin-2 plus melatonin in the treatment of cancer-related thrombocytopenia. Oncology (Switzerland) September-Oktober, 1995, 52 (5), 360-362
* A new class of antihypertensive neutral lipid: 1-alkyl-2-acetyl-sn-glycerols, a precursor of platelet activating factor. Biochemical. Biophy. Res. Commun. (USA), 1984, 118/1, 344-350
* Metabolism of 1-O-alkyl-2-acetyl-sn-glycerol by washed rabbit platelets: Formation of platelet activating factor. Arch. Biochem. Biophys. (USA), 1984, 234/1, 318-321
* Conversion of 1-alkyl-2-acetyl-sn-glycerols to platelet activating factor and related phosholipids by rabbit platelets. Biochem. Biophys. Res. Commun. (USA), 1984, 124/1, 156-163
* Anti-neoplastic action of peritoneal macrophages following oral administration of ether analogues of lysophospholipids. European Journal Cancer Part A Gen. Top (United Kingdom), 1992, 28/10, 1637-1642

Quellenausdruck: 10 Seiten

Anästhesie (bei chirurgischen Eingriffen)

Chirurgische Eingriffe bzw. die damit verbundenen Betäubungen (Anästhesien) können im Extremfall schwere Hirnschäden nach sich ziehen. Solche Komplikationen werden unter anderem durch Freie Radikale verursacht. Bezeichnenderweise fand man in früheren Lehrbüchern die Freien Radikale immer nur im Zusammenhang mit bestimmten Narkosemitteln erwähnt. Heutzutage weiß man jedoch viel mehr über die Oxidationsprozesse, so daß mittlerweile etliche Mechanismen der Nervenschädigung durch Operation und Anästhesie genau erfaßt werden können. Inzwischen gelten die Freien

Radikale während einer Operation am geöffneten Herzen als gefährliche Hürde für das Wiedereinsetzen des normalen Herzrhythmus. Auch die Komplikation „Pankreatitis“ (Entzündung der Bauchspeicheldrüse) wird auf die Freien Radikale zurückgeführt. Allerdings sind wir inzwischen in der Lage, solchen (vorhersehbaren!) Schäden mit bestimmten Mitteln wirksam vorzubeugen.

Basis-Mikronährstoffe | Gewissermaßen als Standardvorsorge gilt die rechtzeitige Einnahme (mindestens eine Woche vor dem Eingriff!) von hochdosierten Antioxidantien, zum Beispiel in Form eines möglichst hochwertigen Basis-Mikronährstoffes, der idealerweise mit Coenzym Q 10 (200 mg täglich) und Carnitin (2.000 mg täglich) ergänzt wird.

Melatonin | Tierversuche ließen erkennen, daß die Einnahme von Melatonin vor einem chirurgischen Eingriff bzw. vor der Anästhesie einen allgemeinen Schutz der Zellen, vor allem der Hirnzellen, bewirkt. Man empfiehlt daher eine Woche vor einem Operationstermin die tägliche Einnahme von 3 mg Melatonin (abends). Kurz vor der Anästhesie kann man einmalig 10 mg Melatonin einnehmen.

Piracetam* und Hydergin* | Einen weiteren Schutz der Hirnzellen bieten die Substanzen Piracetam* (2.400 mg) und Dihydroergotoxinmethansulfat (Hydergin*: 5 mg); sie sollen ebenfalls bereits eine Woche vor dem Eingriff zugeführt werden.

Blut verdünnen oder nicht?

Manche Chirurgen fordern ihre Patienten auf, vor einem Eingriff keine acetylsalicylsäurehaltigen (oder ähnliche) Substanzen wie zum Beispiel *Aspirin*® einzunehmen, da diese das Blut verdünnen und so zu einer übermäßigen Blutung führen können. Dasselbe gilt auch für *Ginkgo* und bestimmte Antioxidantien wie beispielsweise *Vitamin E*. Sie verhindern einerseits eine gefährliche Blutverklumpung, andererseits können sie aber eine übermäßige Blutung herbeiführen. Vor- und Nachteile sind deshalb stets kritisch abzuwägen. Den Unannehmlichkeiten einer eventuell auftretenden übermäßigen Blutung stehen nämlich die Risiken einer Blutverklumpung (Thromben) gegenüber.

Der Eingriff selbst und der längere Aufenthalt in der Klinik können gefährliche Gefäßverschlüsse provozieren und zu Infarkten, Herzattacken und Lungenembolien führen. Basisnährstoffe enthalten meist mehrere Substanzen, die ähnlich wirken wie Vitamin E und damit das Risiko einer Blutverklumpung minimieren.

Quellen:

* Myocardial preservation by therapy with coenzyme Q 10 during heart surgery. USA Clinical Investigation Supplement (Deutschland), 1993, 71/8 (155-161)
* Effect of CoQ 10 on myocardial ischemia/reperfusion injury in the isolated rat heart. Journal of the Japanese Association for Thoracic Surgery (Japan), 1995, 43/4 (466-472)
* Free radical reaction products and antioxidant capacity in arterial plasma during coronary artery bypass grafting. Journal Horac. Cardiovasc. Surg. (USA), 1994, 108/1 (140-147)
* Oxygen radicals in cerebral vascular injury. Circ. Res. (USA), 1985, 57/4 (508-516)
* Postischemic tissue injury by iron-mediated free radical lipid peroxidation. Ann. Emerg. Med. (USA), 1985, 14/8 (804-809)
* Oxygen free radical-induced histamine release during intestinal ischemia and reperfusion. European Surg. Res. (Switzerland), 1989, 21/6 (297-304)
* Role of iron ions in the genesis of reperfusion injury following successful cardiopulmonary resuscitation: Preliminary data and a biochemical hypothesis. Ann. Emerg. Med. (USA), 1985, 14/8 (777-783)
* The biological significance of zinc. Anaesthesist (Deutschland), 1975, 24/8 (329-342)
* Cortical p-O-sub 2 distribution during oligemic hypotension and its pharmacological modifications (Hydergine). Switzerland Arzneimittel-Forschung (Deutschland), 1978, 28/5 (768-770)
* The use of Piracetam* (Nootrop) in post-anesthetic recovery of elderly patients. (A preliminary study). Greece Acta Anaestesiol. Hell. (Greece), 1981, 15/1-2 (76-80)
* Free radical reaction products and antioxidant capacity in arterial plasma during coronary artery bypass grafting. Journal Thorac. Cardiovasc. Surg. (USA), 1994, 108/1 (140-147)
* Free radical trapping agents in myocardial protection in cardiac surgery. Les piegeurs de radicaux libres dans la protection myocardique en chirugie cardiaque. France Ann. Cardiol. Angeiol. (France), 1986, 35/7 bis (447-452)
* Biochemical studies of cerebral ischemia in the rat — Changes in cerebral free amino acids, catecholamines and uric acid. Japan Brain Nerve (Japan), 1986, 38/3 (253-258)
* Glutathione status in human blood during surgery. Clinical Chem. Enzymol. Commun. (United Kingdom), 1988, 1/2 (71-76)
* Effect of supplemental vitamin A on colon anastomotic healing in rats given preoperative irradiation. American Journal Surg. (USA), 1987, 153/2 (153-156)
* Effect of reduced glutathione on endocrine and renal functions following halothane anesthesia and surgery in man. Jpn. Journal Anesthesiol. (Japan), 1982, 31/8 (830-839)
* Intraocular irrigating solutions and lens clarity. American Journal Ophtal. (USA), 1976, 82/4 (594-597)
* Intraocular irrigating solutions. Their effect on the corneal endothelium. Arch. Ophtal. (USA), 1975, 93/8 (648-657)

Quellenausdruck: 8 Seiten

Angst

Immer mehr Menschen leiden heutzutage an chronischem Streß und den damit verbundenen Folgen wie Müdigkeit, Angst, Phobien, Depressionen usw. Angst vor realen Gefahren ist nicht nur ein normales, sondern sogar ein sehr wichtiges Gefühl. Sie warnt uns nämlich vor gefährlichen Situationen, die uns schaden könnten. Wenn die Angst allerdings ohne Zusammenhang mit einer bedrohlichen Situation auftritt oder wenn sie übermächtig wird, handelt es sich um ein echtes medizinisches bzw. psychologisches Problem. Typische Angstsymptome sind Herzschmerzen, Zittern, Schwindel, Atemstörungen, Impotenz oder Frigidität. Auch das Gefühl, daß einem der Hals zugeschnürt ist, ist ein charakteristisches Merkmal von Angst. Wenn sich die Angst verselbständigt, können leicht gefährliche (Spät-)Folgen wie zum Beispiel Myokardinfarkt und traumatische Psychosen auftreten.

➔ *Literaturempfehlung: Hermann Ehmann, Männerängste. Wovor Männer sich wirklich fürchten, Kreuz Verlag, Stuttgart 1997.*

Der Konsum an (angeblich) angstdämmenden Medikamenten ist enorm hoch. Allerdings wirken viele dieser Medikamente nur vordergründig. Allzu oft führen diese „chemischen Krücken" die Betroffenen in einen Teufelskreis, weil sie schnell abhängig machen und/oder teilweise sogar entgegengesetzte Wirkungen haben können. In keinem Fall setzen sie an der Wurzel der Störung an, sondern sie überdecken immer nur das Symptom oder den Symptomkomplex. Leider ist festzustellen, daß die Aufklärung der Konsumenten schlecht ist, zumal auf diesem Sektor mit unnützen Methoden und Medikamenten sehr viel Geld verdient wird. Bei den Betroffenen und Ärzten setzt sich jedoch zum Glück allmählich die Erkenntnis durch, daß manche natürliche Mittel den synthetischen Mitteln langfristig überlegen sind, zumal eine Suchtgefahr bei diesen Präparaten nicht besteht und in der Regel keine Nebenwirkungen auftreten. Dennoch: An gesellschaftlichen Phänomenen, beruflichen Problemen oder privaten Streß-Situationen kann das beste (natürliche) Mittel nichts ändern. In schwereren Fällen sind daher psychotherapeutische Beratungen, soziotherapeutische Korrekturen usw. umumgänglich. Die möglichen Ansatzpunkte sind vielfältig und individuell sehr unterschiedlich. Folgende Substanzen helfen oft:

Adapton | Bei chronischem Streß und Müdigkeit wird neuerdings immer öfter das Medikament *Adapton* verschrieben. Es besteht hauptsächlich aus standardisierten Eiweiß-Spaltprodukten von Tiefseefischen. Diese sind Vorstufen von Endorphinen (schmerzstillende Hormone) und anderen Nervenbotenstoffen und üben einen regulierenden Effekt auf das Nervensystem aus, wodurch die Betroffenen besser auf Stressoren reagieren können. Ferner enthält das Mittel einen hohen Anteil an ungesättigten Omega-3-Fettsäuren. Diese hochungesättigten Fettsäuren gehören zu den lebensnotwendigen Nahrungsbestandteilen, die der Organismus zur Bildung körpereigener Wirkstoffe, Enzyme, Hormone sowie für die Zellatmung benötigt.

Diverse Studien belegen die angstlösende Wirkung von *Adapton*. Über einen längeren Zeitraum eingenommen, soll es bei 90 Prozent der Betroffenen gegen chronischen Streß wirksam sein.
Auch hyperaktiven Kindern kann mit Adapton geholfen werden. Die von Experten empfohlene Erwachsenendosis liegt für die ersten 14 Tage bei vier Kapseln (jeweils morgens); nach zwei Wochen kann man die Dosis auf zwei Kapseln täglich reduzieren. Erst wenn die Symptome vollständig verschwunden sind, soll man das Mittel absetzen; kehren sie Symptome zurück, sollte man nicht zögern, es sofort wieder einzunehmen. Manche Patienten nehmen alle zwei Tage zwei bis drei Adapton-Pillen. Manche Experten empfehlen, das Präparat täglich zuzuführen, allerdings scheint dies für eine kontinuierliche Wirkung vermutlich nicht erforderlich.

Propanonol* | Personen mit Angstattacken ist eventuell mit diesem Mittel geholfen. Es handelt sich um einen rezeptpflichtigen Betablocker, dessen Funktion darin besteht, den Blutdruck unter Kontrolle zu halten, wenn zum Beispiel Angstsituationen zu einer vermehrten Adrenalinausschüttung führen. Bei einer Menge von 10 mg halten sich mögliche Nebeneffekte meist in Grenzen. *Wichtig: Für Personen mit niedrigem Blutdruck ist dieses Mittel nicht geeignet.*

KH3 | Angst und Streß können auch durch eine übermäßige Produktion des Hormons Cortisol ausgelöst werden. Dieses schädigt das Immunsystem, zieht Arterien und Hirnzellen in Mitleidenschaft und gilt als eine der Hauptursachen für vorzeitiges Altern. Betroffene, die Angst und Streß nicht in den Griff bekommen, sollten die Einnahme des freiverkäuflichen Mittels *KH3* erwägen. Es kann die nachteiligen Effekte einer übermäßigen Cortisolproduktion lindern. KH3 wird auch in Kurpackungen (drei Monate) angeboten. Experten empfehlen eine bis zwei Tabletten morgens und eine bis zwei Tabletten nachmittags auf leeren Magen.

- *Wichtig:* **Personen, die auf Procain oder Sulfonamide allergisch reagieren, dürfen KH3 nicht nehmen!**

Melatonin und DHEA | Beide Stoffe sollen ebenfalls einen günstigen Effekt auf die streßbedingte Cortisolproduktion haben. Die in der Literatur empfohlene Dosierung für Melatonin beträgt 500 mcg bis 10 mg vor dem Zubettgehen, die Dosierung für DHEA beträgt bei Männern 3 x 25 mg, für Frauen 3 x 15 mg täglich.

Kava-Kava | Dieses pflanzliche Heilmittel aus der Wurzel des Pfefferstrauchs (angebaut vor allem im Süd-Pazifik) wirkt ähnlich stark wie ein synthetisches Medikament, hat jedoch keine Nebenwirkungen. Fermentiertes Kava-Kava (eingespeichelt, gekaut, 24 Stunden in Wasser stehenlassen) wurde ursprünglich für halluzinogene Zustände genutzt. In geringer Dosierung (zum Beispiel als Tee) machen sich leicht stimulierende Effekte bemerkbar, die schließlich in Entspannung (eventuell sogar in Schlaf) übergehen. In höheren Dosierungen kann es leicht zu (unerwünschter) Gleichgültigkeit kommen. Bei sehr hohen Dosen ist ein alles beherrschendes Schlafbedürfnis beim Patienten festzustellen. Im Gegensatz zu vielen modernen chemischen Sedativa oder Hypnotika gilt Kava-Kava jedoch als sicher. Ernsthafte Vergiftungen durch Überdosierung wurden bislang nicht beobachtet. Leider setzt die volle beruhigende Wirkung von Kava-Kava erst nach ein bis drei Wochen ein. Als Therapeutikum für akute Angstzustände ist es daher nicht geeignet.

Johanniskraut | Hauptwirkstoff ist das Hypericin. Weiterhin enthält Johanniskraut Flavonoide (Querzitrin, Querzetin, Biapigenin und Amentoflavon), Hyperforin, Gerbstoffe und ätherische Öle. Die Pflanze hilft zuverlässig bei seelischen Tiefs. Die Wirkung von Johanniskraut beruht wahrscheinlich auf einen beschleunigten Umsatz des Nervenbotenstoffes Dopamin. Bei mittleren Depressionen spüren etwa zwei Drittel der Betroffenen Linderung. Im Gegensatz zu vielen synthetischen Antidepressiva birgt Johanniskraut kein Suchtpotential und sediert nicht. EEG-Untersuchungen belegten, daß es zu einer leichten Entspannung der Patienten kommt, während Aktivität und Aufmerksamkeit gesteigert wurden. Der Tiefschlafanteil erhöht sich, gleichzeitig verkürzt sich die Gesamtschlafdauer.

Quellen:

* Nutritional management of the metabolically Stressed patient. Crit. Care Nurs. Q. (USA), 1995, 17/4 (79-90)
* Propranolol in psychiatry. Therapeutic uses and side effects. Neuropsychobiology (Switzerland) 1986, 15(1), 20-27
* Propranolol in experimentally induced stress. British Journal of Psychiatry (England) Dezember 1981, 139, 545-549
* Modulation of the immunologic response to acute stress in humans by beta-blockade or benzodiazepines. Faseb. Journal (USA), März 1996, 10 (4), 517-524
* Beta-adrenergic receptors are involved in stress-related behavioral changes. Pharmacology Biochem. Behav. (USA), Mai 1993, 45 (1), 1-7
* The effect of beta blockade on stress-induced cognitive dysfunction in adolescents. Clinical Pediatr. (Phila) (USA) Juli 1991, 30 (7), 441-445
* Modulation of baseline behavior in rats by putative serotonergic agents in three etho-experimental paradigms. Behav. Neural. Biol. (USA) November 1990, 54 (3), 234-253
*Effects of propranolol, atenolol and chlordesmethyldiazepam on response to mental Streß in patients with recent myocardial infarction. Clinical Cardiol. (USA) Juni 1987, 10 (6), 293-302
* Clinical Trials For Chronic Fatigue and Anxiety. Life Extension Update-February 1996
* Partial References, See Garum. 10-volume edition of Dictionnaire Larousse. Dr. Journal Bory, Journees de Biochimie medicale de l´Ouest, Brest, 1981. Ph. Darcet et al. (Ann. Nutrition Alim., 1980, 34 277.901. G. Durant, G. Pascal N. Vodovar, H. Gounelle de Pontanel (Med. et Nutrition, 1978, vol. XIV, 1 95-204). Growford and Sinclair, 1972 (Journal Nutrition, 102-1315). M. Henry, researcher, Personal contribution. Lamptey and Walter, 1976, Journal Nutrition, 106-86). Professor P. Metais (Cahiers de Nutrition et Dietetique, 1980, vol. XV, no 3, 227 Prostaglandines et physiologic de la reproduction, International INSERM Symposium (Revue francaise des laboratoires-Januar 1980, no. 77, 4-5-6)

Quellenausdruck: 5 Seiten

Aromatische Amine

In Deutschland steht der Konsument vor folgendem Dilemma: Während etliche gesundheitlich unbedenkliche Mittel wie beispielweise hochdosierte Mikronährstoffe praktisch nicht erhältlich sind, kann man Substanzen aus den Labors der Pharmaindustrie, deren Nebenwirkungen teilweise fatal sein können, überall kaufen. Dazu gehören bekannte Schmerzstiller mit Inhaltsstoffen aus aromatischen Aminen, wie zum Beispiel *Paracetamol**, die von chronischen Schmerzpatienten oftmals übermäßig konsumiert werden. Der berüchtigtste Vertreter dieser sogenannten Anilin-Derivate war ursprünglich *Phenacetin**. Erst nach jahrelangem Gebrauch wurde festgestellt, daß eine „mißbräuchliche" Nutzung zu ernsthaften Nierenschädigungen führen kann. Unter "mißbräuchlich" verstand man, daß die Niere eines Menschen nur eine bestimmte absolute Dosis (zum Beispiel 1 kg) verträgt: War diese Menge erreicht – egal in welchem Zeitraum –, dann riskierte der Patient ein Nierenversagen, unter Umständen mit tödlichem Ausgang. Phenacetin wird seit etwa 15 Jahren auf dem europäischen und amerikanischen Markt nicht mehr verwendet. Sein direkter „chemischer Bruder", das Paracetamol, gilt indes offiziell als gesundheitlich unbedenklich und wird sogar in Kinderzäpfchen verwendet. Allerdings ist bisher nicht erwiesen, daß *Paracetamol* auf lange Sicht weniger nierenschädigend ist als Phenacetin. (Die hin und wieder auftauchende amerikanische Bezeichnung Acetaminophen bezeichnet das chemische „Gerüst" (Kohlenstoffring), von dem sich die Substanzen Paracetamol und Phenacetin ableiten.)

Bekannt, wenn auch nicht allgemein verbreitet, sind hingegen die Leberschädigungen bei den Paracetamol-Vergiftungen. Der Unterschied zum Nierenversagen ist für den Betroffenen allerdings eher akademischer Natur. Bereits Dosierungen über 10 g können zu schweren, auch tödlichen Leberzellnekrosen führen. Vergleicht man dies mit der üblichen empfohlenen Dosierung von 500 bis 1.000 mg, dann kann demnach die zehnfache Menge bereits tödlich sein. Bei chronischen Schmerzen sind Tagesmengen von 2 bis 3 g (und mehr) keineswegs unüblich.

Gefahr von Leberschädigungen

Die schädigende Wirkung beruht auf den Freien Radikalen, die die Leberzellproteine attackieren. Sie entstehen duch die Oxidation der Mikrosomen. Bei üblicher Dosierung (500 bis 1.000 mg) werden diese Stoffe durch körpereigenes Glutathion abgefangen. Erst wenn die Glutathion-Speicher geleert sind, wird die zellschädigende Wirkung erkennbar.

Paracetamol-Medikamente werden derzeit unter verschiedenen Markennamen verkauft. Die Hinweise darauf, daß viele freiverkäufliche Schmerzmittel (Phenacetin, Paracetamol) zu Nieren- und/oder Leberschädigungen führen können, werden in Anbetracht der schwerwiegenden gesundheitlichen Folgen jedoch sträflich vernachlässigt. Hier macht sich leider auch bemerkbar, daß sich viele Medien über die entsprechenden Anzeigenaufträge der Pharmaindustrie finanzieren.

Derzeit sind keine Mikronährstoffe bekannt, die eine bereits vorhandene Nierenerkrankung durch aromatische Amine heilen könnten. In der Literatur taucht jedoch gelegentlich der Hinweis auf, daß zwei- bis dreimal täglich 1 g Taurin und faserreiche Kost hilfreich sein können.

Cystein und Methionin | Im Falle einer Vergiftung (zum Beispiel Selbstmordversuch) mit aromatischen Aminen wird der Schulmediziner Cystein und Methionin verabreichen. Sofern diese Mittel rechtzeitig zugeführt werden können, kann das Leben des Patienten gerettet werden, weil die Bildung Freier Radikale gestoppt wird. Die Eigenschaft von Cystein, die Bildung von Freien Radikalen zu unterbinden, kann auch genutzt werden, um die Nebenwirkungen dieser Medikamentengruppe zu neutralisieren. Wurden einem Patienten Schmerzstiller auf der Basis aromatischer Amine verschrieben, so empfiehlt es sich, deren schädliche Begleiterscheinungen durch die Einnahme von Cystein zu minimieren – am besten zusammen mit mindestens einem Gramm Vitamin C.

Glutathion | Auch Glutathion schützt die Leber gegen Freie Radikale. Ein pragmatischer Weg, den potentiellen Schädigungen durch aromatische Amine vorzubeugen, ist demnach die zusätzliche Einnahme von Kombinationsprodukten aus Glutathion,

Cystein und Vitamin C. Sie werden oft als Anti-Raucher-, Anti-Tabak- oder Anti-Alkohol-Produkte angeboten. Experten empfehlen, eine Kapsel der erwähnten Kombination zusammen mit dem entsprechenden Schmerzmittel zu nehmen.

In Anbetracht der häufigen Verwendung von Schmerzmitteln mit aromatischen Aminen und der dadurch ausgehenden Gefahr der Leber- und Nierenschädigung kann man sich über den leichtfertigen Umgang damit alles in allem nur wundern. Untersuchungen ergaben, daß Menschen, die regelmäßig Paracetamol (zusammen mit anderen Schmerzstillern) einnahmen, ein drei- bis achtfach höheres Risiko auf Leberkrebs hatten.

Tip: **Wenn immer möglich, versuchen Sie Schmerzen mit natürlichen Mitteln zu bekämpfen (siehe auch die Artikel *Arthritis* und *Schmerz*). Wo dies nicht möglich ist, vermeiden Sie unbedingt die tägliche Einnahme von Schmerzmitteln auf Basis aromatischer Amine, zum Beispiel indem Sie mit anderen Mitteln (wie Acetylsalicylsäure = ASS = Aspirin®) abwechseln.**

Quellen:

* Acute renal failure due to acetaminophen ingestion: a case report and review of the literature. Journal American Soc. Nephrology (USA) Juli 1995
* Acute hepatic and renal toxicity from low doses of acetaminophen in absence of alcohol abuse or malnutrition: evidence for increased susceptibility to drug toxicity due to cardiopulmonary and renal insufficiency. Hepatology (USA) Mai 1994
* Protective effect of oral acetylcysteine against the hepatorenal toxicity of carbon tetrachloride potentiated by ethyl alcohol. Alcohol Clinical Experience Res. (USA) August 1992
* Cholestyramine as an antidote against paracetamol-induced hepato- and nephrotoxicity in the rat. Toxicology Letter (Netherlands) Mai 1989
* Relation of analgesic use to renal cancer: population-based findings. Nat. Cancer Inst. monogr. (USA) Dezember 1985
* Acetaminophen-induced depletion of glutathione and cysteine in the aging mouse kidney. Biochem. Pharmacology (England) Juli 7, 1992
* Cysteine isopropylester protects against paracetamol-induced toxicity. Biochem. Pharmacology (England) Februar 4, 1992
* Fatal acetaminophen poisoning with evidence of subendocardial necrosis of the heart. Journal Forensic Science (USA) Mai 1991
* Intrinsic susceptibility of the kidney to acetaminophen toxicity in middle-aged rats. Toxicology Letter (Netherlands) Juni 1990
* Glutathione enhancement in various mouse organs and protection by glutathione isopropyl ester against liver injury. Biochem. Pharmacology (England) Juni 15, 1990

* A comparison of the protective effects of N-acetyl-cysteine and S-carboxymethylcysteine against paracetamol (acetaminophen)-induced hepatotoxicity. Toxicology (Netherlands) November 1983
* Acetaminophen hepatotoxicity. An alternative mechanism. Biochem. Pharmacology (England) Juli 1, 1983, 32 (13), 2053-2059
* Glutathione Metabolism and Its Role in Hepatotoxicity, Pharmacologic Therapy, 1991; 52:287-305
* Overdose of Extended-Release Acetaminophen. New England Journal of Medicine, July 20, 1995;196

Quellenausdruck: 6 Seiten

Arteriosklerose

Arteriosklerose (nichtmedizinisch auch „Adernverkalkung" genannt) ist die Bezeichung für die zunehmende Anlagerung von kalkartigen Substanzen an der Innenwand der Arterien. Die Folgen können Durchblutungsstörungen am gesamten Körper sein, die sich schrittweise verschlimmern. Besonders gefährlich sind Durchblutungsstörungen, wenn das Gehirn betroffen ist: Dies kann schlimmstenfalls zu einem Schlaganfall führen. Ebenso gefährlich sind Durchblutungsstörungen, die das Herz betreffen. Sie können einen Herzinfarkt auslösen, in dessen Verlauf Muskelgewebe abstirbt. Arteriosklerose bzw. deren Folgen wie Herzinfarkt oder Schlaganfall, sind in der westlichen Welt Todesursache Nummer eins.

Wenn sich die Blutgefäße so weit verengen, daß die Versorgung der dahinter liegenden Gebiete ungenügend ist, kommt es zu Zellschäden und schließlich zum Absterben der Zellen, wobei besonders das Herz, das Gehirn und die Nieren betroffen sind. Herzkranzarterienerkrankungen, Angina Pectoris, Hirngefäßkrankheiten, Thrombosen, transitorische Ischämie, diabetische Gefäßkomplikationen und ähnliche Erkrankungen sind im Grunde nichts anderes als verschiedene Folgen ein und desselben Geschehens: der Arteriosklerose. Ursprünglich hielt man diese Veränderungen für eine unabänderliche Folge des Alterns. Mittlerweile wissen wir, daß Arteriosklerose (fast) alle Menschen betreffen kann – sogar Jugendliche. Heute kann Folgendes als gesichert gelten:

1. Das Cholesterin ist nicht Ursache, sondern allenfalls Folge der Arteriosklerose. Nur eine kleine Fraktion des Cholesterins, das sogenannte LDL-Cholesterin (**L**ow **D**ensity **L**ipoproteins = Lipoproteine niedriger Dichte), kommt überhaupt in Betracht – wobei nicht das LDL per se der Übeltäter ist, sondern nur deren oxidierte Anteile, die sich an die Arterienwände anheften. Dieses „böse" Cholesterin wird durch Oxidationsvorgänge klebrig und bleibt an den Arterienwänden hängen. Diese verengen dadurch, was zur Folge hat, daß das Herz stärker arbeiten muß (höherer Blutdruck!).

2. Durch einen Überschuß an Nahrungsproteinen wird – gewissermaßen als „Betriebsunfall" – im Körper Homocystein gebildet. Es wurde festgestellt, daß Homocystein Arteriosklerose provoziert – auch dann, wenn die „klassischen" Blutwerte (Triglyceride und Cholesterin) eigentlich keinen Anlaß zur Besorgnis geben.

3. Die abnormale Blutplättchenaggregation an den Arterienwänden führt zu jenen arteriosklerotischen Belägen, die wiederum gefährliche Blutgerinnsel nach sich ziehen können. Sie sind die Hauptursache des verminderten Blutdurchflusses bzw. der totalen Verstopfung. Die dahinterliegenden Gebiete werden so mehr oder weniger von der Versorgung abgeschnitten. Die bekannten Folgen sind unter anderem Ischämie (verminderter Blutfluß) oder Infarkt (Schädigung und/oder Zerstörung des Herzmuskels).

Um Arteriosklerose und Arterienverstopfung zu verhindern, sind demnach folgende Maßnahmen wichtig:

1. Verminderung der LDL-Oxidation
2. Senkung der Triglycerid-, Fibrinogen-, Glukose- und Eisenwerte
3. Senkung des Gesamtcholesterins
4. Senkung der Homocysteinwerte
5. Verminderung von Blutgerinnseln

Zu 1 und 2: Verminderung der LDL-Oxidation und Senkung der Triglycerid-, Fibrinogen-, Glukose- und Eisenwerte:

Gute Basisnährstoffe (hochdosiert, vielfältiger Inhalt) | Sie enthalten ein hochwirksames Spektrum an Antioxidantien, wie zum Beispiel Vitamin E, das nachweislich die Cholesterin-Oxidation hemmt.

Coenzym Q 10 und Vitamin E | Die Kombination dieser beiden Stoffe wirkt der Oxidation von LDL entgegen. Darüber hinaus hat Coenzym Q 10 einen positiven Einfluß auf die Funktion des

Herzens. Es wird in Dosierungen zwischen 100 bis 400 mg täglich genommen. Untersuchungen bewiesen die erhöhte Bioverfügbarkeit von Coenzym Q10, wenn es in absorbierendem Öl (Reiskleieöl) zugeführt wird.

Pflanzenextrakt-Kombinationen | Kräuterextrakte wie Grüner Tee, Ginkgo Biloba, Ginseng, Heidelbeere usw. sollten in einer solchen Kombination unbedingt enthalten sein. Sie wirken nachweislich sehr positiv auf die Gefäße: Es wurden weniger Gefäßerkrankungen des Herzens beobachtet. Am besten nimmt man morgens einen Eßlöffel voll mit Wasser oder Saft vermischt ein.

Zu 3: Senkung des Gesamtcholesterins

Bestimmte Herzgefäß-Kräuterkombinationen | Sie sind nachweislich in der Lage, den Cholesterinspiegel zu senken. In der Regel fängt man mit der angegebenen Dosierung an, zum Beispiel eine Kapsel am Morgen, eine am Abend. Wenn nach 30 Tagen keine eindeutige Besserung (Blutanalyse) eintritt, wird die Dosierung verdoppelt oder verdreifacht.

Soja-Protein | Vor allem das im Soja enthaltene Genistein vermag den Cholesterinspiegel wirksam zu senken. Täglich sollten mindestens 20 mg zugeführt werden. Ob man Pulver oder Tabletten bevorzugt, spielt keine Rolle.

Ballaststoffe | Ferner werden 10 bis 30 g Ballaststoffe empfohlen, darunter Pektin, Guar und Psyllium.

Zu 4: Senkung der Homocysteinwerte

Folsäure | Es wurde nachgeweisen, daß Folsäure den Homocysteinanteil im Blutserum stark senkt. Folsäure wird allerdings schnell (binnen vier bis fünf Stunden) wieder ausgeschieden, weswegen Experten ca. 800 mcg zu jeder Mahlzeit empfehlen.

Pyridoxin (Vitamin B_6) | Da in guten Basisnährstoffen meist genügend Pyridoxin enthalten ist (100 bis 200 mg) und eine Überdosierung nervenschädigend wirken kann, ist in der Regel keine zusätzliche Zufuhr erforderlich. Ausnahme: Bei vererbter Homocysteinämie vermag Folsäure das Homocystein nicht genügend zu senken. Da erhöhte Pyridoxingaben bedenklich werden können, sollte vorher die Wirksamkeit von Folsäure per Blutanalyse überprüft werden. Wird das Homocystein nicht genügend gesenkt, dann versucht man es mit 500 mg und mehr Pyridoxin.

Amerikanische Krankenschwestern mit weniger Herzinfarkten

Frauen, die viel Vitamine wie Folsäure und Pyridoxin zu sich nehmen, können ihr Herzinfarkt-Risiko halbieren. Dies ist das Ergebnis der *Nurses-Health-Study*, in der seit 1976 das Schicksal von über 80.000 amerikanischen Krankenschwestern verfolgt wird (Jama, Bd. 279, S. 359, 1998). 1980 waren die Schwestern zu Ernährung und Vitaminkonsum befragt worden. Die Angaben zu den beiden genannten Vitaminen stellten die Forscher den in den folgenden 14 Jahren aufgetretenen 939 Infarkten gegenüber: Von 1.000 Frauen, die zu den 20 Prozent mit der höchsten Vitamin-Aufnahme gehörten, erlitten sechs bis sieben Infarkte. Bei der 20-Prozent-Gruppe mit der niedrigsten Dosis lag die Rate bei elf bis zwölf.

Nach: Süddeutsche Zeitung, 20. Februar 1998, S. 40

Zu 5: Verhinderung von Blutgerinnseln

Acetylsalicylsäure | Dieser Wirkstoff gilt schon seit geraumer Zeit als hilfreich, um Blutgerinnsel zu verhindern. Allerdings benötigt man hierfür nicht die marktübliche Dosierung zur Schmerzbekämpfung (500 mg), sondern lediglich eine „Mini-Dosis" (100 mg). Die Substanz ist unter diversen Markennamen erhältlich, zum Beispiel ASS oder Aspirin®.

Fischöl | Zusätzlich wird die tägliche Zufuhr von Fischöl empfohlen. In mehr als 6.000 Studien wurde mittlerweile nachgewiesen, daß Fischöl (zum Beispiel vom Lachs) die Fließeigenschaften des Blutes deutlich verbessert. Fischöl senkt außerdem bei regelmäßiger Einnahme erhöhten Blutdruck nachweislich um bis zu 20 Prozent (*vgl. hierzu das Buch von Hermann Ehmann mit dem Titel „Lachsöl", Lebensbaum-Verlag 1998; mit zahlreichen Literaturhinweisen*).

Herzgefäß-Studien haben ergeben, daß bestimmte Kräuter-Kombinationen Blutgerinnsel verhindern können.

Knoblauch | Auch bei dem altbekannten Hausmittel konnte die Wirkung inzwischen wissenschaftlich abgesichert werden. Um Geruchsbelästigungen zu vermeiden, raten wir zu der Sorte Kyolic, zumal die wirksame Dosierung zwischen 800 und 1.500 mg täglich liegt.

Überlappende Wirkung

Natürlich überschneiden sich hier verschiedene Nährstoffempfehlungen in ihrer Wirkung. So ist beispielsweise Folsäure sowohl für die Homocystein-Senkung als auch für die Vermeidung von Blutgerinnseln wichtig. Weitere Überlappungen treten auf, wenn Arteriosklerose und hoher Blutdruck gleichzeitig behandelt werden sollen.
Es liegt in der Natur der Nährstoffe, daß sie meist auf mehreren Ebenen wirken.

Weil es etliche Risikofaktoren bei der Arteriosklerose gibt und die Ursachen vielfältig sind, addieren sich die gemachten Vorschläge zu einer ziemlich stattlichen Anzahl von Pillen. Es ist jedoch zu berücksichtigen, daß jede Kette nur so stark ist wie ihr schwächstes Glied. Da die Arteriosklerose mit allen Folgen eine kausale Kette ist, ist es wichtig, alle Glieder der Kette zu stärken. Oft wird ein lebensgefährliches Ereignis (zum Beispiel ein Herzinfarkt) deshalb ausgelöst, weil nur ein einziger Faktor (zum Beispiel die Blutverklumpung) vernachlässigt wurde. Berücksichtigt man die mit diesen Vorbeugemaßnahmen zwangsläufig verbundenen Kosten, dann kann man sich vielleicht damit trösten, daß die gleichen antioxidierenden Substanzen einen weitaus umfassenderen Schutz bieten als nur gegen Arteriosklerose. Sie sind auch eine ausgezeichnete Vorbeugung gegen Krebs, Katarakt, Alzheimersche Krankheit, Parkinsonsche Krankheit und noch etliche andere altersbedingte Krankheiten, deren Hauptursache man heute im übermäßigen oxidativen Streß sieht.

Quellen:

* Vitamin E consumption and the risk of coronary disease in women. New Engl. Journal Med. (USA), 1993, 328/20 (1444-1449)
* The role of free radicals in disease. Australian and New Zealand Journal of Ophthalmology (Australia), 1995, 23/1
* Conenzyme Q 10 and coronary artery disease. Clinical Investigation Supplement (Deutschland), 1993, 71/8

* Dietary antioxidant vitamins and death from coronary heart disease in postmenopausal women. New England Journal of Medicine (USA), 1996, 334/18
* Vitamin E and atherosclerosis: Potential role of vitamin E in the prevention of cardiovascular diseases. Nutrition Clinique et Metabolisme (France), 1996, 10/1 (43-44)
* Randomized, controlled trial of antioxidant vitamins and cardioprotective diet on hyperlipidemia, oxidative stress, and development of experimental atherosclerosis (DATA). Cardiovascular Drugs and Therapy (USA), 1995, 9/6
* Serum levels of vitamin E in relation to cardiovascular diseases. Journal of Clinical Pharmacy and Therapeutics (United Kingdom), 1995, 20/6
* Oxidative susceptibility of low density lipoprotein from rabbits fed atherogenic diets containing coconut, palm, or soybeam oils. Lipids (USA), 1995, 30/12 (1145-1150)
* Coantioxidants make alpha-tocopherol an efficient antioxidant for low-density lipoprotein. American Journal of Clinical Nutrition (USA), 1995, 62/6 Supplement.
* Optimal diet for reducing the risk of arteriosclerosis. Canadian Journal of Cardiology (Canada), 1995, 11/SUPPL. G
* Effect of vitamin E, vitamin C and beta-carotene on LDL oxidation and atherosclerosis. Canadian Journal of Cardiology (Canada), 1995, 11/Supplement G (97G-103G)
* Atherosclerosis: Vitamin E protects coronary arteries. Deutsche Apotheker Zeitung (Deutschland), 1995, 135/41 (42+44)
* Effects on health of dietary supplementation with 100 mg d-alpha-tocopheryl acetate, daily for 6 years. Journal of International Medicine Research (United Kingdom), 1995, 23/5
* Mechanisms of the cardioprotective effect of a diet enriched with omega-3 polyunsaturated fatty acids. Pathophysiology (Netherlands), 1995, 2/3 (131-140)
* Prevention of atherosclerosis: The potential role of antioxidants. Postraduate Medicine (USA), 1995, 98/1
* Vitamin E: Metabolism and role in atherosclerosis. Ann. Biol. Clinical (France), 1994, 52/7-8
* Vitamin C prevents cigarette smoke-induced leukocyte aggregation and adhesion to endothelium in vivo. Proc. Nat. Acad. Science (USA), 1994, 91/16 (7688-7692)
* Homocysteine and coronary atherosclerosis. Journal American Collection Cardiology (USA), März 1, 1996, 27 (3), 517-527
* Hyperhomocysteinaemia: a role in the accelerated atherogenesis of chronic renal failure? Netherland Journal Medicine (Netherlands) Mai, 1995, 46 (5), 244-251
* Hyperhomocysteinaemia and endothelial dysfunction in young patients with peripheral arterial occlusive disease. European Journal Clinincal Investigation (England), März 1995, 25 (3), 176-181
* Homocysteine and coronary atherosclerosis. Journal Amerrican Collection Cardiology (USA) März 1, 1996, 27 (3), 517-527
* Vitamin nutrition status and homocysteine: atherogenic risk factor. Nutrition Review (USA) November 1994, 52 (11), 383-387
* Homocysteine and coronary artery disease. Cleveland Clinical Journal Medicine (USA) November-Dezember 1994, 61 (6), 438-450
* Treatment of atherosclerosis and thrombosis with aspirin. Lancet (England) September 9, 1972, 2 (776), 532-534
* [Progress in the prevention and treatment of ischemic cerebrovascular diseases with garlic extract] Chung Kuo Chung Hsi I Chieh Ho Tsa Chih (China) Februar 1995, 15 (2), 124-126 (24 Refs.)
* Platelets, carotids, and coronaries. Critique on antithrombotic role of antiplatelet agents, exercise, and certain diets. American Journal Medicine (USA), September 1984, 77 (3), 513-523
* Effects of 11-week increases in dietary eicosapentaenoic acid on bleeding time, lipids, and platelet aggregation. Lancet (England), November 28, 1981, 2 (8257), 1190-1193

* N-3 but not N-6 fatty acids reduce the expression of the combined adhesion and scavenger receptor CD36 in human monocytic cells. Cell. Biochemical Function (England), September 1995, 13 (3), 211-216
* Essential fatty acid metabolism in patients with essential hypertension, diabetes mellitus and coronary heart disease. Prostaglandins Leukot. Essent Fatty Acids (Scotland) Juni 1995, 52 (6), 387-391
* [Changes in fatty acid composition, platelet aggregability and RCB function in elderly subjects with administration of low-dose fish oil concentrate and comparison with younger subjects] Ronen Igakkai Zasshi (Japan), August 1994, 31 (8), 596-603
* Do fish oils prevent restenosis after coronary angioplasty? Circulation (USA) November 1994, 90 (5), 2248-2257
* n-3 fatty acid incorporation into LDL particles renders them more susceptible to oxidation in vitro but not necessarily more atherogenic in vivo. Arteriosclerosis Thromb. (USA), Juli 1994, 14 (7), 1170-1176
* Human atherosclerotic plaque contains both oxidized lipids and relatively large amounts of alpha-tocopherol and ascorbate. Arteriosclerosis Throm. Vasc. Biol. (USA) Oktober 1995, 15 (10), 1616-1624

Quellenausdruck: 14 Seiten

Arthritis

Die Arthritis ist eine chronische, in Schüben verlaufende entzündliche Erkrankung, die in erster Linie die Gelenke betrifft, sich aber auch auf Organe ausweiten kann. Typische Beschwerden sind Morgensteifheit, Schwellung, Bewegungs- und Druckschmerz in mindestens einem Gelenk. In einigen Fällen können die Augen, der Herzbeutel, das Lungenfell und andere innere Organe betroffen sein. Mit fortschreitender Gelenkzerstörung kommt es zu typischen Verformungen, zum Beispiel an den Händen oder Füßen. Die Ursachen sind bislang noch nicht völlig geklärt. Man vermutet allerdings eine Beteiligung von Viren oder Bakterien, die das körpereigene Immunsystem „in die Irre leiten“, so daß es Antikörper gegen die eigenen Gelenke bildet, wodurch es dann zur Entzündung kommt. Aber auch andere Faktoren wie Fehlernährung, ein Mangel an ungesättigten essentiellen Fettsäuren (die der Körper selbst nicht bilden kann) und psychische Probleme werden als mögliche Ursachen diskutiert. Frauen sind häufiger betroffen als Männer.

Generell unterscheidet man heute zwei Formen: Bei der *Osteoarthritis* ist das Knorpelgelenk nicht in der Lage, sich selbst zu erhalten bzw. zu reparieren. Es handelt sich demnach um eine

Art Verschleiß, gekennzeichnet durch Abbau bzw. Abtragung des Knorpelgewebes, oft verbunden mit Einschränkung oder Verlust der mechanischen Gelenkfunktionen und mehr oder weniger chronischem Schmerz. Die ersten Symptome sind Steifheit der Gelenke, Gelenkschmerzen und/oder Einschränkungen in der Beweglichkeit. In schweren Fällen zerfällt der Gelenkknorpel vollständig, wodurch die Knochen aneinander reiben. Funktionsverlust und starke Schmerzen sind die Folgen.

Bei der *rheumatischen Arthritis* handelt es sich wahrscheinlich um einen sogenannten Autoimmundefekt. Dabei wird die Auskleidung der Gelenke angegriffen, schwere Infektionen und Gelenkdeformierung folgen, einhergehend mit Funktionsverlust und chronischen Schmerzen. Die anfänglichen Symptome sind Schwellungen, Funktionseinschränkungen und zunehmende Schmerzen in verschiedenen Gelenken.

Das Knorpelgewebe der Gelenke ist für ein breites Spektrum an Umwelteinflüssen anfällig. Entzündet sich ein Gelenk, dann wird die Blutzufuhr dadurch eingeschränkt. In der Regel wird zuerst das Gefäßsystem blockiert, was die Reparaturmöglichkeiten einschränkt. Dies zieht mittelfristig einen Zusammenbruch des natürlichen Antioxidantien-Enzymsystems nach sich, und die Freien Radikale haben gewissermaßen „freie Bahn". Schließlich gerät das Immunsystem durcheinander und attackiert das körpereigene Knorpelgewebe. Die ursprünglich kleinen Schädigungen am Anfang der Erkrankung ziehen demnach eine erhöhte Radikalenbildung nach sich, die wiederum den Gelenkstrukturen und der Synovialflüssigkeit noch weiter zusetzen. Die Aktivität der Freien Radikale kann eine Kaskade von Autoimmundefekten auslösen, gefolgt von einem Strukturverlust im Knorpelgewebe und Funktionseinschränkungen. Viele Ärzte akzeptieren dieses Krankheitsgeschehen als „normalen" unumkehrbaren fortschreitenden Verfall bei Arthritis und zucken hilflos mit den Achseln, wenn der Patient wissen will, wie sich die Krankheit vermutlich weiterentwickeln wird.

Die Schulmedizin setzt zur Behandlung hauptsächlich Kortikosteroide und nicht-steroidhaltige entzündungshemmende Medikamente ein. Auf kurze Sicht wirken diese Substanzen tatsächlich erleichternd und erscheinen dem Patienten daher wirkungsvoll. Langfristig aber können sie zu ernsthaften Nebenwirkungen wie zum Beispiel Magengeschwüren, Leber- und Nierenschädigungen führen. Nach derzeitigen Schätzungen sterben in den USA durch die Nebenwirkungen von Arthritismedikamenten etwa 7.000 Patienten pro Jahr; außerdem werden rund 70.000 Klinikaufenthalte verursacht. Am schlimmsten ist jedoch der Umstand, daß diese Medikamente nichts an den Ursachen ändern, was langfristig zu völlig versteiften Gelenken führen kann. Viele herkömmliche Medikamente verhindern sogar die natürlichen Reparaturmechanismen im Gelenk: Man stellte fest, daß der Funktionsverlust um so schneller eintritt, je höher entzündungshemmende Medikamente dosiert werden. Aufgrund dieser geringen Erfolge mit konventionellen schulmedizinischen Methoden geht man neuerdings verstärkt dazu über, natürliche Mittel einzusetzen, zumal sie ohne Nebenwirkungen sind und neuere Untersuchungen die Effektivität dieser Therapien bei Schmerz und Infektionen belegen.

Studien ergaben, daß ein Antioxidantien-Defizit oft ein wesentlicher Faktor für den Beginn der Erkrankung war. Antioxidantien können im frühen Stadium manchem Betroffenen behilflich sein. Für fortgeschrittene Stadien sind noch eingehendere Untersuchungen erforderlich.

Zur Bekämpfung der Osteoarthritis gilt es an zwei Punkten anzusetzen: Einerseits sind Knorpelgewebe und Gelenkflüssigkeit vor weiteren Zerstörungen zu schützen, andererseits müssen die anabolen (aufbauenden) Mechanismen stimuliert werden. Entscheidend sind hier die sogenannten chondroprotektiven Faktoren. Es handelt sich dabei um den Um-, An- und Abbau bestimmter Zellen wie Chondroblasten (zellaufbauend) und Chondroklasten (zellabbauend), die für einen Erhalt der Funktion sorgen. Dieses Zusammenspiel ist ein ebenso komplexer wie empfindlicher Mechanismus, der durch Alterung und/oder Beschädigungen gestört werden kann. Nachfolgend einige Therapievorschläge, die mit dem Arzt abgesprochen werden sollten:

Glukosamin | Da ein Defizit von Glukosamin oft zu Osteoarthritis führt, erhalten viele Arthritis-Patienten von ihrem Arzt diesen Stoff. Untersuchungen zeigten, daß Glukosamin zu den chondroprotektiven Faktoren gehört, das heißt: Es liefert das Ausgangsmaterial für die Chondrozyten (Knorpelzellen), die damit angegriffene Knorpel regenerieren können.

Die Wirksamheit der Glukosamine könnte in verschiedenen Studien nachgewiesen werden. Die Substanz bewirkte eine Besserung der Gelenkfunktionen (Schmerz, Empfindlichkeit, Schwellung) und eine Steigerung des allgemeinen Wohlbefindens.
Die Effektivität wurde im Vergleich zu Placebos und im Vergleich zu dem bekannten Schmerzmittel Ibuprofen gemessen. Ibuprofen wirkte zwar schneller gegen den Schmerz als Glukosamin, aber letzteres vermochte das allgemeine Wohlbefinden besser zu steigern und ist zudem nebenwirkungsfrei. Der Einsatz von Glukosaminen war so erfolgreich, daß diese heute in den USA das erste Mittel der Wahl sind. Lediglich in jenen Fällen, bei denen damit keine befriedigenden Ergebnisse erzielt werden, verschreibt man entzündungshemmende Medikamente. Erfreulicherweise können Glukosamine sehr viel höher dosiert werden, als es für therapeutische Effekte notwendig ist. Darüber hinaus werden Glukosaminsalze leicht vom Organismus aufgenommen und direkt in die erkrankten Gelenke transportiert.

Haifischknorpel | Ein wesentlicher Bestandteil des Gelenks ist Chondroitin-Sulfat. Da Haifischknorpel Chondroitin-Sulfat enthält, hilft die Einnahme von Haifischknorpel einigen Arthritis-Patienten offenbar sehr gut. Chondroitin-Sulfat wurde in etlichen Versuchen ausführlich gestestet – die Ergebnisse waren durchaus überzeugend. Die Studien bewiesen, daß das Mittel sowohl nebenwirkungsfrei als auch wirkungsvoll ist. Die Substanz hemmt vor allem jene Enzyme, die am Knorpel- und Kollagenabbau beteiligt sind. Dennoch wurde in den USA die Zulassung dieser Substanz abgelehnt. Die Begründung klingt verrückt: Da sich die Chondroitin-Sulfat-Moleküle sehr stark voneinander unterscheiden, ist es nicht möglich, ein exakt standardisiertes Produkt herzustellen. Das wiederum ist aber eine der Voraussetzungen für die Zulassung in den USA.

Gammalinolensäure (GLS) | Ein weiterer Ansatzpunkt sind die essentiellen Fettsäuren, wie sie zum Beispiel in Borretschöl oder Fischen vorkommen. Diese essentiellen Fettsäuren sind Vorstufen der Prostaglandine, die wiederum entzündungshemmende Eigenschaften haben und möglicherweise sogar gegen Autoimmundefekte wirken. Nachfolgend einige Studien:

In *Annals of Internal Medicine (1993, 119/9)* wurde über eine 24wöchige, placebokontrollierte Doppelblindstudie mit GLS aus Borretschöl berichtet. Die Patienten, die das Borretschöl erhielten, erfuhren eine 28- bis 45prozentige Besserung. Die Placebogruppe zeigte hingegen keinerlei Besserungen.

Das *British Journal of Rheumatology (1994, 33/9)* stellte die Ergebnisse einer ebenfalls 24wöchigen placebokontrollierten Doppelblindstudie an rheumatoiden Arthritispatienten mit dem Öl der schwarzen Johannisbeere (Samen) vor; es enthält viel Gammalinolensäure (GLS) und Alphalinolensäure. Bei Arthritis-Patienten konnte eine deutliche Besserung beobachtet werden, die Placebogruppe hingegen reagierte überhaupt nicht. Es wurden keinerlei Nebenwirkungen beobachtet (obwohl einige Testpersonen den Versuch abbrachen, weil ihnen die Größe und Anzahl der notwendigen Kapseln Schwierigkeiten bereitete).

In *Seminars in Arthritis and Rheumatism (1995, 25/2)* wurde ein Überblick über alle Studien mit Gammalinolensäure (GLS) im Zusammenhang mit rheumatoider Arthritis gegeben. Es wurde zusammenfassend festgestellt, daß GLS die Effekte der Autoimmungeschehnisse auf die Gelenke senkt. Für die Feststellung der idealen Dosierung seien jedoch weitere Forschungen notwendig.

In einem Bericht des *Journal of Clinical Epidemiology (1995, 48/11)* wurden alle Veröffentlichungen hinsichtlich der Wirkung von Fischöl bei der Behandlung der rheumatoiden Arthritis zusammengefaßt. Es wurde

festgestellt, daß in der Regel nach etwa dreimonatiger Einnnahme signifikante Besserungen verzeichnet werden konnten. Die Placebogruppen indes erfuhren keine Schmerzerleichterungen.
Einer Studie in *Arthritis and Rheumatism (1995, 38/8)* zufolge unterbrachen die Testpersonen mit rheumatoider Arthritis die Einnahme von nicht-steroiden entzündungshemmenden Medikamenten und nahmen statt dessen Fischöl zu sich. Bei dieser placebokontrollierten Doppelblindstudie erfuhren die Patienten eine signifikante Besserung. Einige Patienten konnten sogar völlig mit der Einnahme herkömmlicher Arthritismedikamente aufhören.

Auf diesen und weiteren Untersuchungen basierend, wurde eine (zum Patent angemeldete) Rezeptur mit nachstehenden Inhaltsstoffen entwickelt:

- EPS = Eicosapentaensäure (aus Fischöl): 400 mg
- DHS = Docosapentaensäure (aus Fischöl): 300 mg
- GLS = Gammalinolensäure (aus schwarzem Johannisbeersamen): 300 mg
- (N-Acetyl-)Glukosamine: 500 mg
- Chondroitin-Sulfat: 200 mg
- Magnesium-Aspartat: 1 mg
- Ascorbyl-Palmitat: 5 mg
- Vitamin E: 10 IE

Diese Kombination kann nach gegenwärtigem Kenntnisstand außer bei Osteoarthritis und rheumatoider Arthritis auch bei verstauchten Gelenken, Lupus, Rheuma, Krebs und Geschwüren eine spürbare Erleichterung verschaffen. Die in der Literatur empfohlene Zufuhr richtet sich dabei nach dem Körpergewicht. Für Personen, die weniger als 70 kg wiegen, gilt die oben angegebene Dosierung, verteilt auf drei Einnahmen täglich. Personen, die zwischen 70 und 90 kg wiegen, können obige Dosis verdoppeln, also zum Beispiel 2 x 3 Kapseln einnehmen. Betroffene über 90 kg nehmen die dreifache Dosis, also zum Beispiel 3 x 3 Kapseln. Normalerweise müßte bei diesen Dosierungen nach etwa einer Woche eine

Besserung spürbar werden. Ist dies nicht der Fall, kann unter ärztlicher Aufsicht die Dosis gegebenenfalls noch weiter erhöht werden.

Die Inhaltsstoffe haben im einzelnen folgende Effekte:

- Linderung der Infektion
- Linderung der Steifheit und des Schmerzes bei Arthritis
- Förderung des Knorpelaufbaus und des Aufbaus von Synovialflüssigkeit
- Verminderung von Autoimmunattacken, z. B. Allergien
- Reduzierung des Risikos einer übermäßiger Blutverklumpung (Infarktgefahr!)
- Linderung von Hautinfektionen, zum Beispiel Ekzemen
- Senkung des Triglyceridanteils im Blut
- Senkung erhöhten Blutdrucks

Quellen:

* Treatment of rheumatoid arthritis with blackcurrant seed oil. British Journal Rheumatol. (United Kingdom), 1994, 33/9 (847-852)
* Treatment of rheumatoid arthritis with gammalinolenic acid. Ann. Intern. Med. (USA), 1993, 119/9 (867-873)
* Validation of a meta-analysis: The effects of fish oil in rheumatoid arthritis. Journal of Clinical Epidemiology (USA), 1995, 48/11 (1379-1390)
* Botanical lipids: Effects on inflammation, immune responses, and rheumatoid arthritis. Seminars in Arthritis and Rheumatism (USA), 1995, 25/2 (87-96)
* n-3 Polyunsaturated fatty acids: Update 1995. European Journal of Clinical Investigation (United Kingdom), 1995, 25/9
* Marine and botanical lipids as immunomodulatory and therapeutic agents in the treatment of rheumatoid arthritis. Rheumatic Disease Clinics of North America (USA), 1995, 21/3 (759-777)
* Attenuation of adjuvant arthritis in rats by treatment with oxygen radical scavengers. Immunol. Cell. Biol. (Australia), 1994, 72/5
*Alteration of the cellular fatty acid profile and the production of eicosanoids in human monocytes by gamma-linolenic acid. Arthritis Rheum. (USA), 1990, 33/10 (1526-1533)
* Suppression of acute and chronic inflammation by dietary gamma linolenic acid. Journal Rheumatol. (Canada),1989, 16/6 (729-733)
* Reactive oxygen species, lipid peroxides and essential fatty acids in patients with rheumatoid arthritis and systemic lupus erythematosus. Prostaglandins Leukotrines Essent. Fatty Acids (United Kingdom), 1991, 43/4.
* Suppression of acute and chronic inflammation by dietary gamma linolenic acid. Journal Rheumatol. (Canada), 1989, 16/6 (729-733)
* Effects of fish oil supplementation on non-steroidal anti-inflammatory drug requirement in patients with mild rheumatoid arthritis – a double-blind placebo controlled study. British Journal Rheumatol. (England), November 1993, 32 (11), 982-989
* Association of etretinate and fish oilin psoriasis therapy. Inhibition of hypertriglyceridemia resulting from retinoid therapy after fish oil supplementation. Acta Derm. Venerol. Supplement (Norway) 1994, 186, 151-153

* Intravenous infusion of n-3 polyunsaturated fatty acids. Proc. Soc. Experience Biol. Med. (USA) Juni 1992, 200 (2), 171-173
* Effects of dietary fish oil lipids on allergic and inflammatory diseases. Allergy Proc. (USA), September-Oktober 1991, 12 (5), 299-303
* Omega-3 fatty acids in health and disease and in growth and development. American Journal Clinical Nutrition (USA) September 1991, 54 (3), 438-463
* The effect of dietary fish oil supplement upon the content of dihomo-gammalinolenic acid in human plasma phospholipids. Prostaglandins Leukot. Essent. Fatty Acids (Scotland) Mai 1990, 40 (1), 9-12
* Summary of the NATO advanced research workshop on dietary omega 3 and omega 6 fatty acids: biological effects and nutritional essentiality. Journal Nutrition (USA) April 1989, 119 (4), 521-528
* Health effects and metabolism of dietary eicosapentaenoic acid. Prog. Food Nutrition Science (England) 1988, 12 (2), 111-150
* [Potential value of eicosapentaenoic acid] Allerg. Immunol. (Paris) (France) Oktober 1987, 19 (8 Suppl), 12-13
* Collagen antibodies in Ross River virus disease (epidemic polyarthritis). Rheumatol. International (Deutschland), 1987, 7 (6), 267-269
* Effects of dietary supplementation with marine fish oil on leukocyte lipid mediator generation and function in rheumatoid arthritis. Arthritis Rheum. (USA) September 1987, 30 (9), 988-997
* Low prevalences of coronary heart disease (CHD), psoriasis, asthma and rheumatoid arthritis in Eskimos: are they caused by high dietary intake of eicosapentaenoic acid (EPA), a genetic variation of essential fatty acid (EFA) metabolism or a combination of both? Med. Hypotheses (England) April 1987, 22 (4), 421-428
* Inhibition of elastase enzyme release from human polymorphonuclear leukocytes by N-acetyl-galactosamine and N acetyl glucosamine. Clinical Experience Rheumatol. (Italy) Januar-Februar 1991, 9 (1), 17- 21
* Severe rheumatoid arthritis: current options in drug therapy. Geriatrics (USA) Dezember 1990, 45 (12), 43-48
* Terminal N-acetylglucosamine in chronic synovitis. British Journal Rheumatol. (England) Februar 1990, 29 (1) 25-31
* Membrane N-acetylglucosamine: expression by cells in rheumatoid synovial fluid, and by pre-cultured monocytes. British Journal Experience Pathol. (England) Oktober 1989, 70 (5) 567-577
* Serum levels of interleukin-2 receptor and activity of rheumatic diseases characterized by immune system activation. Arthritis Rheum (USA) November 1988, 31 (11), 1358-1364
* [Therapy of gonarthrosis using chondroprotective substances. Prospective comparative study of glucosamine sulphate and glycosaminoglycan polysulphate] Fortschritt Med. (Deutschland) Juni 28, 1984, 102 (24), 676-682
* Oral glucosamine sulphate in the management of arthrosis: report on a multi-centre open investigation in Portugal. Pharmatherapeutica (England) 1982, 3 (3), 157-168
* Double-blind clinical evaluation of intra-articular glucosamine in outpatients with gonarthrosis. Clin Ther (USA) 1981, 3 (5), 336-343
* A double-blind placebo controlled trial of Efamol Marine on skin and joint symptons of psoriatic arthritis. Br Journal Rheumatol. (England) Oktober 1994, 33 (10), 954-958
* Evening primrose oil in patients with rheumatoid arthritis and side-effects of non-steroidal anti-inflammatory drugs. British Journal Rheumatol. (England) Oktober 1991, 30 (5), 370-372
* Essential fatty acid and prostaglandin metabolism in Sjogren´s syndrome, systemic

sclerosis and rheumatoid arthritis. Scand. Journal Rheumatol. Supplement (Sweden) 1986, 61, 242-245
* Beneficial effect of eicosapentaenoic and docosahexaenoic acids in the management of systemic lupus erythermatosus and its relationship to the cytokine network. Prostaglandins Leukot. Essent Fatty Acids (Scot) September 1994, 51 (3), 207-213
* Fish-oil fatty acid supplementation in active rheumatoid arthritis. A double-blinded, controlled, crossover study. Ann. Intern. Med. (USA) April 1987, 106 (4), 497-503
* Zonal distribution of chrondroitin-4-sulphate/de.42
rmatan sulphate and chondroitin-6-sulphate in normal and diseased human synovium. Ann. Rheum. Diss. (England) Januar 1994, 53 (1), 35-38

Quellenausdruck: 16 Seiten

Asthma

Asthma ist eine zumeist allergische Erkrankung, die häufig bereits im Jugendalter auftritt. Ein Anfall kann akut mit hörbarer Kurzatmigkeit und Hustanattacken oder aber schleichend mit allmählicher Zunahme der Symptome und Zeichen der Atemnot auftreten. In den meisten Fällen sind verschiedenste Allergene die Auslöser: Bettfedern, Medikamente, Blütenstaub, Tierhaare bis hin zu sogenannten Klimaallergenen (Bodenbeschaffenheit, Feuchtigkeit, kalte Luft). Aber auch Nahrungsmittelallergene oder psychische Probleme können bisweilen Auslöser für einen Anfall sein. Manchmal heilt die Erkrankung spontan ab, in vielen Fällen bedarf es jedoch einer längerdauernden Therapie. Man geht heute davon aus, daß den Asthmaerkrankungen im wesentlichen die gleichen Mechanismen zugrundeliegen wie den Allergien (siehe dort). Der durch ständige Oxidationen (Radikalen-Attacken) geschwächte Organismus reagiert plötzlich übermäßig auf den weiteren Zufluß von Allerwelts-Allergenen bzw. Schadstoffen und schüttet dabei überreichlich die Immunkomponenten Histamin und Leukotrin aus. Daher sind heute Antihistaminika vielfach das Mittel erster Wahl. Eine Heilung sollte man von ihnen jedoch nicht erwarten.

Als 1982/83 die ersten hochdosierten Antioxidantien (Basisnährstoffe) auf dem US-Markt eingeführt wurden, berichteten viele Asthmatiker völlig unerwartet von Besserungen ihres Leidens. Die Reaktionen

stimmten zwar mit den (theoretischen) Erwartungen an die Antioxidantien überein, aber sogar Insider waren überrascht. Untersuchungen bestätigten in den Folgejahren immer wieder, daß hochdosierte Antioxidantien tatsächlich die Häufigkeit und Schwere von Asthmaattacken signifikant zu lindern vermochten.

Magnesium | Es zeigte sich, daß eine erhöhte Magnesium-Zufuhr die Lungenfunktion und die Kurzatmigkeit verbesserte und die Anzahl der Attacken verringerte. In guten Basisnährstoffen ist oft schon bis zu 1 g Magnesium enthalten, was die positiven Folgen zumindest teilweise erklärt. Experten empfehlen jedoch Betroffenen, gegebenenfalls noch 500 mg zusätzlich einzunehmen – also insgesamt etwa 1,5 g täglich.

Vitamin C | Die Histaminausschüttung gehört zu den unangenehmen Reaktionen des Organismus auf Allergene. Darüber hinaus kann die übermäßige Schleimbildung in den Lungen die Asthmaanfälle verschlimmern. Gegen die Histaminproduktion kann man mit Vitamin C angehen (2 bis 3 g täglich), da es an der körpereigenen Verarbeitung (Neutralisierung) von Histamin beteiligt ist.

Cystein | Cystein kann beim Schleimabbau der Lunge gute Dienste leisten. Empfohlen werden (auch für Raucher) mindestens 1 g Cystein täglich. Asthmatiker können ferner die Einnahme des Medikaments Hydergin* oder des Nährstoffs Forskolin (Coleus Forsholii) erwägen. Beide Mittel tragen zu einer Verminderung der bronchialen Verengungen bei.

Quellen:

* Alterations in human leukocyte function induced by ingestion of eicosapentaenoic acid. Journal Clinical Immunology (USA) September 1986, 6 (5), 402-410
* The treatment of asthmatic patients using an alpha-adrenergic receptor blocking agent, co-dergocrine mesylate ("Hydergine"). Pharmatherapeutica (England) 1980, 2 (5), 330-336
* Plasma vitamin C (ascorbic acid) levels in asthmatic children. African Journal Medicine Science (England) September-Dezember 1985, 14 (3-4)
* Intravenous magnesium sulfate as and adjunct in the treatment of acute asthma. Chest (USA) Juni 1995, 107 (6), 1576-1581
* [Magnesium in lung diseases] Tidsskr. Nor. Laegeforen (Norway) März 10, 1995, 115 (7), 827-828
* Asthma, inhaled oxidants, and dietary antioxidants. American Journal Clinical Nutriti-

on (USA) März 1995, 61 (3 Suppl), 625S-630S
* Relaxant effects of forskolin on guinea pig tracheal smooth muscle. Lung (Deutschland) 1987, 165/4 (225-237)
* Bronchial asthma: Factors which contribute to "intractable asthma" and approach to new treatments, from the standpoint of the bronchial pathophysiology. Jpn. Journal Thorac. Dis. (Japan), 1985, 23/9 (971-980)
* Bronchodilator and antiallergy activity of forskolin. European Journal Pharmacology (Netherlands), 1985, 111/1 (1-8)
* Activation of CAMP-dependent pathways in human airway smooth muscle cells inhibits TNF-alpha-induced ICAM-1 and VCAM-1 expression and T lymphocyte adhesion. Journal Immunol. (United State) März 1, 1995, 154 (5), 2358-2365
* Consequences of magnesium deficiency on the enhancement of stress reactions; preventive and therapeutic implications (a review). Journal American Collection Nutrition (USA) Oktober 1994, 13 (5), 429-446
* Rapid infusion of magnesium sulfate obviates need for intubation in status asthmaticus. American Journal Emerg. Medicine (USA) März 1994, 12 (2)
* Magnesium sulfate for the treatment of bronchopasm complicating acute bronchitis in a four-months´-pregnant woman. Ann. Emerg. Med. (USA) August 1993, 22 (8), 1365-1367
* Acetylcysteine for life-threatening acute bronchial obstruction. Ann. Intern. Med. (USA), 1978, 88/5 (656)
* Effect of the combination of human thioredoxin and L-cysteine on ischemia-reperfusion injury in isolated rat lungs. Europ. Surgical Research (Switzerl.), 1995, 27/6 (363/370)
* Effects of N-acetyl-L-cysteine on regional blood flow during endotoxic shock. European Surgical Research (Switzerland), 1995, 27/5 (292-300)
* A combination of cefuroxime and N-acetyl-cysteine for the treatment of lower respiratory tract infections in children. International Journal Clinical Pharmacology Ther. Toxicology (Deutschland, West), 1985, 23/5
* Irish general practice study of acetylcysteine (Fabrol) in chronic bronchitis. Journal International Med. Res. (England), 1984, 12/2 (96-101)
* Regulation of Ca2+-dependent K+-channel activity in tracheal myocytes by phosphorylation. Nature (United Kingdom), 1989, 341/6238 (152-154)
* Effects of N-acetyl-L-cysteine on regional blood flow during endotoxic shock. European Surgical Research (Switzerland), 1995, 27/5 (292-300)
* Irish general practice study of acetylcysteine (Fabrol) in chronic bronchitis. Journal International Med. Res. (England), 1984, 12/2 (96-101)

Quellenausdruck: 9 Seiten

Autoimmunkrankheiten

Autoimmunkrankheiten sind, wie der Name bereits sagt, Krankheiten, bei denen sich das Immunsystem gegen sich selbst richtet – wie zum Beispiel bei der Multiplen Sklerose. Hier schützt das Immunsystem den Körper nicht etwa – was seine Aufgabe wäre –, sondern es greift ihn direkt an, es attackiert sich sozusagen selbst.

Wie wir heute wissen, sind sehr viele Erkrankungen die Folge eines nicht (mehr) optimal funktionierenden Immunsystems. Es sind im weitesten Sinne Irrtümer in der „Feinderkennung", die mit fortschreitendem Alter zunehmen, aber auch schon im Kindesalter vorkommen können. So kennt man inzwischen Immunzellen, die plötzlich anfangen, Antikörper zu produzieren, die sich gegen eigene Körperstrukturen richten. Sie greifen nicht etwa Bakterien oder Viren an, sondern zum Beispiel die eigene Knorpelhaut, und verursachen damit die Arthritis (siehe dort). Oder sie attackieren die insulinproduzierenden Inselzellen der Bauchspeicheldrüse und bewirken so den Ausbruch der insulinabhängigen Diabetes. Die Ursachen dieser Fehlprogrammierung des Immunsystems sind nur teilweise bekannt. Auf jeden Fall stößt man dabei immer wieder auf oxidative Schädigungen. Bestätigt wird dies durch Betroffene, die durch die regelmäßige Einnahme von Basisnährstoffen eine Besserung defekter Immunfunktionen an sich beobachteten.

DHEA | Für Patienten, die bereits unter einer mehr oder weniger fortgeschrittenen Autoimmunerkrankung leiden, wird es kaum ausreichen, nur Basisnährstoffe zu sich zu nehmen. Hier kann das Hormon DHEA möglicherweise helfen. Es unterdrückt nämlich bestimmte unerwünschte Reaktionen des Immunsystems. In einer jüngeren klinischen Studie milderten sich die Symptome bei Patienten mit Lupus (siehe unten), einer bekannten Autoimmunerkrankung.

Fisch- und Borretschöl | Wirksam dürften auch die essentiellen Fettsäuren Eicosapentaensäure (EPS) und Docosapentaensäure (DHS) des Fischöls sowie die Gammalinolensäure (GLS) des Borretschöls sein. Bei folgender Dosierung ist eine Wirkung zu erwarten: 2 g EPS und 1,5 g DHS sowie 1,2 g GLS täglich (zusätzlich zu einem hochwertigen Basisnährstoff).

Lupus – eine Autoimmunkrankheit

Man vermutet, daß Lupus (eine Hauterkrankung mit Pusteln, Bläschen und Ausschlag) durch Autoimmunreaktionen ausgelöst wird. Obige Hinweise könnten daher unter Umständen eine Therapie unterstützen. Lupus-Patienten sollten jedoch sehr behutsam bei jeder Therapieänderung zu Werke gehen, da in seltenen Fällen auch eine Verschlechterung eintreten kann.

Quellen:

* Androgen and progesterone levels in females with rheumatoid arthritis. Reumatismo (Italy), 1994, 46/2 (65-69)
* Docosahexaenoic and eicosapentaenoic acids inhibit human lyphoproliferative respones in vitro but not the expression of T cell surfaces activation markers. Scandinavian Journal of Immunology (United Kingdom), 1996, 43/3
* Modulation of antioxidant enzymes and programmed cell death by n-3 fatty acids. Lipids (USA), 1996, 31/3 Supplement (S91-S96)
* Dietary marine lipids suppress continuous expression of interleukin-1 beta gene transcription. Lipids (USA), 1996, 31/3 Supplement (S23-S31)
* Tissue specific regulation of transforming growth factor beta by omega-3 lipid-rich krill oil in autoimmune murine lupus. Nutrition Research (USA), 1996, 16/3 (489-503)
* The effects of dietary lipid manipulation on the production of murine T cell-derived cytokines. Cytokine (United Kingdom), 1995, 7/6 (548-553)
* Dietary omega-3 lipids delay the onset and progression of autoimmune lupus nephritis by inhibiting transforming growth factor beta mRNA and protein expression. Journal of Autoimmunity (United Kingdom), 1995, 8/3 (381-393)
* Fish oil feeding modulates leukotriene production in murine lupus nephritis. Prostaglandins (USA), 1994, 48/5 (331-348)
* Effects of n-3 and n-6 fatty acids on the activities and expression of hepatic antioxidant enzymes in autoimmune-prone NZBxNZW F1 mice. Lipids (USA), 1994, 29/8 (561-568)
* Increased TGF-beta and decreased oncogene expression by omega-3 fatty acids in the spleen delays onset of autoimmune disease in B/W mice. Journal Immunol. (USA), 1994, 152/12 (5979-5987)
* Decreased pro-inflammatory cytokines and increased antioxidant enzyme gene expression by omega-3 lipids in murine lupus nephritis. Biochem. Biophys. Res. Commun. (USA), 1994, 200/2 (893-898)
* Suppression of autoimmune disease by dietary n-3 fatty acids. Journal Lipid Res.. (USA), 1993, 34/8 (1435-1444)
* Role of omega-3 fatty acids in health and disease. Nutrition Res. (USA), 1993, 13/Supplement 1 (S.19-S.45)
* Omega-3 polyunsaturated fatty acids: A potential new treatment of immune renal disease. Maio Clinical Proc. (USA), 1991, 66/10 (1018-1028)
* Practicalities of lipids: Icu patient, autoimmune disease, and vascular disease. Journal Parenter. enter. Nutrition (USA), 1990, 14/5 Supplement
* Dietary marine lipids suppress murine autoimmune disease. Journal Intern. Med. Supplement (United Kingdom), 1989, 225/731
* Depression of humoral responses and phagocytic functions in vivo and in vitro by fish oil and eicosapentanoic acid. Clinical Immunol. Immunopathol. (USA), 1989, 52/2 (257-270)
* The type of dietary fat affects the severity of autoimmune disease in NZB/NZW mice. American. Journal Pathol. (USA), 1987, 127/1 (106-121)
* Effects of dietary supplementation on autoimmunity in the MRL/lpr mouse: a preliminary investigation. Ann. Rheum. Dis. (UK), 1986, 45/12 (1019-1024)
* A fish oil diet rich in eicosapentaenoic acid reduces cyclooxygenase metabolites, and suppresses lupus in MRL-lpr mice. Journal Immunol. (USA), 1985, 134/3 (1914-1919)
* The protective effect of dietary fish oil in murine lupus. Prostaglandins (USA), 1985, 30/1 (51-75)
* Modulation of antioxidant enzymes and programmed cell death by n-3fatty acids. Lipids (USA), 1996, 31/3 Supplement (S91-S96)
* Effect of (n-3) polyunsaturated fatty acids on cytokine production and their biologic function. Nutrition (USA), 1996, 12/1 Supplement (S8-S14)

* Lipid peroxidase and erythrocyte redox system in systemic vasculitides treated with corticoids. Effect of vitamin E administration. Romanian Journal of Internal Medicine (Romania), 1994, 32/4 (283-289)
* Free radical tissue damages in the anterior segment of the eye in experimental autoimmune uveitis. Investigative Ophthalmology and Visual Science (USA), 1996, 37/4.
* Intervention at diagnosis of type I diabetes using either antioxidants of photopheresis. Diabetes Metabolism Review (United Kingdom), 1993, 9/4 (329-336)
* Free radical therory of aging: Beneficial effect of antioxidants on the life span of male NZB mice: Role of free radical reactions in the deterioration of the immune system with age and in the pathogenesis of systemic lupus erythematosus. AGE (USA), 1980, 3/3 (64-73)
* The connective tissue diseases and the overall influence of gender. Int J of Fertility and Menopausal Studies (USA), 1996, 41/2
* Blood dehydroepiandrosterone sulphate (DHEAS) levels in pemphigoid/pemphigus and psoriasis. Clinical and Experimental Rheumatology (Italy), 1995, 13/3
* Neuroendocrine-immune system interactions and autoimmunity. Annual Review of Immunology (USA), 1995, 13 (307-338)
* Low serum levels of dehydroepiandrosterone Mai cause deficient IL-2 production by lymphocytes in patients with systemic lupus erythematosus (SLE). Clinical and Experimental Immunology (United Kingdom), 1995, 99/2

Quellenausdruck: 16 Seiten

Bluthochdruck

Patienten mit hohem Blutdruck erhalten von ihrem Arzt meist eines oder mehrere dieser Medikamente:

- ACE-Hemmer
- Kalziumantagonisten
- Alphablocker
- Betablocker
- Diuretika

Die Nebenwirkungen dieser Mittel können mitunter erheblich sein. In der Regel müssen diese Mittel das ganze Leben über eingenommen werden, denn heilen können die genannten Substanzgruppen nicht. Es lohnt sich daher bei Bluthochdruck ganz besonders, nach alternativen (nebenwirkungsfreien) Mikronährstoffen zu suchen, die den Blutdruck ebenfalls regulieren können. Es gibt tatsächlich viele natürliche Substanzen, die blutdrucksenkend wirken und die herkömmliche Medikamentierung entweder überflüssig machen oder zumindest eine Herabsetzung der Dosierung ermöglichen. Sie wirken jedoch näher an der Ursache und brauchen daher längere Zeit, bis ein Effekt spür- bzw. meßbar wird. Die Betroffenen sollten mit vier bis zwölf Wochen rechnen, bis die volle Wirkung eintritt. Während obengenannte Medikamente mit Sicherheit nicht zur Heilung beitragen, die Nebenwirkungen aber über kurz oder lang die Lebensqualität erheblich vermindern können, setzen Mikronährstoffe weitaus näher an der Ursache an und sind überdies nebenwirkungsfrei. Ob sie auf lange Sicht auch heilen, vermag man heute jedoch noch nicht zu beurteilen.

Am besten sind die blutdrucksenken Wirkungen von Coenzym Q 10 und Knoblauch dokumentiert. Coenzym Q 10 ermöglicht es in (fast) allen Fällen, zumindest die Dosierung der genannten Medikamente zu senken; in leichteren Fällen genügt sogar Coenzym Q 10 alleine. Die blutdruckwirksame Dosis liegt zwischen 200 und 300 mg pro Tag. In der Literatur wird empfohlen, Coenzym Q 10 in Ölkapseln (soft gel) zu verwenden, da hier die Bioverfügbarkeit am höchsten ist.

Knoblauch wirkt wegen seines Geruchs auf die meisten Menschen etwas abschreckend – zumal die blutdrucksenke Dosierung immerhin bei 1.500 bis 3.000 mg standardisiertem Knoblauchextrakt liegt. Allerdings gibt es einen sehr milden Knoblauch (die Sorte Kyolic), der praktisch nicht mehr riecht. Außerdem haben einige Firmen (wie zum Beispiel Pharma Nord) eine Knoblauchkapsel entwickelt, die erst im Darm zersetzt wird und dadurch geruchlich kaum ins Gewicht fällt. Um allen Eventualitäten aus dem Weg zu gehen, kann man zusammen mit den Knoblauchkapseln Chlorophyll nehmen (zum Beispiel Chloroplex). Es wirkt auf natürliche Weise geruchsvertilgend.

Man sollte die Einnahme der Coenzym Q 10/Knoblauch-Kombination zumindest vier Wochen fortsetzen, ehe man Ergebnisse erwarten darf. Regelmäßiges Messen des Blutdrucks, um den möglichen Erfolg zu erkennen, versteht sich von selbst. Natürlich wirkt diese Kombination nicht bei allen Patienten in ausreichendem Maße.

Vorsicht: **Setzen Sie Medikamente nicht allzu abrupt ab. Vor allem bei den Betablockern kommt es leicht zu einem blutdrucksteigernden „feed-back“, wenn man sie nicht behutsam verringert (ausschleicht).**

Magnesium | Sehr viele Menschen leiden unter einem blutdrucksteigerndem Mangel an bestimmten Mineralien, wie zum Beispiel Magnesium. Magnesium und Kalzium sind Steuerelemente des Zelldrucks: Kalzium erhöht den Druck, Magnesium senkt ihn. Üblicherweise stoppt man den Kalziumzustrom in die Zelle mit sogenannten Kalziumantagonisten, die die Zufuhr von Kalzium stoppen sollen. Nach neuesten Erkenntnissen erscheint es allerdings sinnvoller, den Magnesiumspiegel zu erhöhen, zumal dieser Mineralstoff der natürliche Kalziumblocker des Organismus ist. In der Literatur werden 500 mg bis 2.000 mg empfohlen. Magnesium hat keine größeren Nebenwirkungen. Wenn man zuviel nimmt, bekommt man höchstens einen (harmlosen) Durchfall. Auch wenn die Magnesiumeinahme keinen blutdrucksenkenden Effekt bei Ihnen haben sollte, kann es Herzkomplikationen wie Infarkt vermeiden helfen.

Kalium | Zusätzlich sollte man die Einnahme von Kalium erwägen; es wirkt ähnlich wie Magnesium. Gelegentlich ist es ein Mangel an Kalium, der den Blutdruck in die Höhe treibt. Bei einer Menge von 500 mg ist eine Wirkung zu erwarten.

■ *Vorsicht:* **Kalium ist nicht so nebenwirkungsarm wie Magnesium. Eine starke Überdosierung kann bei Kalium sogar tödlich sein. Klären Sie mittels einer Blutuntersuchung (Arzt), ob Sie wirklich zusätzliches Kalium brauchen (auf Rezept!).**

Fischöl | Bei manchen Personen bewirkt Fischöl in hoher Menge eine Blutdrucksenkung. Die Wirkstoffe sind EPS (Eicosapentansäure) und DHS (Docosahexaensäure). Die empfohlenen Dosierungen reichen bis zu 7 g – sofern man es verträgt, denn nicht jedes Verdauungssystem kann es problemlos verarbeiten. Ähnliches gilt für Gammalinolen-Produkte, die in manchen Fällen sehr wirksam den Blutdruck senken.

Vitamin C und Arginin | Die Mühe wert ist auch Vitamin C in Dosierungen zwischen drei bis zehn Gramm – verteilt auf mehrere Portionen täglich (evtl. gepufferte Varianten) oder/und Arginin in Mengen um die 3 x 5 Gramm täglich. Für manche Personen mag außerdem noch interessant sein, daß Arginin die Wirkung von ACE-Hemmern verstärken kann.

Forskolin | Dabei handelt es sich um einen Kräuterextrakt indianischer Herkunft. Zwischen 1981 und 1994 wurde die Substanz sehr ausführlich getestet (5.000 in vitro-Studien). Dabei bewies das Mittel ein sehr breites Wirkungsspektrum bezüglich der Herzkranzgefäße. Es kann den Blutdruck senken, verbessert den arteriellen Durchfluß, stärkt die Herzmuskelkontraktionen und senkt den Schmerz bei Angina Pectoris. Worauf beruht die Wirkung? Nun, Forskolin entspannt die Arterien (vasodilatatorischer Effekt), was bekanntlich zur Blutdrucksenkung beiträgt.

Wichtig: **Erhöhen Sie die Mengen aller erwähnten Substanzen behutsam („einschleichen"!), nachdem Sie die herkömmliche Medikamentierung langsam abgesetzt haben („ausschleichen"!). Eine – möglichst tägliche – Blutdrucküberwachung und viel Geduld sind wichtige Voraussetzungen. Wer unvorsichtig ist und womöglich Ergebnisse forcieren will, riskiert eventuell eine akute Blutdrucksteigerung – mit allen Folgen.**
Hinweis: **Blutdruckerhöhung steht oft in direktem Zusammenhang mit arteriosklerotischen Veränderungen (siehe dort).**

Quellen:

* Treatment of essential hypertension with coenzyme Q 10. Mol. Aspects Med. (England) 1994, 15 Supplement
* Coenzyme Q 10 in essential hypertension. Mol. Aspects Med. (England) 1994, 15 Supplement
* Usefulness of coenzyme Q19 in clinical cardiology: a long-term study. Mol. Aspects Med. (England) 1994, 15 Supplement
* Influence of coenzyme Q-10 on the hypotensive effects of enalapril and nitrendipine in spontaneously hypertensive rats. Pol. Journal Pharmacology (Poland) September-Oktober 1994, 46 (5), 457-461
* Isolated diastolic dysfunction of the myocardium and its response to Co Q 10 treatment. Clinical Investig. (Deutschland) 1993, 71 (8 Supplement)
* Effect of coenzyme Q 10 on structural alterations in the renal membrane of stroke-prone spontaneously hypertensive rats. Biochem. Med. Metabolism Biol. (USA) April 1991
* Co-enzyme Q 10: a new drug for cardiovascular disease. Journal Clinical Pharmacology (USA) Juli 1990
* Coenzyme Q 10: a new drug for myocardial ischemia? Med. Clinical North American (United Staes) Januar 1988
* Bioenergetics in clinical medicine. XVI. Reduction of hypertension in patients by therapy with coenzyme Q 10. Res. Commun. Chem. Pathol. Pharmacology (USA) Januar 1981

* Bioenergetics in clinical medicine. VIII. Administration of coenzyme Q10 to patients with essential hypertension. Res. Commun. Chen. Pathol. Pharmacology (USA) August 1976
* Bioenergetics in clinical medicine. III. Inhibition of coenzyme Q 10-enzymes by clinically used anti-hypertensive drugs. Res. Commun. Chem. Pathol. Pharmacology (USA) November 1995
* Bioenergetics in clinical medicine. Studies on coenzyme Q10 and essential hypertension. Res. Commun. Chem. Pathol. Pharmacology (USA) Juni 1975
* [Garlic (Allium sativum) – a potent medical plant] Forschr. Med. (Deutschland) Juli 20, 1995
* A meta-analysis of the effect of garlic on blood pressure. Journal Hypertens. (England) April 1994
* Patients preferences for novel therapy: an N-of-1 trial of garlic in the treatment of hypertension. J Gen Intern Med (USA) November 1993
* Can garlic lower blood pressure? A pilot study. Pharmacotherapy (USA) Juli-August 1993
* Hypertension and hyperlipidaemia: garlic helps in mild cases. British Journal Clinical Pract. Symp. Supplement (England) August 1990
* Defective renal adenylate cyclase response to prostaglandins E_2 in spontaneously hypertensive rats. Journal Hypertens. (England) April 1985, 3 (2)
* Renal response to L-arginine in salt-sensitive patients with essential hypertension. Hypertension (USA) März 1996
* L-arginine restores dilator responses of the basilar artery to acetylcholine during chronic hypertension. Hypertension (USA) April 1996
* Vitamin C deficiency and low linolenate intake associated with elevated blood pressure: the Kuopio Ischaemic Heart Disease Risk Factor Study. Journal Hypertens. Supplement (England) Dezember 1987
* Regulation of blood pressure by nitroxidergic nerve. Journal Diabetes Complications (USA) Oktober-Dezember 1995
* [Endothelial function and arterial hypertension] Ann. Ital. International (Italy) Oktober 1995, 10 Supplement
* Contrasting effect of antihypertensive treatment on the renal response to L-arginine. Hypertension (USA) Dezember 1995
* Prospective study of nutritional factors, blood pressure, and hypertension among US women. Hypertension (USA) Mai 1996
* [Overview—suppression effect of essential trace elements on arteriosclerotic development its mechanism] Nippon Rinsho (Japan) Januar 1996
* [Interrelationship between dietary intake of minerals and prevalence of hypertension] Vopr. Pitan (Russia) 1995, (6)
* Potassium depletion and salt-sensitive hypertension in Dahl rats: effect on Kalzium, magnesium, and phosphate excretions. Clinical Experience Hypertens. (USA) August 1995
* Consequences of magnesium deficiency on the enhancement of stress reactions; preventive and therapeutic implications (a review). Journal American Collection Nutrition (USA) Oktober 1994
* Relationship of magnesium intake and other dietary factors to blood pressure: the Honolulu heart study. American Journal Clinical Nutrition (USA) Februar 1987
* [Role of electrocytes in the development and maintenance of hypertension] Nippon Naibunpi Gakkai Zasshi (Japan) Mai 20, 1994
* Effect of dietary magnesium supplementation on intralymphocytic free Kalzium and magnesium in stroke-prone spontaneously hypertensive rats. Clinical Experience Hypertens. (USA) Mai 1994
* Vasorelaxant properties of n-3 polyunsaturated fatty acids in aortas from spontaneously hypertensive and normotensive rats. Journal Cardiovasc. Risk (England) Juni 1994

* Effects of a combination of evening primrose oil (gamma linolenic acid) and fish oil (eicosapentaenoic + docahexaenoic acid) versus magnesium, and versus placebo in preventing pre-eclampsia. Women Health (USA) 1992, 19 (2-3)
* Antithrombotic activity of garlic: its inhibition of the synthesis of thromboxane-B_2 during infusion of arachidonic acid and collagen in rabbits. Prostaglandins Leukot Essent Fatty Acids (Scotland) Oktober 1990
* Bulgarian traditional medicine: a source of ideas for phytopharmacological investigations. Journal EthnoPharmacology (Switzerland) Februar 1986
* Garlic as a natural agent for the treatment of hypertension: a preliminary report. Cytobios (England) 1982, 34 (135-136)
* The decline in stroke mortality. An epidemiologic perspective. Ann Epidemiol (USA) September 1993
* Antioxidant therapy in the aging process. EXS (Switzerland) 1992, 62
* Antioxidants show an anti-hypertensive effect in diabetic and hypertensive subjects. Clinical Science (Colch) (England) Dezember 1991
* [Relation between vitamin C consumption and risk of ischemic heart disease] Vopr. Pitan. (USSR) November-Dezember 1983
* Blood pressure and nutrient intake in the USA. Science (USA) Juni 29, 1984

Quellenausdruck: 17 Seiten

Brustkrebs

Der Brustkrebs (Mammakarzinom) ist in den westlichen Ländern inzwischen die häufigste bösartige Tumorform bei Frauen – mit steigender Tendenz. Experten vermuten einen Zusammenhang zwischen der Antibabypille und dieser Krebsform. Laut der „Amerikanischen Gesellschaft für Krebs“ *(American Cancer Society)* wurden 1997 über 180.000 US-Frauen mit der Diagnose Brustkrebs konfrontiert, und etwa 46.000 werden daran sterben. Statistiker sprechen demnach zurecht von einer regelrechten Brustkrebs-Epidemie.

Etwa drei Viertel der fühlbaren Einzelknoten sind gutartig und bedürfen keiner Behandlung. Wenn die verräterische Schwellung in der Brust sich allerdings als bösartig herausstellt, beinhaltet dieser Knoten im Durchschnitt etwa 45 Millionen Krebszellen, und einige dieser bösartigen Zellen haben vielleicht schon Tochtergeschwülste (Metastasen) gebildet – vorzugsweise in die Wirbel des Rückgrates oder in die Oberschenkelknochen. Früherkennung und Entfernung sind die einzigen wirksamen Waffen gegen diese Erkrankung. Nach der Operation ist oft eine Bestrahlung und/oder eine Chemotherapie nötig. Der Nebeneffekt von Bestrahlung und Chemotherapie ist jedoch die Schwächung des Immunsystems – womit der einzige natürliche Widersacher der Krebszellen mehr oder weniger kampfunfähig gemacht wird.

Alternative Therapien setzen deshalb an der Stärkung des Immunsystems an. Früherkennung, operative Entfernung und Chemo- bzw. Bestrahlungstherapie werden damit keinesfalls abgelehnt. Es gilt vielmehr, den Einsatz dieser „harten" Methoden sorgfältiger abzuwägen, teilweise durch natürliche Therapien zu ersetzen bzw. die Wirkung herkömmlicher Behandlungsweisen zu ergänzen und/oder so zu verstärken.

Wichtig: **Brustkrebszellen unterscheiden sich deutlich von anderen Krebszellen. Vor allem ist in diesem Fall die Einbeziehung von Immun- und Hormon-Wechsel-Therapien, die in die Brustkrebs-Zell-Vermehrung eingreifen, erforderlich.**

Melatonin | Eine der wichtigsten Nahrungsergänzungen für Brustkrebs-Patientinnen ist eine hohe Dosis des Hormons Melatonin (vor dem Schlafengehen!). Es blockiert die Östrogen-Rezeptoren ähnlich wie das herkömmliche Krebsmedikament Tamoxifen, jedoch ohne dessen langfristige Nebenwirkungen. Außerdem hemmt es direkt die Brustkrebszellen-Vermehrung und beschleunigt die Produktion von Immun-Komponenten, die die metastasierten Krebszellen absterben lassen. Frauen, denen Tamoxifen verschrieben wird, empfiehlt man in der Regel, das Arzneimittel nicht länger als zwei Jahre einzunehmen. Melatonin kann hingegen unbedenklich über einen unbestimmten Zeitraum eingenommen werden. Die vorgeschlagene Dosis Melatonin für Brustkrebs-Patientinnen beträgt 10 bis 50 mg.

Achtung: **Während Melatonin für Brustkrebs-Patientinnen sehr wichtig ist, sollte Interleukin-2 (IL-2), das oft mit Melatonin kombiniert angeboten wird, bei dieser Erkrankung vermieden werden. IL-2 kann möglicherweise die Brustkrebs-Zellteilung beschleunigen.**

Vitamin A und Vitamin D3 | Diese beiden Vitamine hemmen die Brustkrebs-Zellteilung und können bewirken, daß Krebszellen in reife, nicht krebshaltige Zellen umgewandelt werden. Vitamin D3 arbeitet synergetisch mit Tamoxifen, um die Vermehrung der Brustkrebszellen zu hemmen. Brustkrebs-Patientinnen sollten täglich 4.000 bis 6.000 I.E. Vitamin D3 auf leeren Magen einnehmen. Wasserlösliches Vitamin A kann in Dosen von 100.000 I.E. bis 300.000 I.E. jeden Tag eingenommen werden. Monatliche Blutuntersuchungen sind nötig. Nach sechs Monaten kann die Dosis reduziert werden.

Soja | Hauptwirkstoffe des Soja sind Genistein und die sogenannten Isoflavone, die über verschiedene Mechanismen in die Brustkrebs-Zellteilung eingreifen. Genistein behindert die Bildung neuer Blutgefäße, die einen Tumor versorgen, wodurch die Tumorzellen gewissermaßen verhungern.

Das Naturprodukt Soja läßt sich zwangsläufig schlecht dosieren. Es gibt jedoch standardisierte Nahrungs-Ergänzungen aus Soja-Extrakten. Der Puder hat meist einen Erdnußbutter-Geschmack. Es wird empfohlen, täglich zwei bis vier gehäufte Teelöffel des Soja-Puders oder etwa 20 Tabletten (je 750 mg) täglich einzunehmen.

Pflanzliche Substanzen | Kohl und Brokkoli enthalten Phytochemikalien, die in den Brustkrebs-Zellwachstum eingreifen. Oft wird frischer Saft von Kohl und/oder Broccoli empfohlen. Für diejenigen, die es zu umständlich finden, jeden Tag Kohl oder Broccoli zu pressen (der Geschmack ist sicherlich auch nicht jedermanns Sache), gibt es inzwischen hochdosierte fertige Phytopulver, die aus potenten Konzentrationen von Broccoli, Kohl und anderen Gemüsen bestehen. Brustkrebs-Patientinnen sollten täglich zwei gehäufte Teelöffel einnehmen.

Coenzym Q 10 | Vorläufige Untersuchungen in Europa zeigen sehr ermutigende Ergebnisse, wenn Brustkrebs-Patientinnen 300 bis 400 mg Coenzym Q 10 pro Tag einnehmen (öliges Kapselmedium erhöht die Absorption).

Grüner Tee | Aktuelle Untersuchungen zeigen, daß einige der Inhaltsstoffe des grünen Tee möglicherweise eine positive Wirkung bei der Krebsbehandlung haben. Während das Trinken von grünem Tee eine gut dokumentierte Methode der Krebsvorbeugung ist, ist es für Betroffene schwierig, eine ausreichende Menge von

Antikrebs-Komponenten einzig aus dem Trinken von grünem Tee aufzunehmen. Die Patientinnen sollten deshalb jeden Tag vier bis zehn entkoffeinierte Grüner-Tee-Extrakt-Kapseln zu sich nehmen. Diese Kapseln beinhalten ein standardisiertes Extrakt von Epigallocatechin Gallat, was den grünen Tee zu einer außerordentlich wirksamen Ergänzungstherapie bei der Behandlung von Brustkrebs machen kann.

Parlodel / Bromocriptin (verschreibungspflichtig!) Brustkrebs-Patientinnen haben oft erhöhte Werte des Hirnanhangdrüsen-Hormons Prolactin. Erhöhte Prolactin-Werte können eine erfolgreiche Brustkrebs-Therapie behindern. In diesen Fällen sind 1,25 bis 2,5 mg des Arzneimittels Parlodel – auch bekannt als Bromocriptin – angebracht. Parlodel muß nach den Mahlzeiten eingenommen werden, da ein Brechreiz auftreten kann, wenn es auf leeren Magen eingenommen wird.

Konjugierte Linolsäure (CLA) | Eine der interessantesten neuen Therapien für die Vorbeugung und Behandlung von Brustkrebs ist Konjugierte Linolsäure (CLA). CLA ist eine Komponente des Rindfleisches, die direkte Brustkrebszellen-Hemmeffekte hat. Da die meisten Teile des Rindfleisches leider nicht so gesund sind, als daß man sie in großen Mengen essen sollte, ist es wesentlich sicherer, CLA isoliert in Form von Kapseln einzunehmen. Zur Brustkrebs-Vorbeugung und -Behandlung empfehlen Experten sechs bis zehn Kapseln (je 750 mg) pro Tag.

Flachs-Samen | Füttert man Ratten mit einer Diät, die Bodenflachs-Samen enthält, dann wird es sehr schwierig, durch Krebszellen-Injektion einen Brusttumor zu provozieren. Ratten, die keinen Flachs-Samen bekommen haben, entwickeln hingegen schnell Brustkrebs als Antwort auf die Injektionen mit lebenden Krebszellen. Bei Ratten mit vorhandenen großen Brusttumoren führte die Flachs-Samen-Fütterung zur Schrumpfung des Tumors. Zu ähnlichen Ergebnissen führten Versuche mit Affen.

Übrigens eignet sich nur der Boden-Flachs-Samen (nicht Flachs-Öl!), denn nur dieser enthält eine sinnvolle Dosis des Wirkstoffes Lignans.

Mittlerweile gibt es bestimmte Rezepturen, die die regelmäßige Zufuhr erleichtern. Empfohlen werden zwei bis fünf Teelöffel täglich.

Regelmäßige Kontrolle

Monatliche Blutproben sollten eine komplette Blutchemie umfassen: mit Tests der Leberfunktion und der Serum-Kalzium-Werte, der Prolactin-Werte und der Parathormon-Werte. Weitere erforderliche Tests: Tumor-Marker CA-15(3), Krebs-Profil-Test (CA Profil) einschließlich CES oder carcinoembryonale Antigen-Prüfung (CEA). Diese Tests zeigen den Fortschritt oder das Versagen der angewandten Therapie an; sie sind außerdem in der Lage, eine mögliche Überdosierung von Vitamin A und Vitamin D_3 rechtzeitig zu erkennen.

Quellen:

* Progress on therapy of breast cancer with vitamin Q 10 and the regression of metastases. Biochem Biophys Resolution Commun. (USA) Juli 6, 1995
* Apparent partial remission of breast cancer in “high risk” patients supplemented with nutritional antioxidants, essential fatty acids and coenzyme Q 10. Mol. Aspects Med. (England) 1994, 15 Suppl.
* Effects of isoprenoids (coQ 10) on growth of normal human mammary epithelial cells and breast cancer cells in vitro. Anticancer Resolution (Greece) Januar-Februar 1994
* Partial and complete regression of breast cancer in patients in relation to dosage of coenzyme Q 10. Biochem Biophysical Resolution Commun. (USA) März 30, 1994
* Modulation of the length of the cell cycle time of MCF-7 human breastcancer cells by melatonin. Life Science (England) 1996, 58 (9)
* Melatonin blocks the stimulatory effects of prolactin on human breast cancer cell growth in culture. British Journal Cancer (England) Dezember 1995
* Melatonin modulation of estrogen-regulated proteins, growth factors, and proto-oncogenes in human breast cancer. Journal Pineal Resolution (Denmark) März 1995
* Melatonin inhibition of MCF-7 human breast-cancer cells growth: influence of cell proliferation rate. Cancer Letter (Ireland) Juli 13, 1995
* Serial transplants of DMBA-induced mammary tumors in Fischer rats as model system for human breast cancer. IV. Parallel changes of biopterin and melatonin indicate interactions between the pineal gland and cellular immunity in malignancy. Oncology (Switzerland) Juli-August 1995
* Modulation of cancer endocrine therapy by melatonin: a phase II study of tamoxifen plus melatonin in metastatic breast cancer patients progressing under tamoxifen alone. British Journal Cancer (England) April 1995
* Modulation of estrogen receptor mRNA expression by melatonin in MCF-7 human breast cancer cells. Mol. Endocrinol. (USA) Dezember 1994
* Melatonin modulates growth factor activity in MCF-7 human breast cancer cells. Journal Pineal Resolution (Denmark) August 1994
* Differences between pulsatile or continuous exposure to melatonin on MCF-7 human breast cancer cell proliferation. Cancer Lett (Ireland) September 30, 1994
* Effects of melatonin on cancer: studies on MCF-7 human breast cancer cells in culture. Journal Neural. Transm. Supplement (Austria) 1986, 21, 433-449
* Role of pineal gland in aetiology and treatment of breast cancer. Lancet (England) Oktober 14, 1978

* Beta-interferon, retinoids and tamoxifen as maintenance therapy in metastatic breast cancer. A pilot study. Clinical Therapy (Italy) Oktober 1995
* The effects of retinoids on proliferative capacities and macromolecular synthesis in human breast cancer MCF-7 cells. Cancer (USA) November 15, 1980
* The anti-proliferative effect of vitamin D3 analogues is not mediated by inhibition of the AP-1 pathway, but Mai be related to promoter selectivity. Oncogene (England) November 2, 1995
* Epidemiology of soy and cancer: perspectives and directions. Journal Nutrition (USA) März 1995, 125 (3 Suppl)
* Effects of tyrosine kinase inhibitors on the proliferation of human breast cancer cell lines and proteins important in the ras signaling pathway. International Journal Cancer (USA) Januar 17, 1996
* Selective responsiveness of human breast cancer cells to indole-3-carbinol, a chemopreventive agent. Journal Natl. Cancer Inst. (USA) Januar 19, 1994
* Differential stimulatory and inhibitory responses of human MCF-7 breast cancer cells to linoleic acid and conugated linoleic acid in culture. Anticancer Res. (Greece), 1992, 12/6 B
* Inhibitory effect of conjugated dienoic derivatives of linoleic acid and beta-carotene on the in vitro growth of human cancer cells. Cancer Letter (Ireland), 1992, 63/2 (125-133)
* Preferential cytotoxicity on tumor cells by caffeic acid phenethyl ester isolated from propolis. Experientia (Switzerland), 1988, 44/3 (230-232)
* Effect of caffeic acid esters on carcinogen-induced mutagenicity and human colon adenocarcinoma cell growth. Chem.-Biol.-Interact. (Ireland), 1992, 84/3 (277-290)

Quellenausdruck: 12 Seiten

Candida albicans (Pilzinfektionen)

Seit einiger Zeit sind Pilzinfektionen besonders stark in der Diskussion, deswegen soll hier etwas ausführlicher darauf eingegangen werden. Candida gilt als eine relativ neue Erkrankung, die oft nicht erkannt wird. Verursacht wird diese Infektion durch den Hefepilz Candida albicans. Dieser Pilz tritt gelegentlich im Magen-Darm-Trakt auf. Seine Anwesenheit bzw. der Nachweis allein bedeutet jedoch noch gar nichts. Der Pilz kann überall vorkommen, wird jedoch meist von Bakterien an einer übermäßigen Ausbreitung gehindert.

Aber – so der Tenor vieler moderner Publikationen – dieses Gleichgewicht kann durch Faktoren wie schlechte Nahrung, Streß, Umweltschadstoffe, Antibiotika und andere Faktoren gestört werden. Dann gerät der Pilz außer Kontrolle, nimmt überhand und produziert schädliche Gifte aller Art. Diese wiederum können das

Immunsystem in seiner Funktion behindern, Allergien auslösen, Hormonstörungen verursachen und zu weiteren Erkrankungen wie Arthritis, Asthma, Psoriasis, Unfruchtbarkeit, Hyperaktivität bei Kindern usw. führen.

Es steht fest, daß jeder Organismus von einer regelrechten Armada an Bakterien und Pilzen bevölkert wird. Im gesunden Körper besteht eine ausgewogene Balance zwischen (guten) Bakterien und (bösen) Pilzen aller Art. Antibiotika zum Beispiel können dieses Gleichgewicht empfindlich stören, indem sie die Bakterien (auch die guten!) dezimieren, wodurch sich der Pilz schnell vermehren kann. Es ist somit nichts Ungewöhnliches, wenn jemand im Anschluß an eine Antibiotika-Behandlung von einem Pilz befallen wird. Eine weißliche Zunge beispielsweise ist ein bekanntes Symptom für einen Pilzbefall im Mundbereich. Normalerweise bricht jedoch der Nachschub an Bakterien nicht ab, und da diese den Pilz „zum Fressen gern" haben, erledigt sich der Pilzüberhang häufig von ganz alleine.

Gerade frisch verliebte Paare oder Personen mit häufig wechselnden Geschlechtspartnern lernen die Balance zwischen Bakterien und Pilzen oft unfreiwillig kennen. Es liegt auf der Hand, daß vor allem im feuchtwarmen Klima der Scheide das Gleichgewicht zwischen Bakterien und Pilzen von Bedeutung ist und sehr leicht gestört werden kann. Da genügt oft schon ein neuer (durchaus gesunder!) Partner, um einiges aus dem Lot zu bringen. Das empfindliche „Kleinbiotop" der Frau und das des Mannes müssen sich gewissermaßen erst aneinander gewöhnen. Bestenfalls bildet sich bei beiden schnell und symptomfrei eine neue Haus- und Hofgemeinschaft; schlimmstenfalls gerät das Gleichgewicht kräftig durcheinander und der Pilz (meist Candida) gewinnt überhand. Die Symptome wie Juckreiz, Brennen, Ausfluß hat wohl schon jede Frau irgendwann einmal erlebt. (Und keineswegs muß da eine dritte Person im Spiel gewesen sein!)

Candida albicans kann also durchaus krank machen – sogar den gesamten Organismus. Ob und inwiefern diese Erkrankung jedoch in dem Maße um sich greift, wie manche Autoren dies behaupten, dafür gibt es bisher keine zuverlässigen Hinweise. Gefährdet sind auf jeden Fall geschwächte Menschen: Personen nach Operationen oder mit chronischen Infekten sowie AIDS- und Krebspatienten.

Liegt ein Candida-Verdacht vor, kann in einem Fachlabor der Stuhlgang untersucht werden. Ein positiver Befund bedeutet nun aber nicht, daß der Mensch wirklich erkrankt ist. Er ist lediglich ein Indiz für einen möglichen Befall, und ein verantwortungsbewußter Arzt wird zuerst nach weiteren Hinweisen suchen, ehe er eine endgültige Diagnose stellt. Die wichtigsten Symptome sind: Darmblähungen, schmieriger Stuhlgang, Kurzatmigkeit, Herzbeschwerden, Hauterkrankung, Juckreiz am Darmausgang und immer wiederkehrende Vaginalentzündungen.

Vorsicht: **Die Symptome sind oftmals so diffus, daß man sich vor Selbstdiagnosen hüten sollte – zumal man eigentlich nicht genau weiß, ab welcher Grenze (zum Beispiel Anzahl der Pilze pro Gramm Stuhlgang) man von krankhaftem Pilzbefall reden sollte. Pilze im Stuhlgang sind im Grunde genommen normal.**

So uneinig sich die Fachleute bei der Diagnose auch sind, bei der Therapie zieht man jedoch weitgehend am selben Strang: Meist können die Pilze mit relativ harmlosen, lokal wirkenden Anti-Pilzmitteln wie Nystatin, Amphotericin B, Natamycin usw. behandelt werden. Diese Mittel hemmen allerdings lediglich das Pilzwachstum. Für eine erfolgreiche „Entpilzung" sollte man den Organismus daher mit weiteren Mitteln unterstützen.

Ernährungsumstellung | Radikaldiäten schaden vermutlich eher, als daß sie nutzen. Generell sollte man sich möglichst ballaststoff- und vitaminreich ernähren, auf Zucker oder Obst muß jedoch nicht verzichtet werden. In Sachen Ernährungsumstellung bei Pilzbefall raten die einen zu „pilzfeindlicher" Nahrung, andere halten dies für Unsinn. Sicherlich kann es nicht schaden, wenn man weniger Zucker und Weißmehl ißt, aber ob sich der Pilz davon nachhaltig beeindrucken läßt, ist mehr als fraglich. Candida albicans ernährt sich nun mal vorwiegend von Kohlenhydraten, und diese völlig zu vermeiden, den Pilz gewissermaßen „auszuhungern", dürfte ein wahres Kunststück sein. Plausibel ist indes die allgemeine Stärkung des Immunsystems mit Basisnährstoffen bei gleichzeitiger Zufuhr von bestimmten Nährstoffen, die der Pilz nicht mag (und die dem Menschen nicht schaden).

Teebaumöl | Laut einschlägiger Studien soll dieses Öl dem Organismus bei candida-bedingten Darm- und Dickdarmentzündungen sehr gut helfen. Das Öl kann auch auf befallenen Hautstellen aufgetragen werden.

Kräutermixturen | Die Kolon-Sanierung nach Dr. Gray (USA) soll eine sehr wirksame Methode sein, um den Pilzbefall zu reduzieren. Hierbei wird der Darm durch bestimmte Kräutermixturen wirksam entschlackt (teilweise sehr alte Darmreste werden gelöst und beseitigt), und die vorhandenen Laktobakterienstämme werden durch spezielle Laktobakterien-Nahrung zur gezielten Vermehrung angeregt.

Knoblauch, Biotin und Caprylic Acid | Diese Mittel haben einen direkten hefetötenden Effekt im Darm, während Ballaststoffe bei der Beseitigung von Hefe und Pilz behilflich sind. Bestimmte Produktmischungen mit diesen Inhaltsstoffen tragen dem Rechnung und erleichtern dadurch die Einnahme der verschiedenen Substanzen.

Haifischleberöl | Es bewies zumindest im Labor pilztötende Effekte. Der wirksame Inhaltsstoff, das Alkylglycerol, wird in derartigen Fällen in Dosierungen zu 1.000 mg täglich empfohlen. Allerdings sollte das Mittel nicht länger als 30 Tage zugeführt werden.

In hartnäckigen Fällen wird man spezielle Medikamente einsetzen müssen, um den Pilz abzutöten. Es liegt jedoch auf der Hand, daß Medikamente einen erneuten Befall nicht verhindern können. Daher empfiehlt sich eine wirksame Vorbeugung durch die beschriebenen Maßnahmen.

Quellen:

* [Fecal microflora in healthy young people] Zh. Mikrobiol. Epidemiol. Immunobiol. (USSR) Februar 1983, (2), 36-40
* Biotherapeutic agents. A neglected modality for the treatment and prevention of selected intestinal and vaginal infections. Jama (USA) März 20, 1996, 275 (11), 870-876
* Influence of lactobacilli on the adhesion of Staphylococcus aureus and Candida albicans to fibers and epithelial cells. Journal Indian Microbiology (England) September 1995, 15 (3), 248-253
* Effect of Lactobacillus acidophilus on antibiotic-associated gastrointestinal morbidity: a prospective randomized trial. Journal Otolaryngology (Canada) August 1995, 24 (4), 230-233
* Inhibition of Candida albicans by Lactobacillus acidophilus: evidence for the involvement of a peroxidase system. Microbios (England) 1994, 80 (323), 125-133
* Ingestion of yogurt containing Lactobacillus acidophilus as prophylaxis for candidal

vaginitis [see comments]. Ann. Intern. Med. (USA) März 1, 1992, 116 (5), 353-357
* Evidence for the involvement of thiocyanate in the inhibition of Candida albicans by Lactobacillus acidophilus. Microbios (England) 1990, 62 (250), 37-46
* Viridical effects of Lactobacillus and yeast fermentation. Appl. Environment Microbiol. (USA) August 1983, 46 (2), 452-458
* Inhibition of Candida albicans by Lactobacillus acidophilus. Journal Dairy Science (USA) Mai 1980, 63 (5), 830-832
* Thrush bowel infection: existence, incidence, prevention and treatment, particularly by a Lactobacillus acidophilus preparation. Curr. Med. Drugs (England) Dezember 1997, 8 (4), 3-11
* [Candida infection of the female genitalia. Complaints and clinical findings] Candidainfektion des weiblichen Genitales. Beschwerden und Befund. Med. Klin. (Deutschland) Januar 31, 1996, 64 (5), 203-206
* Dietary supplement of neosugar alters the fecal flora and decreases activities of some reductive enzymes in human subjects. American Journal Clinical Nutrition (USA) Mai 1996, 63 (5), 709-716
* In vitro fructooligosaccharide utilization and inhibition of Salmonella spp. by selected bacteria. Poult Sci (USA) September 1995, 74 (9), 1418-1425
* Dietary fructooligosaccharide, xylooligosaccharide and gum arabic have variable effects on cecal and colonic microbiota and epithelial cell proliferation in mice and rats. Journal Nutrition (USA) Oktober 1995, 125 (10), 2604-2609
* A comparison of susceptibility to five antifungal agents of yeast cultures from burn patients. Burns (England) Mai 1995, 21 (3), 167-170
* [A trial of the use of diflucan (fluconazole) in patients with vaginal candidiasis] Antibiot. Khimioter. 1993 Dezember 38(12), 39-41
* [Fluconazole—a new antifungal agent] Tidsskr Nor Laegeforen. 1992 Juni 10, 112(15), 1961-1963
* [Endogenous candida endophthalmitis: a new therapy] Klinische Monatsblätter Augenheilkunde 1991 Dezember 199(6), 446-449
* Perspective Evaluation of Candida Antigen Detection Test for Invasive Candidiasis and Immunocompromised Adult Patients With Cancer, The American Journal of Medicine, Dezember 1989;87(621-627)
* Pathogenesis of Candidiasis: Immunosuppression By Cell Wall Mannan Catabolites, Archives of Surgery, November 1989; 124:1290-1294
* Ingestion of Yogurt Containing Lactobacillus Acidophilus as Prophylaxis for Candidal Vaginitis, Annals of Internal Medicine, März 1, 1992;116(5):353-357
* Garlic: A Review of Its Relationship to Malignant Disease, Preventive Medicine, Mai 1990; 19(3):346-361
* Anticandidal and Anticarcinogenic Potentials For Garlic, International Clinical Nutrition Review, October 1990; 10(4):423-429
* Vaginal Flora and Urinary Tract Infections, Current Opinion in Infectious Disease, 1991; 4:37-41
* Regulation of The Immune Response to Candida Albicans by Monocyte and Progesterone, American Journal of Obstetrics and Gynecology, 1991;164:1351-1354
* Hydrogen Peroxide-Producing Organisms Toxic To Vaginal Bacteria, Infectious Disease News, August 8, 1991; 5
* The Vaginal Ecosystem, Mardh, Per-Anders, M.D., American Journal of Obstetrics and Gynecology, October 1991; 165(4): Part II:1163-1168
* Ingestion of Yogurt Containing Lactobacillus Acidophilus as Prophylaxis for Candidal Vaginiti, Annals of Internal Medicine, March 1, 1992; 116(5); 353-357

Quellenausdruck: 11 Seiten

Cholesterinspiegel, erhöhter

Ein erhöhter Cholesterinspiegel allein ist zwar noch keine Krankheit im engeren Sinne, aber eine erhöhte Cholesterinkonzentration im Blut gilt als einer von mehreren Risikofaktoren für Arteriosklerose (siehe dort). Vor allem eine spezielle Fraktion des Cholesterins, das LDL-Cholesterin, ist bei höheren Werten ein Alarmsignal.

Seit einigen Jahren steht das Cholesterin (griechisch: Gallenfett) immer wieder im Mittelpunkt der ernährungswissenschaftlichen Diskussion. Den meisten Menschen ist nur bekannt, daß Cholesterin schlecht sei. Dies ist jedoch ein Pauschalurteil, das so nicht zu halten ist. Wir wissen heute, daß Cholesterin und Fett (Triglyceride) für den Organismus lebenswichtige Substanzen sind, zum Beispiel als Bausteine von Zellmembranen, Hormonen und Gallensäuren. Das Cholesterin unterstützt zudem das Immunsystem bei der Krankheitsabwehr und ist Ausgangspunkt für die Produktion zahlreicher Hormone sowie für die Herstellung von Vitamin D. Übrigens besteht das Gehirn zu 20 Prozent aus purem Cholesterin, um die Nervenzellen beim elektronischen Signalaustausch vor „Kurzschlüssen" zu schützen.

Der amerikanische Psychologe *Mark Ketterer* fand in einer Versuchsreihe mit 1.000 Personen heraus, daß Patienten mit einem *zu niedrigen* Cholesterinspiegel häufiger unter Depressionen bis hin zu Selbstmordgedanken litten als solche mit normalen Werten. Cholesterin scheint also sogar eine depressionshemmende Wirkung zu haben.

Welche Gefahren drohen bei erhöhtem Cholesterinspiegel? Wer zu viele Kalorien zu sich nimmt – gleichgültig, ob Fette, Kohlenhydrate oder Eiweiß –, riskiert dadurch einen erhöhten Cholesterinspiegel und eine stärkere Anfälligkeit für Herz-Kreislauf-Erkrankungen. Aber auch eine cholesterinfreie Ernährung garantiert noch keinen niedrigen Cholesterinspiegel im Blut. Denn unser Körper ist in der Lage, von sich aus einen hohen Spiegel von „schlechtem Cholesterin" im Blut zu produzieren.

Der normale Blutcholesteringehalt liegt zwischen 160 und 200 mg/100 ml, der Normwert für Triglyceride unter 150 mg/100 ml. Steigt der Cholesterinspiegel über 230 mg/100 ml, fördert dies die Entstehung der Arteriosklerose (siehe Seite 72). Tatsächlich beträgt die tägliche Aufnahme von Cholesterin im Durchschnitt rund 440 mg bei Männern und 360 mg bei Frauen. Bei rund 60 Prozent der Altersgruppe der 19-50jährigen Männer und Frauen liegen die Werte um 40 Prozent (!) über dem Durchschnitt – ein alarmierendes Ergebnis!

Der natürlichste Weg, zu hohe Werte zu senken, wäre eine entsprechende Cholesterin- bzw. fettarme Diät. Der Nutzen hiervon ist aber fraglich, da es unter anderem viel Disziplin vom Patienten verlangt. Darüber hinaus sprechen etliche Personen nicht darauf an, weil der Körper auch selbst Cholesterin produziert.

Körpereigene Cholesterinproduktion

- **Angst, Streß, Hektik, psychische Probleme und unbewältigte Konflikte fördern über die zentralnervöse Steuerung die verstärkte körpereigene Produktion von Cholesterin.**
- **Liegt ein Vitaminmangel vor, muß der Körper vermehrt Cholesterin produzieren, um sogenannte Freie Radikale abzuwehren.**

Den Cholesterinspiegel senken

Forschungsreihen haben gezeigt, daß der Blutfettgehalt unter dem Einfluß der in Lachsöl enthaltenen Omega-3-Fettsäuren rapide absinkt. Gleichzeitig kann durch die verstärkte Aufnahme von Omega-3-Fettsäuren der Gesamtcholesterin-Spiegel gesenkt werden, wobei das „schlechte" LDL-Cholesterin abnimmt und das „gute" HDL-Cholesterin tendenziell ansteigt. Zur Verminderung von LDL empfiehlt sich außerdem die zusätzliche Gabe von Vitamin A (oder Betakaroten), C, E und Selen. Die folgende Tabelle zeigt die Wirkung von Omega-3-Fettsäuren auf Blutfette bei gesunden Normalpersonen und bei Personen mit einer Stoffwechselstörung. Der Untersuchungszeitraum betrug drei Monate.

Es fällt auf, daß die höheren Ausgangswerte von Cholesterin und Triglyceriden durch Omega-3-Fettsäuren am stärksten gesenkt

	Anzahl	Omega-3-Fettsäuren	Triglyceride	LDL-Cholesterin	HDL-Cholesterin
Gesunde Personen (normaler Blutfettwert)	600	530 mg/Tag	minus 25	0	plus 3
Personen mit Stoffwechselstörung (erhöhte Blutfettwerte)	600	800 mg/Tag	minus 52	plus 20	plus 10

(Änderungen in Prozent von den Ausgangswerten)

werden – bei Triglyceriden sogar um über 50 Prozent!

Während hier keinerlei unerwünschte Nebenwirkungen auftraten, ziehen herkömmliche cholesterinreduzierende Medikamente auf längere Sicht meistens unangenehme Nebenwirkungen nach sich. Die Risiko-Nutzen-Abwägung spricht daher gegen die Verwendung derartiger Medikamente. Dies gilt um so mehr, als man hohe Cholesterinwerte auf natürliche Weise senken kann, wie die Erfolge mit Omega-3-Fettsäuren (Fischöl) gezeigt haben. Hier noch einige weitere natürliche Möglichkeiten der Cholesterinsenkung:

Kurkumin (Gelbwurz) | Diese Pflanze wird in Asien als Gewürz und zum Färben der Speisen benutzt. Bereits 1970 berichtete das Journal of Nutrition (100: 1307-16) über Versuche mit Ratten. Deren Cholesterinspiegel sank nach Fütterung mit Kurkuma auf die Hälfte.

Das *International Journal of Vitamin Nutritional Research (61: 364-9,1991)* erläutert die Wirkungsweise folgendermaßen: „Kurkumin behindert die intestinale (im Darm) Cholesterinaufnahme, erhöht die Umwandlung von Cholesterin zu Gallensäure und beschleunigt deren Ausscheidung.“ In der Zeitschrift *Arzneimittel-Forschung (36: 715-7, 1968)* war man bereits lange vorher zu der Ansicht gelangt, daß Kurkumin die abnormale Blutverklumpung durch Blockierung von Thromboxan verhindert, das als Verursacher

der Plättchenanlagerung des Blutes gilt. Das Gewürz Kurkumin erhöht ferner das Prostacyclin – eine körpereigene Substanz, die zuständig ist, die abnormale Blutverklumpung zu verhindern. In einer Studie verabreichte man zehn Freiwilligen *(Indian Journal of Physiology, 36 (4):273-5, 1992)* täglich 500 mg Kurkumin. Nach nur einer Woche war der „gute" HDL-Cholesterin-Anteil um 29 Prozent gestiegen. Das Gesamtcholesterin konnte in dieser Untersuchung um 11,6 Prozent, die Lipidperoxidation (betrifft das „böse" LDL) um 33 Prozent reduziert werden.

Während zugelassene Cholesterinsenker im Verdacht stehen, Leberschäden und Krebs zu verursachen, konnte man bei Kurkumin sogar krebsverhindernde und anti-virale Eigenschaften nachweisen. Es neutralisiert Karzinogene in der Nahrung und unterdrückt Krebsgeschehnisse sowohl in der Anfangsphase als auch in den diversen Phasen der Weiterentwicklung.

Kurkumin hat ferner entzündungshemmende Eigenschaften und schützt die Leber gegen Viren-Schäden (virale Hepatitis). Es gilt als potentes Antioxidans und soll sogar die HIV-Replikation verhindern helfen. Die Vorteile von Kurkumin sind offenkundig und auf jeden Fall einen Versuch wert.

■ *Tip:* **Tauschen Sie herkömmliche Cholesterinssenker gegen Kurkumin aus. Um die Effektivität zu überprüfen und gegebenenfalls die Dosierung anzupassen, sollte das Cholesterin vor und etwa 45 Tage nach der Kurkumin-Einnahme überprüft werden. Kurkumin sollte jedoch nicht bei Erkrankungen des Gallentraktes benutzt werden, da der Gallenfluß erhöht werden kann. Außerdem können hohe Kurkumin-Dosierungen auf nüchternen Magen bei längerer Anwendung zu Magengeschwüren führen.**

Gugulipid | Eine andere wirksame Substanz zur Cholesterinsenkung ist dieser Wirkstoff des Mukjulbaumes.

In einer Studienübersicht des Journal of Associated Physicians, India (37/5: 323-8, 1989) wurden verschiedene Untersuchungen vorgestellt. So erhielten zum Beispiel 125 Patienten Gugulipid. Nach drei bis vier Wochen war das Gesamtcholesterin durchschnittlich um elf Prozent, die Triglyceride um 16,8 Prozent gesenkt worden, während bei 60 Prozent der Patienten das „gute“ HDL-Cholesterin angehoben werden konnte. Betroffene mit erhöhtem Cholesterin reagierten besser auf die Behandlung als normale Patienten.

In einer anderen placebokontrollierten Untersuchung erhielten 205 Patienten eine Dosierung von 3 x 25 mg Gugulipid täglich. Von den behandelten Patienten sprachen 70 bis 80 Prozent auf die Therapie an und reagierten mit einer Cholesterinsenkung. In der Kontrollgruppe (die ein Placebo erhielt) war keinerlei Fortschritt feststellbar.

In einer weiteren placebokontrollierten Studie an 40 Patienten mit hohen Blutfettwerten sank das Serum-Cholesterin nach dreiwöchiger Gugulipideinnahme um 21,75 Prozent, die Triglyceride gar um 27,1 Prozent. Nach 16 Wochen hatte sich das HDL-Cholesterin um 35,8 Prozent erhöht.

Bromelain und Ingwer | Diese beiden Substanzen sind derzeit in Sachen Cholesterinsenkung neben Kurkumin und Gugulipid die interessantesten natürlichen Substanzen. Betroffene können diese Substanzen einzeln oder auch in speziellen Mixturen erwerben. Mixturen haben in der Regel einen erheblichen Kostenvorteil gegenüber dem Einzelerwerb.

Soja | Ein weiterer Ansatzpunkt zur natürlichen Cholesterinsenkung ist das altbekannte Soja. Bereits vor 80 Jahren wurden erstmals die cholesterinsenkenden Eigenschaften in der medizinischen Literatur erwähnt. The New England Journal of Medicine (August 3, 1995) veröffentlichte eine Analyse aller Studien, die den cholesterinsenkenden Effekt von Soja behandelten. Die Analyse von 38 kontrollierten Studien ergab: „Sojaprotein senkte das Gesamtcholesterin durchschnittlich um 9,3 Prozent, die Triglyceride um 10,5 Prozent und das ‚böse‘ LDL-Cholesterin um 12,9 Prozent. Beim ‚guten‘ HDL-Cholesterin war nur ein leichter Anstieg von 2,9 Prozent zu beobachten.“ Man erklärt sich die cholesterinsenkende Wirkung von Soja mit den darin enthaltenen Phytoöstrogenen Genistein und den sogenannten Isoflavonen. Darüber hinaus scheint

Soja die Konzentration des Schilddrüsenhormons Thyroxin im Blut anzuheben. Thyroxin wiederum ist zuständig für den Cholesterinabbau. Neben den cholesterinsenkenden Effekten soll Soja somit sogar vor Arteriosklerose und zerebralen Krankheiten schützen. Im Gegensatz zu den zugelassenen herkömmlichen Cholesterinsenkern weist Soja auch noch krebsverhindernde Eigenschaften auf.

Soja in verschiedenen Formen

Soja ist in vielen Variationen erhältlich. Während man aus dem mehr oder weniger frischen Naturprodukt (gekeimte Sojabohnen) zweifelsohne schmackhafte Speisen zubereiten kann, eignet es sich weniger für eine kontrollierte Zufuhr. Hier bieten sich standardisierte Sojaextrakte (Tablette, Kapseln) oder Sojapuder an. Für cholesterinsenkende Maßnahmen empfiehlt man ca. 5 g Sojaextrakt oder zwei bis vier Eßlöffel Sojapuder täglich.

Wie bei allen Naturprodukten sind auch hier verbindliche Mengenangaben nur schwer möglich, da der eigentliche Wirkstoffgehalt teilweise starken Schwankungen unterliegen kann. Andererseits kann man auch kaum etwas verkehrt machen. Maßgebend ist letzten Endes die Wirkung im Organismus. Anfangs wird man die Blutwerte sicherlich öfters überprüfen müssen, um zu testen, ob bzw. welche Wirkung eine solche alternative Therapie zeigt. Gegebenenfalls sind die Dosierungen zu erhöhen. Wenn sich die ersten Erfolge eingestellt haben, kann man zu jährlichen Gesundheits-Checks übergehen, um eine Feinabstimmung vorzunehmen.

Quellen:

* Clinical trials with gugulipid. A new hypolipidaemic agent. Journal Assoc. Physicians India (India) Mai, 1989, 37 (5), 323-328
* Hypolipidemic and antioxidant effects of Commiphora mukul as an adjunct to dietary therapy in patients with hypercholesterolemia. Cardivasc. Drugs Therapy (USA) August 1994, 8 (4), 659-664
* Beneficial effect of Allium sativum (garlic), Allium cepa and Commiphora mukul on experimental hyperlipidemia and atherosclerosis – a comparative evaluation. Journal Postgrad. Med. (India) Juli 1991, 37 (3), 132-135
* Curcumin, a major component of food spice turmeric (Curcuma longa) inhibits aggregation and alters eicosanoid metabolism in human blood platelets. Prostaglandins Leukotrienes and Essential Fatty Acids (United Kingdom), 1995, 52/4 (223-227)
* Influence of capsaicin, eugenol, curcumin and ferulic acid on sucrose-induced hypertriglyceridemia in rats. Nutrition Report International (USA), 1988, 38/3 (571-581)
* Inhibitory effect of curcumin, an anti-inflammatory agent, on vascular smooth muscle

cell proliferation. European Journal Pharmacology (Netherlands), 1992, 221/2-3 (381-384)
* Polyphenols as cancer chemopreventive agents. Journal Cell Biochem. Supplement (USA) 1995, 22, 169-180
* Anti-tumour and antioxidant activity of natural curcuminoids. Cancer Letter (Ireland), Juli 20, 1995, 94 (1), 79-83
* Phospholipid epitopes for mouse antibodies against bromelain-treated mouse erythrocytes. Immunology (England) September 1987, 62 (1), 11-16
* The effect of spices on cholesterol 7 alpha-hydroxylase activity and on serum and hepatic cholesterol levels in the rat. International Jorunal Vitam. Nutritionen Res. (Switzerland) 1991, 61 (4), 364-369
* Effect of gugulipid on bioavailability of diltiazem and propranolol. Journal Assocication Physicians India (India) Juni 1994, 42 (6), 454-455
* Clinical trials with gugulipid. A new hypolipidaemic agent. Journal Associaction Physicians India (India) Mai, 1989, 37 (5), 323-328
* Biological effects of isoflavones in young women: Importance of the chemical composition of soybean products. British Journal of Nutrition (United Kingdom), 1995, 74/4 (587-601)
* Overview of proposed mechanisms for the hypocholesterolemic effect of soy. Journal of Nutrition (USA), 1995, 125/3 Supplement (606S-611S)
* Biological effects of a diet of soy protein rich in isoflavones on the menstrual cycle of premenopausal women. American Journal Clinical Nutrition (USA), 1994, 60/3 (333-340)
* A review of the clinical effects of phytoestrogens. Obstetrics and Gynecology (USA), 1996, 87/5 II Supplement (897-904)
* Nutritional interest of flavonoids. Medecine et Nutrition (France), 1996, 32/1 (17-27)
* Inhibition of protein tyrosine kinase alters the effect of serum basic protein I on triacylglycerols and cholesterol differntly in normal and hyperapoB fibroblasts. Arteriosclerosis, Throbosis, and Vascular Biology (USA), 1995, 15/8 (1195-1203)
* Influence of dietary curcumin and cholesterol on the progression of experimentally induced diabetes in albino rat. Molecular and Cellular Biochemistry (USA), 1995, 152/1 (13-21)
* Effect of retinol deficiency and curcumin or turmeric feeding on brain Na+-K+ adenosine triphosphatase activity. Mol. Cell. Biochem. (USA), 1994, 137/2 (101-107)
* Bioactive substances in food: Identification and potential uses. Can. Journal Physiol. Pharmacology (Canada), 1994, 72/4 (423-434)
* Mechanism of antiinflammatory actions of curcumine and boswellic acids. Journal EthnoPharmacology (Ireland), 1993, 38/2-3 (113-119)
* Influence of dietary spices on adrenal steroidogenesis in rats. Nutrition Res. (USA), 1993, 13/4 (435-444)
* Differential effects of dietary lipids and curcumin on kidney microsomal fatty acids and Na+, K+ - ATPase activity in rats. Nutrition Res. (USA), 1992, 12/7 (893-904)

Quellenausdruck: 11 Seiten

Chronisches Müdigkeitssyndrom (Burnout-Syndrom)

Beim chronischen Müdigkeitssyndrom (Chronical fatigue syndrome) handelt es sich um einen Zustand, der erst seit kurzer Zeit überhaupt in der Literatur beschrieben wird. Er ist deswegen auch keineswegs allgemein als eigenständige Erkrankung anerkannt. Es ist für den ausschließlich an empirisch überprüfbaren Fakten orientierten Mediziner sicherlich nicht einfach, eine klare Grenze zu Erschöpfungszuständen zu ziehen, die nicht objektiv nachvollziehbar sind – zumal man bei CMS weitgehend auf Darstellungen des Patienten angewiesen ist und die Symptomatik oft recht diffus beschrieben wird.

Chronische Müdigkeit kann ein Hinweis auf eine allgemeine Mangelversorgung im Hinblick auf verschiedene Mikronährstoffe sein. Es überrascht daher nicht, daß vielen Betroffenen bereits mit der Zufuhr von Basisnährstoffen geholfen werden kann. In vielen Fällen beseitigen hohe Nährstoffdosierungen mittelfristig die chronische Müdigkeit.

Coenzym Q10 und Nicotinamid-Adenin-Dinucleotid (NADH) | Dem chronischen Müdigkeitssyndrom ist jedoch nicht in allen Fällen so einfach zu begegnen. Etliche Betroffene brauchen mehr. Diese beiden Substanzen sind in der Lage, das Energiepotential von Betoffenen zu verbessern. Empfohlen werden 3 x 100 mg Coenzym Q 10 und 2 x 5 mg NADH täglich.

Carnitin | Der amerikanische FDA hat die Aminosäure Carnitin inzwischen als energieförderndes Medikament zugelassen. Von Insidern wurde diese Mittel schon lange genutzt, wobei die Wirkung als Fettsäureschlepper im Vordergrund stand. Bei niedrigen Energiezuständen empfiehlt sich eine tägliche Dosis von 1.000 bis 2.000 mg.

Alphaliponsäure | Manchen Patienten hilft dieses potente Antioxidans. Man nimmt es in einer Dosierung zwischen 500 und 800 mg pro Tag ein.

Phenlyalanin oder Tyrosin | Die genauen Ursachen für das chronische Müdigkeitssyndrom sind bislang noch nicht erforscht. Experten vermuten jedoch ein Defizit von Hormon- und Nervenbotenstoffen im Gehirn der Betroffenen. Die hiermit in Zusammenhang gebrachten Epinephrin- und Norepinephrin-Konzentrationen können durch Zufuhr von Phenlyalanin oder Tyrosin angehoben werden. Man empfiehlt Dosierungen von 1.500 mg täglich.

- *Vorsicht:* **Phenylalanin wird nicht von allen Personen vertragen. Vor allem Menschen mit (angeborener) Phenylketonurie können die Substanz nicht verwerten. Personen mit erhöhtem Blutdruck sollten die möglicherweise blutdrucksteigerne Wirkung beachten. Krebspatienten ist generell von der Einnahme abzuraten, da Phenylalanin die Krebszellteilung fördern soll. Im übrigen kann Überdosierung zu Unruhezuständen führen, die allerdings bei einer Dosisreduzierung wieder nachläßt.**

DHEA | Bei manchen Personen soll die Gabe von DHEA gute Dienste geleistet haben. Siehe hierzu auch die DHEA-Vorsichtsmaßnahmen auf Seite 284.

In jenen Fällen, in denen keine der aufgeführten Therapien anschlägt, ist zu klären, inwiefern ein chronischer Virenbefall vorliegt. Medizinische Untersuchungen auf Herpes, Eppstein-Barr und dem Zytomegalovirus können manchmal Aufschluß geben. Liegt tatsächlich eine Infektion mit einem chronisch energieverbrauchendem Virus vor, so muß dieser mit herkömmlichen und/oder natürlichen Methoden begegnet werden. Wichtig zu wissen ist, daß praktisch alle Menschen schon mal mit Viren in Kontakt gekommen sind, die gewissermaßen in einer Art „Parkposition" darauf warten, aktiviert zu werden. Auslöser für die Aktivierung können Streß, Krankheiten, widrige Umwelteinflüsse usw. sein. Kann die Ursache eindeutig auf eine virale Infektion zurückgeführt werden, dann ist eine allgemeine Stärkung des Immunsystems anzuraten. Siehe hierzu auch das Kapitel *Immunstärkung* (Seite 175).

Quellen:

* Isolated diastolic dysfunction of the myocardium and its response to Co Q 10 treatment. Clinical Investigation (Deutschland) 1993, 71 (8 Suppl), 140-144
* Analysis of dietary intake and selected nutrient concentrations in patients with chronic

fatigue syndrome. Journal American Diet Association (USA) April 1996, 96 (4), 383-386
* [Chronic fatigue syndrome] Nippon Naika Gakkai Zasshi (Japan) September 10, 1993, 82 (9), 1571-1576
* Electron-microscopic investigation of muscle mitochondria in chronic fatigue syndrome. Neuropsychobiology (Switzerland) 1995, 32 (4), 175-181
* Serum levels of carnitine in chronic fatigue syndrome: clinical correlates. Neuropsychobiology (Switzerland) 1995, 32 (3), 132-138
* Acylcarnitine deficiency in chronic fatigue syndrome. Clinical Infect. Dis. (USA) Januar 1994, 18 Supplement 1, 62-67

Quellenausdruck: 2 Seiten

Depressionen

Die krankhafte Depression ist nicht zu verwechseln mit einer vorübergehenden Deprimiertheit, die praktisch jeden mal heimsuchen kann. Depressive Verstimmungen und echte Depressionen sind inzwischen eine regelrechte Epidemie, die allerorts um sich greift. Die Psychiatrie ordnet Depressionen nach ihrem Erscheinungsbild entweder den (endogenen) Psychosen oder den (depressiven) Neurosen zu – eine Einteilung, die objektiv gesehen sehr problematisch ist, da jede Depression anders gelagert ist und sehr verschiedene Ursachen haben kann.

Tatsache ist, daß die Ernährung beim Entstehen von Depressionen eine wichtige Rolle spielt. So können Mängel an bestimmten Nährstoffen durchaus die Ursache für einen allgemein depressiven Zustand sein. Insofern rät man generell dazu, etwaige Mängel durch die Einnahme guter, breitgefächerter Nahrungsergänzungsmittel auszugleichen. In manchen Fällen mag diese Maßnahme bereits genügen. Wo dies nicht ausreicht, sollte man zusätzlich einen, mehrere oder gar alle der nachfolgend aufgeführten Wirkstoffe probieren und/oder gegebenenfalls einen Therapeuten aufsuchen. Vor allem bei Phenylalanin (siehe unten) empfiehlt sich die gleichzeitige Einname von Basisnährstoffen. Sie sind sozusagen die Grundlage für weitere Ergänzungen.

S-Adenyl-Methionin (SAMe) | SAMe gilt derzeit als der wirksamste Antidepressor. Es ist ein natürlicher körpereigener Wirkstoff, der praktisch in jeder Zelle zu finden ist. Entsprechend gering sind die Nebenwirkungen, wenn man überhaupt von solchen sprechen will, denn im Grunde handelt es sich um positive Begleiterscheinungen, wie verbesserte kognitive Funktionen, Schutz des Leberstoffwechsels und wahrscheinlich allgemeine Verlangsamung des Alterungsprozesses. SAMe ist leider schwierig herzustellen und deswegen etwas teurer. Ihr Arzt kann dieses Medikament möglicherweise verschreiben. Die in der Literatur empfohlene Dosis reicht von 400 bis 1.600 mg täglich.

Johanniskraut | Dieses alte Hausmittel verdient höchste Aufmerksamkeit, weil es sich als genauso wirksam wie manches synthetische Antidepressivum erwiesen hat – jedoch ohne deren Nebenwirkungen. Anwendbar ist es bei leichteren bis mittleren Depressionen. Das pflanzliche Produkt ist im Vergleich zu synthetischen Produkten verträglicher, macht nicht abhängig, verstärkt die Alkoholwirkung nicht und vermindert den Anteil des REM-Schlafes nicht. Für die Selbstmedikation ist es daher ideal geeignet. Man vermutet, daß die antidepressive Wirkung zum einen auf den Wirkstoff Hypericin, zum anderen möglicherweise aber auch auf die verstärkte Photosensibilisierung (Lichtdurchlässigkeit) zurückzuführen ist. Hierdurch würde die körpereigene Melatoninproduktion wieder angeregt werden, was vor allem bei den Winterdepressionen von Bedeutung zu sein scheint. Ob Sie lieber Kapseln nehmen oder Johanniskrauttee trinken, bleibt Ihnen überlassen. Da die Wirkstoffe beim Tee stark verdünnt werden, ist hier die Wirkung entsprechend geringer. Als normale Tagesdosis gilt 1.000 mg. Wegen der Photosensibilisierung kann bei empfindlichen Personen das Sonnenbrandrisiko erhöht sein.

Procain (KH3) | Bei diesem freiverkäuflichen Medikament stehen die Effekte des Procain im Vordergrund. Im normalen Dosierungsbereich (siehe Herstellerangaben) hat es praktisch keine Nebenwirkungen, ist recht preisgünstig und wird von manchen Betroffenen als wirkungsvoll bezeichnet.

Carnitin | Die Aminosäure Carnitin (auch Acetyl-L-Carnitin) wird von einigen Betroffenen als sehr effektiv empfunden. Die empfohlene Dosierung liegt bei 2 x 1.000 mg täglich. Carnitin gilt als Fettsäuren-„Schlepper"; es verbessert zudem die kognitiven Fähigkeiten und soll allgemein alterungshemmende Effekte haben.

Nicotinamid-Adenin-Dinucleotid (NADH) | NADH trägt zwar den Namensbestandteil Nikotin, hat jedoch mit dem Tabakgift nichts zu tun. Diese Substanz steigert die Energie der Hirnzellen und kann bei manchen Betroffenen ab 5 bis 10 mg pro Tag spürbare Besserung bringen.

Phenylalanin | Dieser Wirkstoff gilt als effektive Möglichkeit, um die Endorphin-Werte im Gehirn zu erhöhen. Dadurch hilft er auch bei Depressionen. Die empfohlene Dosierung liegt – bezogen auf den reinen Wirkstoff – bei 2 x 500 mg täglich (vorzugsweise morgens und nachmittags auf leeren Magen einnehmen!). Phenylalanin wird jedoch nicht von allen Personen vertragen: Personen mit Bluthochdruck sollten ihre Werte im Auge behalten. Personen mit Phenylketonurie sollten besser die Finger davon lassen; auch Krebspatienten wird von der Einnahme abgeraten (weil die Krebszellen sich vermehren könnten).

Tyrosin | Eine Alternative zu Phenylalanin kann die Aminosäure Tyrosin sein. Wenn Phenylalanin (nach einigen Wochen) keine Wirkung zeigt, kann man es mit der gleichen Dosierung Tyrosin probieren.

Sonderform „Winterdepression"

Eine Sonderform der Depression ist die saisonal bedingte Depression, auch Winterdepression oder SAD (Seasonal Affective Disorder) genannt.

Wenn die Tage kürzer werden und wir demzufolge weniger Sonnenlicht aufnehmen können, reagieren manche Menschen mit einer „Weltuntergangsstimmung". Man geht davon aus, daß der Verlust des Sonnenlichts in der „dunklen Jahreszeit" zu biochemischen Veränderungen im Gehirn führt, die Depressionen auslösen können.

Die beste „Therapie" besteht in möglichst viel Bewegung an der frischen Luft. Auch Versuche mit einer „Lichttherapie" (der Patient wird mit hellen Lampen bestrahlt!) erzielten zuletzt gute Erfolge. In manchen Fällen hilft auch das Hormon Melatonin. Allerdings muß man wissen, daß dieses Mittel nicht von allen Depressiven gleich gut vertragen wird. In diesem Fall ist das Mittel abzusetzen.

Quellen:

* Dr. W. D. Hübner, Berlin, 6. Phytotherapiekongress, 6. Okt. 1995.
* Natural product formulations available in europe for psychotropic indications. Psychopharmacology Bulletin (USA), 1995, 31/4 (745-751)
* Antidepressive effectiveness of a highly dosed hypericum extract. Munchener Medizinische Wochenschrift (Deutschland), 1996, 138/3 (35-39)
* St. John´s Wort in the treatment of depression. Johanniskraut zur antidepressiven Therapie. Fortschritte der Medizin (Deutschland), 1995, 113/25 (32-33)
* Hypericum perforatum. Fitoterapia (Italy), 1995, 66/1 (43-68)
* Psychomotoric performance improvement: Antidepressant therapy with St. John´s Wort. Therapiewoche (Deutschland), 1995, 45/2 (106+108+110+112)
* Hypericum in the treatment of seasonal affective disorders. Journal Geriatr. Psychiatry Neurol. (Canada), 1994, 7/Supplement 1 (29-33)
* Effectiveness and tolerance of the hypericum extract LI 160 compared to maprotiline: A multicenter double-blind study. Journal Geriatr. Psychiatry Neurol. (Canada), 1994, 7/Supplement 1 (24-28)
* Effectiveness and tolerance of the hypericum extract LI 160 in comparison with imipramine: Randomized double-blind study with 135 outpatients. Journal Geriatr. Psychiatry Neurol. (Canada), 1994, 7/Supplement 1 (19-23)
* Multicenter double-blind study examining the antidepressant effectiveness of the hypericum extract LI 160. Journal Geriatr. Psychiatry Neurol. (Canada), 1994, 7/Supplement 1 (15-18)
* Hypericum treatment of mild depressions with somatic symptoms. Journal Geriatr. Psychiatry Neurol. (Canada), 1994, 7/Supplement 1 (12-14)
* St. John´s Wort: A prescription from nature against depressions. Johanniskraut: ein rezept der natur gegen depressionen. Therapiewoche (Deutschland), 1994, 44/14 (808+811-815)
* Psychopharmacological therapy after acquired brain damage. Münchner Medizinische Wochenschrift (Deutschland), 1994, 136/4 (51-55)
* Extract of St. John´s Wort in the treatment of depression – Attention and reaction remain unimpaired. Fortschr. Med. (Deutschland), 1993, 111/19 (37-40)
* Investigations of the antidepressive effects of St. John´s Wort. PZ Wiss. (Deutschland), 1993, 138/2 (50-54)
* Experimental animal studies of the psychotropic activity of a Hypericum extract. Arzneimittel-Forschung/Drug Res. (Deutschland), 1987, 37/1 (10-13)
* Plasma tryptophan and five other amino acids in depressed and normal subjects. Archives of General Psychiatry 38 (6): 642-646, 1981
* Trace amine deficit in depressive illness: the phenylalanine connexion. Acta Psychiatrica Scandinavica 61 (Supplement 280): 29-39, 1980
* Phenylalanine levels in endogenous psychoses. Psychiatrie, Neurologie und Medizinische Psychologie 32 (10): 631-633, 1980
* Evaluation of the relative potency of individual competing amino acids to tryptophan transport in endogenously depressed patients. Psychiatry Research 3 (2): 141-150, 1980
* Amino acids in mental illness. Biological psychiatry today. Vol. B. Amsterdam Elsevier/ North Holland, 1979, 1581-1584
* Lithium prevention of amphetamine-induced "manic" excitement and of reserpine-induced "depression" in mice: possible role of 2-phenylethylamine. Psychopharmacology (Berlin) 59 (3): 259-262, 1978
* Depression, pregnancy and phenylalanine. Neuropisiquiatria (Buenos Aires) 8 (1): 60-64, 1997
* Theoretical and therapeutic potential of indoleamine precursors in affective disorders. Neuropsychobiology (Basel) 3(4):199-233, 1977

* Phenylethylamine and Glukose in true depression. Journal of Orthomolecular Psychiatry (Regina) 5 (3): 199-202, 1976
* Therapeutic action of D-phenylalanine in Parkinson´s disease. Arzneimittel-Forschung (Aulendorf) 26 (4): 577-579, 1976
* Effects of D-phenylalanine on clinical picture and phenethylaminuria in depression. Biological Psychiatry 10(2): 235-239, 1975
* Phenylalanine for endogenous depression. Journal of Orthomolecular Psychiatry (Regina) 3 (2): 80-81, 1974
* Rapidity of onset of the antidepressant effect of parenteral S-adenosyl-L-methionine. Psychiatry Research (Ireland), 1995, 56/3
* The clinical potential of ademetionine (S-adenosylmethionine) in neurological disorders. Drugs (New Zealand), 1994, 48/2 (137-152)
* Primary fibromyalgia is responsive to S-adenosyl-L-methionine. Curr. Ther. Res. Clinical Experience (USA), 1994, 55/7
* S-adenosyl-L-methionine in Sjogren´s syndrome and fibromyalgia. Curr. Ther. Res. Clinical Experience (USA), 1994, 55/6
* Effects of S-adenosyl-L-methionine on cognitive and vigilance functions in the elderly. Curr. Ther. Res. Clinical Experience (USA), 1994, 55/6
* Results of treatment with s-adenosyl-l-methionine in patients with major depression and internal illnesses. Curr. Ther. Res. Clinical Experience (USA), 1994, 55/6
* S-adenosyl-l-methionine (SAMe) as antidepressant: Meta-analysis of clinical studies. Acta Neurol. Scand. Supplement (Denmark), 1994, 89/154
* S-adenosyl-L-methionine in the treatment of major depression complicating chronic alcoholism. Curr. Ther. Res. Clinical Experience (USA), 1994, 55/1
* Clinical evaluation of S-adenosyl-L-methionine versus transcutaneous electrical nerve stimulation in primary fibromyalgia. Curr. Ther. Res. Clinical Experience (USA), 1993, 53/2
* Double blind, placebo-controlled study of S-adenosyl-L-methionine in depressed postmenopausal women. Psychother. Psychosom. (Switzerland), 1993, 59/1
* S-Adenosyl-methionine (SAMe) as antidepressant. New Trends Clinical Neuro-Pharmacology (Italy), 1992, 6/1-4
* Efficacy of S-adenosyl-L-methionine in speeding the onset of action of imipramine. Psychiatry Res. (Ireland), 1992, 44/3
* Oral S-adenosyl-L-methionine in depression. Curr. Ther. Res. Clinical Experience (USA), 1992, 52/3
* Neuroendocrine effects of S-adenosyl-(L)-methionine, a novel putative antidepressant. Journal Psychiatr. Res. (United Kingdom), 1990, 24/2
* The anti-depressant potential of oral S-adenosyl-l-methionine. Acta Psychiatr. Scand. (Denmark), 1990, 81/5
* S-Adenosyl-L-methionine. A review of its pharmacological properties and therapeutic potential in liver dysfunction and affective disorders in relation to ist physiological role in cell metabolism. Drugs (New Zealand), 1989, 38/3
* Antidepressants: A Comparative review of the clinical pharmacology and therapeutic use of the "newer" versus the "older" drugs. Drugs (New Zealand), 1989, 37/5 (713-738)
* Neuropharmacology of s-adenosyl-L-methionine. American Journal Med. (USA), 1987, 83/5 A (95-103)
* Vitamins in psychiatry. Do they have a role? Drugs (Australia), 1985, 30/1
*S-adenosyl-L-methionine (SAMe) in clinical practice: Preliminary report on 75 minor depressives. Curr. Ther. Res. Clinical Experience (USA), 1985, 37/4
* S-adenosyl-L-methionine (SAMe) treatment in psychogeriatry: a controlled clinical trial in depressed patients G. Gerontol. (Italy), 1977, 25/3

* A methyl donor, adenosylmethionine, in depression. Folia Nerurolpsychiat. (Lecce) (Italy), 1977, 25/3
* Therapeutic effects and mechanism of action of s-adenosyl-l-methionine in depressive syndromes: Minerva Med. (Italy), 1973, 64/29 (1515-1529) * S-Adenosyl-methionine (SAMe) as antidepressant. New Trends Clinical NeuroPharmacology (Italy), 1992, 6/1-4
* Antidepressants: A Comparative review of the clinical pharmacology and therapeutic use of the "newer" versus the "older" drugs. Drugs (New Zealand), 1989, 37/5 (713-738)
* Monitoring S-adenosyl-methionine blood levels and antidepressant effect. Acta Neurol. (Italy), 1980, 35/6 (488-495)
* Long-term high dose treatment of depression with St. John´s wort extract. TW Neurologie Psychiatrie (Deutschland), 1995, 9/4 (220-221)
* Effective phytotherapy for depressive patients. Effiziente phytotherapie für depressive. Munchener Medizinische Wochenschrift (Deutschland), 1996, 138/7 (58)
* St. John´s wort — An effective alternative with almost no side-effects for the treatment of depression. Depressionen: Johanniskraut — die effektive und nebenwirkungsarme Alternative. Zeitschrift für Allgemeinmedizin (Deutschland), 1996, 72/1 (63)
* Hypericum perforatum (Saint Johns Wort) in the treatment of depression. Therapiewoche (Deutschland), 1993, 43/17 (962)
* Good results with Hypericum perforatum in the treatment of depressions. Fortschr. Med. (Deutschland), 1993, 111/8 (57-58)
* The efficacy of hypericum extract is double-blind verified. Prax. Mag. Med. (Deutschland), 1993, -/4 (46)
* Medicinal plants improve the results of brain performance test. Fortschritt Medizin (Deutschland), 1993, 111/6 (50)
* The efficacy of Hypericum extract in the treatment of depression. Münchner Medizinische Wochenschrift (Deutschland), 1993, 135/8 (65)
* Phytotherapeutic antidepressive agent with few side-effects. Fortschritt Medizin (Deutschland), 1993, 111/3 (54+56)
* Depression — To brighten up the mind with Saint-John´s-Wort. Tw. Neurol. Psychiatr. (Deutschland), 1992, 6/12 (793-794)
* Saint Johns wort in the treatment of depressions. Therapiewoche (Deutschland), 1992, 42/51-52 (3074-3075)
* Saint Johns wort (Hypericum perforatum extract) in the treatment of depressions. Fortschritt Medizin (Deutschland), 1992, 110/31 (68-69)
* Herbal medicine in depressions? Pharmazeutische Zeitung. (Deutschland), 1992, 137/41 (78-79)
* Identification of selective MAO-type-A inhibitors in Hypericum perforatum. Pharmacopsychiatry (Deutschland, Federal Republic of), 1989, 22/5 (194)

Quellenausdruck: 19 Seiten

Diabetes vom Typ I

Bei beiden Diabetesformen (I und II) liegt eine Störung in der Zuckerverwertung ursächlich zugrunde. Zucker – in Form von

Glukose aus Kohlenhydraten – ist einer der Hauptpfeiler der menschlichen (Energie-)Versorgung. Im Normalfall wird bestimmten Zellen in der Bauchspeicheldrüse „gemeldet", daß sich zum Beispiel durch entsprechende Nahrungsaufnahme vermehrt Glukose im Blut befindet. Diese muß jetzt aus dem Blut in die Zellen transportiert werden, damit sie dort in Energie umgewandelt werden kann. Insulinproduzierende Zellen der Bauspeicheldrüse werden dann wegen des erhöhten Glukose-Angebots aktiv, schütten verstärkt das Hormon Insulin aus, das wiederum die Glukose in die Zelle befördert. Zwei prinzipielle Fehlfunktionen können dabei auftreten. Einmal können die insulinproduzierenden Zellen anlagebedingt gestört oder zerstört sein; man spricht dann von *(jugendlicher) Diabetes I.* Oder aber die Zellen können gegen Insulin resistent werden; dann spricht man von *(altersbedingter) Diabetes II (siehe unten)*. Die häufigsten Beschwerden bei beiden Formen sind Mattigkeit, starker Durst, häufiges Wasserlassen, Gewichtsabnahme, Leistungschwäche und Juckreiz.

Was die Zerstörung der insulinproduzierenden Zellen (Diabetes I) angeht, hat man seit geraumer Zeit auch die Freien Radikale im Visier. Der derzeitige Kenntnistand nimmt jedoch eine Autoimmun- oder Virusattacke auf die insulinproduzierenden Zellen der Bauchspeicheldrüse an. Der daraus resultierende Insulinmangel macht meist eine lebenslange Zufuhr von Insulin (durch Injektionen mehrmals täglich) erforderlich. Häufigkeit und Dosierung des Insulins müssen hierbei laufend aktualisiert werden. Mit anderen Worten: Betroffene müssen ihre Werte ständig kontrollieren.

Lebenslange Therapie

Die Zuckerkrankheit verläuft von Fall zu Fall verschieden schwer und kann ernsthafte Folgen haben. Die Therapie ist meist eine Therapie auf Lebenszeit. Sie arbeitet mit Substitution (Ersatz) des fehlenden Inselhormons (Insulin). Mit diesem gelingt es, den Zuckerspiegel des Blutes so zu drücken, daß der gefährliche Endzustand, das Koma, vermieden wird.

Was die Prophylaxe bzw. Linderung der jugendlichen Diabetesform angeht, sei auf das Protokoll *Autoimmunkrankheiten* verwiesen. Sind die insulinproduzierenden Zellen erst einmal zerstört, dann richtet sich das Augenmerk alternativer Therapien auf den Schutz vor den Folgen. Bei den pathologischen Veränderungen stehen Kreislaufschäden im Vordergrund. Um diesen rechtzeitig zu begegnen, sei auf das Protokoll *Arteriosklerose* (Seite 72) verwiesen. Darüber hinaus haben sich nachstehende Mikronährstoffe bewährt:

Chromium Picolinat | Chrom vermag den Zellstoffwechsel der Glukose zu unterstützen. Durch eine regelmäßige Chromzufuhr von etwa 200 mcg zu jeder Mahlzeit lassen sich die Injektionen möglicherweise reduzieren.

Vitamin B6 | Eine typische Komplikation bei einer länger bestehenden Zuckerkrankheit ist die sogenannte diabetische Retinopathie (Netzhauterkrankung des Auges, siehe Seite 248), die im Extremfall bis zur Erblindung führen kann. Diverse Studien zeigten, daß eine wirksame Vorbeugung mit Vitamin B6 möglich ist.

Alphaliponsäure | Zur Vorbeugung einer möglichen diabetischen Neuropathie (zentralnervöse Veränderung) hat sich eine tägliche Dosierung von 1.000 bis 2.000 mg Alphaliponsäure als sinnvoll erwiesen.

Vitamin C | Eine weitere mögliche Folgeerscheinung der Diabetes ist die sogenannte beschleunigte Glykosylation. Dabei handelt es sich um eine krankhafte Verbindung (überschüssiger) Glukose mit Eiweißstoffen. Das Ergebnis sind funktionslose Strukturen, die den Stoffwechsel behindern und zu vorzeitiger Alterung führen können. Zwar findet dieser Prozeß der Glykolysation in jedem Organismus statt, aber durch die unkontrollierte Glukoseverwertung beim Diabetiker läuft die Glykolysation bei diesem schneller als normal ab, was erhebliche Gesundheitsprobleme nach sich ziehen kann. Es existieren jedoch Hinweise, daß Vitamin C (eventuell kombiniert mit Chrom) die Glykolisation hemmen kann. Als tägliche Vitamin-C-Dosis werden in der Literatur 5 g genannt.

Aminoguanidin | Hierbei handelt es sich um ein Arzneimittel, das in der Lage ist, das für die Glykolisation notwendige Enzym zu hemmen. Die Dosierung liegt bei 300 bis 600 mg täglich.

DHEA | Dieses Hormon kann gegen einige Komplikationen im Zusammenhang mit Diabetes schützen. Siehe hierzu auch die DHEA-Vorsichtmaßnahmen auf Seite 284.

Quellen:

* Oral alpha lipoic acid preparation proves good bioavailability in diabetic polyneuropathy. Therapiewoche (Deutschland), 1995, 45/23 (1367-1379).
* Lipoic acid improves nerve blood flow, reduces oxidative stress, and improves distal nerve conduction in experimental diabetic neuropathy. Diabetes Care (USA), 1995, 18/8 (1160-1167).
* Thioctic (lipoic) acid: A therapeutic metal-chelating antioxidant? Biochemical Pharmacology (United Kingdom), 1995, 50/1 (123-126).
* Diabetic polyneuropathy. Most effective measure: Keep blood sugar close to normal from the start. Münchener Medizinische Wochenschrift (Deutschland), 1995, 137/6.
* Primary preventive and secondary interventionary effect of acetyl-L-carnitine on diabetic neuropathy in the bio-breeding Worcester rat. Journal of Clinical Investigation (USA), 1996, 97/8 (1900-1907).
* Effects of acetyl- and proprionyl-L-carnitine on peripheral nerve function and vascular supply in experimental diabetes. Metabolism: Clinical and Experimental (USA), 1995, 44/9.
* Acetyl-L-carnitine corrects the altered peripheral nerve function of experimental diabetes. Metabolism: Clinical and Experimental (USA), 1995, 44/5.
*Diabetic neuropathy in the rat: 1. Alcar augments the reduced levels and axoplasmic transport of substance P. Journal NeuroScience Res. (USA), 1995, 40/3 (414-419).
* Hypothesis: the role of vitamin C in diabetic angiopathy. Perspect. Biol. Med. (USA), 1974, 17/2 (210-217).
* Treatment of symptomatic diabetic peripheral neuropathy with the anti-oxidant alpha-lipoic acid. A 3-week multicentre randomized controlled trial (Aladin Study). Diabetologia (Deutschland), 1995, 38/12 (1425-1433).
* Alternative therapeutic principles in the prevention of microvascular and Neuropathic complications. Diabetes Research and Clinical Practice (Ireland), 1995, 28/Supplement
* Effects of aminoguanidine on rat pancreatic islets in culture and on the pancreatic islet blood flow of anaesthetized rats. Biochemical Pharmacology (USA), 1996, 51/12 (1711-1717)
* Aminoguanidine prevents the decreased myocardial compliance produced by streptozotocin-induced diabetes mellitus in rats. Circulation (USA), 1996, 93/10 (1905-1912)
* Slowing of peripheral motor nerve conduction was ameliorated by aminoguanidine in streptozocin-induced diabetic rats. European Journal of Endocrinology (Norway), 1996, 134/4 (467-473)
* Thiamine pyrophosphate and pyridoxamine inhibit the formation of antigenic advanced glycation end-products: Comparison with aminoguanidine. Biochemical and Biophysical Research Communications (USA), 1996, 220/1
* Advanced glycosylation end products in diabetic renal and vascular disease. American Journal of Kidney Diseases (USA), 1995, 26/6 (875-888)
* Aminoguanidine treatment inhibits the development of experimental diabetic retinopathy. Proc. Natl. Acad. Science U.S.A. (USA), 1991, 88/24 (11555-11558)
* Aminoguanidine effects on nerve blood flow, vascular permeability, electrophysiology, and oxygen free radicals. Proc. Natl. Acad. Science U.S.A. (USA), 1991, 88/14 (6107-6111)

Quellenausdruck: 9 Seiten

Diabetes vom Typ II

Bei der Diabetes vom Typ II kann eine normale, eine niedrige oder eine erhöhte Insulinproduktion vorliegen. Es sind hier die Zellen selbst, die nicht mehr auf das Insulin reagieren, und der vom Organismus gelegentlich vorgenommene Versuch, dieser Entwicklung mit erhöhter Insulinausschüttung zu begegnen, geht an der Sache vorbei. Denn die gleichzeitig erhöhten Glukose- und Insulinwerte machen für Kreislaufversagen und andere diabetische Komplikationen anfällig. Man vermutet als Ursache einen Zusammenhang mit allgemeinen Alterungsprozessen (Freie Radikale), auch andere Faktoren wie Fettleibigkeit und chemische Einflüsse spielen wohl eine Rolle.

Wichtig für den Diabetiker vom Typ II ist eine kalorienreduzierte Diät, die arm an Kohlenhydraten und Fetten (um die 10 Prozent), aber reich an Proteinen sein sollte. Übergewicht sollte möglichst reduziert werden. Allerdings ist es eher ein theoretischer Anspruch, bei der Nahrungsaufnahme nicht mehr als 10 Prozent Fett aufzunehmen, denn die meisten Menschen sind kaum in der Lage, dieser Anforderung gerecht zu werden. Diabetes II-Patienten ist grundsätzlich das *Arteriosklerose*-Protokoll (Seite 72) ans Herz zu legen; auf dieser Grundlage können weitere Ansatzpunkte diskutiert werden. Folgende Substanzen können generell hilfreich sein:

Chromium Picolinat | Um die Blutzuckerwerte unter Kontrolle zu bekommen, sollten zu jeder Mahlzeit 200 mg Chrom und 7,5 mg Vanadyl-Sulfat zugeführt werden.

Arginin | Einer der Gründe der Insulinresistenz ist vermutlich ein vorhandener Mangel an Stickoxid. Die Aminosäure Arginin kann die Stickoxid-Produktion wieder ankurbeln, wodurch die Zuckermoleküle wieder einfacher in die Zelle transportiert werden können. Die Aminosäure fördert ferner die Zellerneuerung, was mittelfristig die Krankheit bessern kann. Arginin gehört zu jenen Mikronährstoffen, die in größeren Mengen (grammweise) zugeführt werden. Ob man Kombinationspräparate oder die Reinform bevorzugt, ist auch eine Geldfrage. Empfohlen werden 6 bis 12 g Arginin täglich.

Glucophage oder Metformin | Bei beiden genannten Produkten handelt es sich um verschreibungspflichtige Arzneimittel. Wenn weder die Befolgung der Hinweise im *Arteriosklerose*-Protokoll noch die obigen Hinweise den Blutzuckerspiegel senken konnten, sollte eines dieser Mittel probiert werden; sie sind in der Lage, die Insulinresistenz zu senken, wodurch die Zellen wieder vermehrt Glukose aufnehmen. Dies kann wiederum zu einem reduzierten Insulinaustoß der Bauchspeicheldrüse führen.

Thyroid-Hormon | Zwar haben die meisten Menschen über 40 Jahren einen veränderten Thyroid-Stoffwechsel, aber entsprechende Blutanalysen geben hierüber nicht immer zuverlässig Auskunft. Es kann daher durchaus angebracht sein, wenn Ihr Arzt neben dem Einsatz von Glucophage auch noch eine Thyroid-Hormon-Ersatztherapie verordnet.

DHEA | Ein Versuch mit diesem Hormon kann sich allemal lohnen; zumindest läßt sich so eine Verbesserung des Kohlenhydratstoffwechsels erreichen. Siehe auch die DHEA-Vorsichtmaßnahmen auf Seite 284.

Wirkungsvolle Kombinationstherapie

Die Kombination von Chrom, Glucophage, DHEA und Thyroid-Hormon-Ersatz kann auf längere Sicht zu einer Gewichtsreduzierung führen, was sich günstig auf die Risikofaktoren auswirkt. Falls Übergewicht ein Risikofaktor sein sollte, verweisen wir auf das Protokoll *Übergewicht* (Seite 265).

Quellen:

* Homologous physiological effects of phenformin and chromium picolinate. Med. Hypotheses (England) Oktober 1993, 41 (4) 316-324
* [The effect of chromium picolinate on the liver levels of trace elements] Efecto del picolinato de cromo en los niveles hepaticos de algunos elementos traza. Nutrition Hosp. (Spain) November-Dezember 1995, 10 (6) 373-376
* Anabolic effects of insulin on bone suggest a role for chromium picolinate in preservation of bone density. Med Hypotheses (England) September 1995, 45 (3), 241-246
* Longevity effect of chromium picolinate – „rejuvenation" of hypothalamic function? Med Hypotheses (England) Oktober 1994, 43(4) 253-265
* Thiamine pyrophosphate and pyridoxamine inhibit the formation of antigenic advanced glycation end-prodcuts: comparison with aminoguanidine. Biochem. Biophys. Res. Commun. (USA) März 7, 1996, 220 (1) 113-119
* Loss of Glukose-induced insulin secretion and GLUT2 expression in transplanted betacells. Diabetes (USA) Januar 1995, 44 (1) 75-79
* Case report: amelioration of insulin resistance in diabetes with dehydroepian-

drosterone. Amercan Journal Medicine Science (USA) November 1993, 306 (5) 320-324
* Therapeutic effects of dehydroepiandrosterone metabolites in diabetes mutant mice (C57BL/KsJ-db/db). Endocrinology (USA) Juli 1984, 115(1) 239-43
* The endocrine pancreas in pyridoxine deficient rats. Med. (Japan) Juli 1981, 134 (3) 331-336
* Vitamin B6 metabolism and diabetes. Biochem. Med. Metab. Biol. (USA) Juni 1994, 52 (1) 10-17
* A deficiency of vitamin B6 is a plausible molecular basis of the retinopathy of patients with diabetes mellitus. Biochem. Biophys. Res. Commun. (USA) August 30, 1991, 179 (1) 615-619
* Erythrocyte O2 transport and metabolism and effects of vitamin B6 therapy in type II diabetes mellitus. Diabetes (USA) Juli 1989, 38 (7), 881-886
* Diabetes and adrenal disease. Baillieres Clinical Endocrinol. Metab. (England) Oktober 1992, 6 (4) 829-847
* [Preventive treatment of diabetic microangiopathy: blocking the pathogenic mechanisms] Tratement preventif de la microangiopathie diabetique: bloquer les mecansmes pathogeniques. Diabet. Meta. (France) 1994, 20 (2 Pt 2) 219-228
* Alternative therapeutic prinicples in the prevention of microvascular and neuropathic complications. Diabetes Res. Clinical Pract. (Ireland) August 1995, 28 Supplement 201-207
* Enhancement of Glukose disposal in patients with type 2 diabetes by alpha-lipoic acid. Arzneimittelforschung (Deutschland) August 1995, 45 (8) 872-874
* Inhibition with N-acetylcysteine of enhanced production of tumor necrosis facto in streptozotocin-induced diabetic rats. Clinical Immuno. Immunopathol. (USA) Juni 1994, 71 (3) 333-337
* Effects of acetyl- and proprionyl-L-carnitin on peripheral nerve function and vascular supply in experimental diabetes. Metabolism (USA) September 1995, 44 (9) 1209-1214
* Acetyl-L-carnitine for symptomatic diabetic neuropathy [letter] Diabetologia (Deutschland) Januar 1995, 38 (1) 123
* Peptide alterations in autonomic diabetic neuropathy prevented by acetyl-L-carnitine. International Journal Clinical Pharmacology Res. (Switzerland) 1992, 12 (5-6) 225-230
* Prevention of cardiovascular and renal pathology of aging by the advanced glycation inhibitor aminoguanidine. Proc. Natl. Acad. Science (USA) April 30, 1996, 93 (9) 3902-3907
* Prevention of long-term complications on non-insulin-dependent diabetes mellitus. Clinical Investigation Med. (Canada) August 1995, 18 (4) 332-339
* Secondary intervention with aminoguanidine retards the progression of diabetic retinopathy in the rat model. Diabetologia (Deutschland) Juni 1995, 38 (6) 656-660
* Prevention of glomerular basement membrane thickening by aminoguanidine in experimental diabetes mellitus. Metabolism (USA) Oktober 1991, 40 (10) 1016-1019
* Can metformin reduce insulin resistance in polycystic ovary syndrome? Fertil. Steril. (USA) Mai 1996, 65 (5) 946-949
* Effects of diet and metformin administration on sex hormone-binding globulin, androgens, and insulin in hirsute and obese women. Journal Clinical Endocrinol. Metab. (USA) Juli 1995, 80 (7) 2057-2062
* [The value of metformin in therapy of type 2 diabetes: effect on insulin resitance, diabetic control and cardiovascular risk factors] Wiener Klininische Wochenschrift (Austria) 1994, 106 (24) 793-802
* Oral vanadyl sulfate improves insulin sensitivity in NIDDM but not in obese nondiabetic subjects. Diabetes (USA) Mai 1996, 45 (5) 659-666
* Oral vanadyl sulfate improves hepatic and peripheral insulin sensitivity in patients with

non-insulin-dependent diabetes mellitus. Journal Clinical Investigation (USA) Juni 1995, 95 (6) 2501-2509
* Toxicity studies on one-year treatment on non-diabetic and streptozotocin-diabetic rats with vanadyl sulphate. Pharmacol. Toxicol. (Denmark) November 1994, 75 (5) 265-73
* Antidiabetic action of vanadyl in rats independent of in vivo insulin-receptor kinase activity. Diabetes (USA) April 1991, 40 (4) 492-498

Quellenausdruck: 14 Seiten

Erkältung

Obschon das Wort es vermuten läßt, hat die Kälte bzw. Unterkühlung nur mittelbar mit der Erkrankung zu tun. „Erkältung" ist eigentlich ein überholter Krankheitsbegriff. Das Wort bezeichnet nur den äußeren Umstand, der den Zusammenbruch des zwischen Erreger und Abwehrkräften spielenden Gleichgewichtes entscheidend begünstigt. Man geht heute davon aus, daß eine vorangegangene Unterkühlung den Organismus so sehr schwächt, daß er für (jahreszeitlich verstärkt) anwesende Viren empfänglicher wird. Es ist demnach nicht die Kälte an sich, die zum Ausbruch der Krankheit führt. Allerdings kommt dem kalten und feuchten Wetter in der Tat besondere Bedeutung bei der Entstehung von Atemwegserkrankungen zu. Die für diese Jahreszeit so typischen nassen Füße lösen einen Reiz aus, durch den über das vegetative Nervensystem die Durchblutung der Atemwege vermindert wird.

Bis heute gelang es der konventionellen Medizin nicht, geeignete Therapien für die häufigsten Erkältungsfolgen wie Schnupfen und Husten zu finden. Es gilt nach wie vor der Spruch: „Eine Erkältung dauert ohne Behandlung 14 Tage, mit Behandlung zwei Wochen." Marktübliche Erkältungsarzneien lindern ausschließlich die Symptome, was subjektiv manchmal eine Besserung bewirken mag, objektiv aber die gesundheitliche Lage sogar verschlechtern kann, weil der Patient es dadurch oft an der notwendigen Schonung fehlen läßt.

Wichtig: ***völlige Ausheilung!***
Aus jeder akuten Erkältung kann sich bei nicht vollständiger Ausheilung eine Erkältungsanfälligkeit ent-

wickeln, die möglicherweise in eine chronische Erkältung übergeht. Achten Sie daher unbedingt auf eine völlige Ausheilung jeder noch so harmlos erscheinenden Erkältung.

Die konventionelle Medizin ist unter anderem deswegen reichlich machtlos, weil es über 300 verschiedene Viren sind, die ihr Unwesen treiben. Und gegen Viren stehen der Pharmazie bislang nur sehr wenige wirksame Mittel zur Verfügung – gegen die Erkältungsviren praktisch überhaupt keine. Der eigentliche Knackpunkt ist daher das Immunsystem, das bei Erkältungen eine Stärkung erfahren muß. Eben hier setzen alle natürlichen Therapiemodelle an; sie bemühen sich, dem Immunsystem bei der Vernichtung der Viren unter die Arme zu greifen. Mit folgenden Substanzen können Sie Ihr Immunsystem im Kampf gegen Erkältungsviren unterstützen:

Zink | Es zeigte sich, daß durch die regelmäßige Verwendung (alle paar Stunden) von Zinkpastillen die Vervielfältigung der Viren im Halsbereich verhindert wird; man läßt ein bis zwei Stück langsam im Mund zergehen.

Vitamin C | Studien erwiesen tatsächlich, daß Vitamin C die Dauer der Erkältungssymptome verkürzen kann. Gelegentlich wird berichtet, daß man bei schweren Erkältungen bis an die „Stuhlgangstoleranz“ herangehen soll (bis der Stuhl anfängt, weich zu werden). Dosierungen zwischen 5 bis 20 g (über den Tag verteilt) sind die Regel. Es spricht einiges dafür, in schweren Fällen die regelmäßige Einnahme auch nachts fortzusetzen und auch nach Abklingen der Symptome noch einige Tage fortzuführen. Auf jeden Fall ist reines Vitamin C (wegen der Säure) zu vermeiden; gepufferten Formen ist der Vorzug zu geben.

Echinacea (Roter Sonnenhut) | Auch das alte Hausmittel Echinacea, das urspünglich peruanische Indianer entdeckten, kann gute Dienste leisten, sofern es in ausreichender Dosierung und möglichst alle zwei Stunden zugeführt wird. Die beste Anwendungsart scheint ein standardisiertes Kräuter-Flüssigextrakt zu sein, Tabletten oder Tees sind weniger wirksam. Nach einer Anfangsdosierung von sechs Pipetten geht man zu einer Erhaltungsdosierung von einer Pipette alle zwei Stunden über.

Cystein | Diese vor allem auf der Lungenoberfläche wirksame Aminosäure löst den Schleim und tötet Viren. Die Substanz wird auch in der konventionellen Medizin als Medikament bei Husten verschrieben. Cystein ist die in der Natur vorkommende Form, während N-Acetyl-Cystein (NAC) die pharmakologisch benutze Variante ist. Experten empfehlen meist 3 x 600 mg täglich. Dazu kann gleichzeitig 3 x 2.000 mg Vitamin C eingenommen werden.

Ribavirin* | Bei Ribivarin handelt es sich um ein Medikament mit antiviralen Eigenschaften, das sich in mehreren Studien ausgezeichnet bewährt hat. Ab 800 mg pro Tag wird nach neuesten Untersuchungen das Virenwachstum behindert. Allerdings hilft es nicht bei allen Virentypen gleich gut.

Interferon* und Melatonin | Eher von akademischen Interesse sind Studien, wonach Interferon-Injektionen von 500.000 bis drei Millionen IE – kombiniert mit 30 mg Melatonin – eine Erkältung effektiv bekämpfen können. Interferon ist eine bekannte Komponente des Immunsystems, die in der Lage ist, Viren (und Krebszellen) zu töten. Das Mittel ist verschreibungspflichtig und überdies recht teuer. Es dürfte das Verschreibungslimit Ihres Arztes übersteigen und daher von ihm (verständlicherweise) abgelehnt werden.

Für weitere immunstärkende Maßnahmen verweisen wir auf das Protokoll *Immunstärkung (Seite 175)*.

Quellen:

* Vitamin C and the common cold: a retrospective analysis of Chalmers´ review. Journal American Collection Nutrition (USA) April 1995
* Interrelation of vitamin C, infection, haemostatic factors, and cardiovascular disease. BMJ (England) Juni 17, 1995, 310 (6994), 1159-1563
* Does vitamin C alleviate the symptons of the common cold? – A review of current evidence. Scandinavian Journal Infect Disease (Sweden) 1994, 26 (1), 1-6
* Recommended dietary allowance: support from recent research. Journal Nutrition Science Vitaminol. (Tokyo) (Japan) 1992, Spec No 173-176
* Vitamin C and the common cold. British Journal Nutrition (England) Januar 1992, 67 (1), 3-16
* Vitamin C and the common cold: using identical twins as controls. Medicine Journal Aust. (Australia) Oktober 17, 1981, 2 (8), 411-412
* The effects of ascorbic acid and flavonoids on the occurence of symptoms normally associated with the common cold. Ameriacan Journal Cliicaln Nutrition (USA) August 1979, 32 (8), 1686-1690
* Winter illness and vitamin C: the effect of relatively low doses. Canadian Medicine Association Journal (Canada) April 5, 1975, 112 (7) 823-826

* Acetylcysteine: a drug with an interesting past and a fascinating future. Respiration (Switzerland) 1986, 50 Suppl 1, 26-30
* [Effect of Astragulus membranaceus on Ca2+ influx and coxsackie virus B3 RNA replication in cultured neonatal rat heart cells] Chung Kuo Chung Hsi I Chieh Ho Tsa Chih (China) August 1995
* The inhibitory effect of astragulus membranaceus on coxsackie B-3 virus RNA replication. Chinese Medicine Science Journal (China) September 1995, 10 (3), 146-150
* [The effect of astragulus polysaccharides (APS) on cell mediated immunity (CMI) in burned mice] Chung Hua Cheng Hsing Shao Shang Wai Ko Tsa Chih (China) März 1994
* Immunomodulating Chinese herbal medicines. Mem Inst Oswaldo Cruz (Brazil) 1991, 86 Supp 2, 159-164
* [The effect of vitamin A and Astragulus on the splenic T lymphocyte-CFU of burned mice] Chung Hua Cheng Hsing Shao Shang Wai Ko Tsa Chih (China) Juni 1989
* Nutritional antioxidants and the modulation of inflammation: theory and practice: New Horiz (USA) Mai, 1994
* Evaluation of zinc complexes on the replication of rhinovirus 2 in vitro. Res. Commun. Chem. Pathol. Pharmacol. (USA) Dezember 1989
* Zinc gluconate and the common cold: a controlled clinical study. Journal Internationa Medeicine Res. (England) Juni 1992, 20 (3), 234-246
* Prophylaxis and treatment of rhinovirus colds with zinc gluconate lozenges. Journal Antimicrob. Chemotherapy (England) Dezember 1987
* Reduction in duration of common colds by zinc gluconate lozenges in a double-blind study. Antimicrob. Agents Chemotherapy (USA) Januar 1984, 25 (1), 20-24
* Antivirals for the chemoprophylaxis and treatment of influenza. Semin Respir Infect (USA) März 1992
* Utilization of pulse oximetry for the study of the inhibitory effects of antiviral agents on influenza virus in mice. Antimicrob Agents Chemother (USA) Februar 1992
* Further studies with short duration Ribavirin* aerosol for the treatment of influenza virus infection in mice and respiratory syncytial virus infection in cotton rats. Antiviral Res (Netherlands) Januar 1992
* High dose-short duration Ribavirin* aerosol treatment — a review. Bulletin Internation Union Tuberc. Lung. Dis (France) Juni-September 1991
* Vira pneumonia. Infect Dis. Clin. North. Am. (USA) September 1991
* Aerosol and intraperitoneal administration of Ribavirin* and Ribavirin* triacetate: pharmacokinetics and protection of mice against intracerebral infection with influenza A/WSN virus. Antimicrob Agents Chemother (USA) Juli 1991
* Antiviral drug therapy. Am Fam Physician (USA) Januar 1991
* Molecular mechanisms of action of Ribavirin*. Rev. Infect. Disease (USA) November-Dezember 1990
* New acquisitions in the chemotherapy of viral infections. Verh. K. Acad. Geneeskd. Belg. (Belgium) 1990
* Comparision of oral and aerosol Ribavirin* regimens in the high risk elderly. Journal Clinical Pharmacology (USA) Dezember 1989
* Comparative activities of several nucleoside analogs against influenza A, B and C viruses in vitro. Anitmicrob. Agents Chemother. (USA) Juni 1988
* Antiviral drugs for common respiratory diseases. What´s here, what´s to come. Postgrad. Med. (USA) Februar 1, 1988, 83 (2), 136-139, 142-143, 146-148
* Oral Ribavirin* treatment of influenza A and B. Antimicrob. Agents Chemother. (USA) August 1987
* Clinical review of Ribavirin*. Infect Control (USA) Mai, 1987, 8 (5), 215-218
* Clinical use of antiviral drugs. Drug Intell. Clin. Pharm. (USA) Mai 1987

* Protection of mice from lethal influenza virus infection with high dose-short duration Ribavirin* aerosol. Antimicrob. Agents Chemother. (USA) Dezember 1986, 30 (6), 942-944
* Ribavirin*: a clinical overview. European Journal Epidemiol. (Italy) März 1986
* Effect of Ribavirin* triphosphate on primer generation and elongation during influenza virus transcription in vitro. Antiviral Res. (Netherlands) Februar 1985, 5 (1) 39-48
* Ribavirin*. Drug Intell. Clin. Pharm. (USA) Februar 1984
* [Immunomodulating activity of ethanol-water extracts of the roots of Echinacea gloriosa L., Echinacea angustifolia DC. and Rudbeckia speciosa Wenderoth tested on the immune system in C57BL6 inbred mice] Cesk Farm. (Czech Republic) August 1993
* Application of purified polysaccharides from cell cultures of the plant Echinacea purpurea to mice mediates protection against systemic infections with Listeria monocytogenes and Candida albicans. International Journal Immunopharmacology (England) 1991, 13 (1)
* Macrophage activation by the polysaccharide arabinogalactan isolated from plant cell cultures of Echinacea purpurea. Journal Natl. Cancer Inst. (USA) Mai 3, 1989
* Macrophage activation and induction of macrophage cytotoxicity by purified polysaccharide fractions from the plant Echinacea purpurea. Infect Immun. (USA) Dezember 1984
* Combined antiviral and antimediator treatment of rhinovirus colds. Journal Infect Disease (USA) Oktober 1992, 166 (4)
* [Common cold: diagnostic steps? Antibiotics?] Therapie-Umschau (Switzerland) April 1992, 49 (4)
* Alpha 2-interferon for the common cold. Ann. Pharmacotherapy (USA) März 1992, 26 (3) (no abstract)
* Managing viral upper respiratory infections. Aust. Physician (Australia) Mai, 1991, 20 (5)
* Immunological barriers in the nose and paranasal sinuses. Acta Otolaryngol. (Stockholm) (Sweden) Mai-Juni 1987, 103
* Interferon for the treatment of infections. Annu. Review Med. (USA) 1987, 38, 51-59
* Effect of Astragulus membranaceus on electrophysiological activities of acute experimental coxsackie B-3 viral myocarditis in mice. Chinese Medicine Science Journal (China), 1993, 8/4 (203-206)
* Efficacy and safety of the standardized ginseng extract G 115 for potentiating vaccination against common cold and/or influenza syndrome. Drugs under Experimental and Clinical Research (Switzerland), 1996, 22/2 (65-72)
* An emerging green pharmacy: Modern plant medicines and health. Gruber J. W.; Marderosian A. Laboratoy Medicine (USA), 1996, 27/3 (170-176)
* Immunity in myocardiac hypertrophy rat and effect of total saponins of panax ginseng in vivo and in vitro. Chinese Pharmacological Bulletin (China), 1996, 12/1 (84-86)
* Treatment of experimental coxsackie B-3 viral myocarditis with astragulus membranaceus in mice. Chinese Medicine Journal (China) (China), 1990, 103/1 (14-18)
* Effect of Astragulus membranaceus injecta on coxsackie b-2 virus infected rat beating heart cell culture. Chinese Medicine Journal (Peking) (China), 1987, 100/7 (595-602)
* Sambucol (TM) Inhibited several strains of Influenza virus and reduced symptoms during an outbreak of influenza B Panama. Weizmann Institute of Science 2-15-94
* The Effect of Sambucol (TM) on HIV Infection in vitro. Congress of Microbiology 2.6.1995

Quellenausdruck: 20 Seiten

Gleichgewichtsstörungen (Vertigo)

Störungen des Gleichgewichtssinns äußern sich in Schwindel, Mattigkeit und/oder der Unfähigkeit, in stehender oder sitzender Position das Gleichgewicht zu halten. Den kurzdauernden Schwindel führt man meist auf Hirndurchblutungsstörungen zurück. Subjektiv kann den Betroffenen „schwarz vor Augen" werden, auch flüchtige Bewußtseinsbeeinträchtigungen sind möglich. Gleichgewichtsstörungen und Schwindelattacken können prinzipiell sehr viele Ursachen haben – angefangen von zu niedrigem Blutdruck über eine Ohrinfektion und seelische Belastungen bis hin zu einem Tumor, der auf den Gleichgewichtsnerv drückt. In den meisten Fällen sind die Ursachen harmloser Natur. Wenn herkömmliche Methoden bei der Diagnose und Therapie versagen, sollte der Betroffene eventuell Substanzen zuführen, die ein neurologisches Defizit zu korrigieren vermögen. Bei Testreihen an Universitätskliniken spürten viele Patienten mit Gleichgewichtsstörungen nach der Einnahme folgender Mittel eine Besserung:

- Hydergin*: 5 bis 10 mg täglich.
- Piracetam*: 2.400 bis 4.800 mg täglich
- Vinpocetin: 20 bis 40 mg täglich

Bei diesen Mitteln handelt es sich um übliche Medikamente, für die die Krankenkassen in der Regel die Kosten übernehmen.
Auf dem Nährstoffsektor bieten sich zusätzlich an:

- Ginkgo biloba
- DMAE

Quellen:

* [Clinical trial of the use of the combination of Piracetam* and dihydroergocristine in vertigo from different causes] An Otorrinolaringol. Ibero American (Spain) '89, 16(3)
* Treatment of vertigo syndrome with Nootropil] Otolaryngol. Pol. (Poland), 1988, 42 (5), 312-317
* The use of Piracetam* in vertigo. South-Afr. Med. Journal (South Africa) November 23, 1985, 68 (11), 806-808
* The efficacy of Piracetam* in vertigo. A double-blind study in patients with vertigo of central origin. Arzneimittelforschung (Deutschland) 1980, 30 (11)
* Piracetam* in the treatment of post-concussional syndrome. A double-blind study. European Neurol. (Switzerland) 1978, 17 (1) 50-55
* [Evaluation of the therapeutic effectiveness of a Piracetam* plus dihydroergocristine combination in the treatment of vertigo] Acta Otorrinolaringol. Esp. (Spain) Juli-August 1988, 39 (4)

* [Hydergine in pathology of the inner ear] Ann. Otorrinolaringol. Ibero. American (1990) 17 (1):85-98
* [The elimination of chemotherapy side effects in pulmonary tuberculosis patients] Vrach Delo (USSR) April 1990, (4) 71-73
* The treatment of minocycline-induced brainstem vertigo by the combined administration of Piracetam* and ergotoxin. Acta Otolaryngol. Supplement (Stockholm) (Sweden) 1989, 468

Quellenausdruck: 3 Seiten

Grauer Star (Katarakt)

Beim Grauen Star (Katarakt) handelt es sich um eine massive Trübung der eigentlich klaren Augenlinse. Die Erkrankung kann angeboren bzw. vererbt sein, sich aber auch in Verbindung mit Traumata (durch Prellung oder Schlag) und verschiedenen Stoffwechselstörungen wie Neurodermitis oder Diabetes entwickeln. Die Entstehung kann ferner durch den gesundheitsschädigenden Einfluß bestimmter Strahlen (Ultraviolettes Licht, Röntgen, Radioaktivität) begünstigt werden.

Daß die Augenlinse so leicht und nachhaltig beschädigt werden kann, liegt auch am Aufbau ihrer Struktur. Bei jedem Menschen läßt im Alter die Lichtdurchlässigkeit der Linse nach, das heißt, es lagern sich mit zunehmendem Alter Stoffwechselprodukte ein, die die Beschaffenheit bzw. die Lichtdurchlässigkeit der Linse verändern. Die Reparaturenmechanismen des Organismus sind nur sehr begrenzt (bis gar nicht) vorhanden, da die Blutzirkulation hier minimal ist. Hat sich das Auge erst einmal eingetrübt, dann ist ein chirurgischer Eingriff meist unumgänglich – eine Operation sollte jedoch nicht zu früh erfolgen.

Sonnenbrille tragen!

Katarakt-Patienten sollten unbedingt eine Sonnenbrille tragen, um die Schädigungen der Augenlinse durch die Freien Radikale des ultravioletten Sonnenlichts in Grenzen zu halten. Viele sehen im Tragen der Sonnenbrille auch in jüngeren Jahren eine gute Vorsorge gegen Katarakte.

Gegenwärtig gibt es einige Hinweise darauf, daß eine Erhöhung der Blutzufuhr im Auge die Linseneintrübung hinauszögern kann. Die Hoffnungsträger hierfür heißen **Ginkgo biloba und Bilberry:** Ginkgo biloba wird in Dosierungen zu 120 mg täglich, Bilberry zu 150 mg täglich zugeführt. Beide Substanzen sind Bioflavonoide, die die Blutzirkulation in den Mikrokapillaren verbessern. Nach etwa einem Monat kann es sinnvoll sein, zusätzlich die „Radikalfänger" Selen (600 mcg/Tag), Glutathion (500 mg/Tag) und Alphaliponsäure (1.000 mg/Tag) einzunehmen.

Auch **Melatonin** wird von manchen Experten empfohlen. Die Produktion dieses Hormons nimmt um die Lebensmitte ab und geht bei Personen über 60 Jahren gegen Null. Es scheint kein Zufall zu sein, daß die meisten Menschen einen Katarakt erst im Alter bekommen. Experten empfehlen 3 mg Melatonin vor dem Zubettgehen.

Etliche Katarakt-Patienten nehmen regelmäßig **Vitamin-Tropfen** für die Augen, um deren antioxidative Wirkung zu nutzen. Es gibt zwar keinen wissenschaftlichen Hinweis darauf, daß dies bei einer vorhandenen Linseneintrübung Wirkung zeigt, aber es mag möglicherweise als Vorsorge sinnvoll sein.

Quellen:

* Stereospecific effects of R-lipoic acid on buthionine sulfoximine-induced cataract formation in newborn rats. Biochem. Biophys. Res. Commun. (USA) April 16, 1996, 221(2), 422-429
* Alpha-Lipoic acid as a biological antioxidant. Free Radic. Biol. Med. (USA) August 1995, 19 (2), 227-250
* Alpha-Lipoic acid supplementation prevents symptoms of vitamin E deficiency. Biochem. Biophys. Res. Commun. (USA) Oktober 14, 1994
* A review of the evidence supporting melatonin´s role as an antioxidant. Journal Pineal Res. (Denmark) Januar 1995, 18 (1), 1-11
* Glutathione deficiency decreases tissue ascorbate levels in newborn rats: ascorbate spares glutathione and protects against oxidative damage. Proc. Nat. Acad. Science (USA) Januar 1, 1991, 88 (11), 4656-4660
* 51Cr release and oxidative stress in the lens. Lens. Eye Toxic Res. (USA) 1989, 6 (1-2), 183-202
* Antioxidant vitamins in cataract prevention. Zeitschrift für Ernährungswissenschaft (Deutschland), März 1989, 28 (1), 56-75
* Free radical tissue damage: protective role of antioxidant nutrients. Faseb. Journal (USA) Dezember 1987, 1 (6), 441-445
* Oxidative damage and defense. American Journal Clinical Nutrition (USA) Juni 1996, 63 (6), 985S-990S
* [Antioxidative vitamins and cataracts in the elderly] Zeitschrift für Ernährungswissenschaft (Deutschland) September 1995, 34 (3), 167-176

* Alpha-lipoic acid prevents buthionine sulfoximine induced cataract formation in newborn rats. Free Radic. Biol. Med. (USA) April 1995, 18 (4), 823-829
* Prevention of cataracts by nutritional and metabolic antioxidants. Crit. Review Food Science Nutrition (USA) 1995, 35 (1-2), 111-129
* Free radicals, exercise, and antioxidant supplementation. International Journal Sport Nutrition (USA), September 1994, 4 (3), 205-220
* The use of vitamin supplements and the risk of cataract among US male physicians. American Journal Public Health (USA) Mai 1994, 84 (5), 788-792
* Modelling cotrical cataractogenesis VII: Effects of vitamin E treatment on galactose-induced cataracts, Experience Eye Res. (England) Februar 1985, 40 (2), 213-222
* Modeling cortical cataractogenesis. V. Steroid cataracts induced by solumendrol partially prevented by vitamin E in vitro. Experience Eye Res. (England) Juli 1983, 37 (1), 65-76
* Antioxidant vitamins in cataract prevention. Zeitschrift für Ernährungswiss. (Deutschland) März 1989, 28 (1), 56-75
* Biochemical and morphological changes in the lenses of selenium and/or vitamin E deficient rats. Biomed. Environment Science (USA) Juni 1994, 7 (2), 109-115
* Biochemical changes and cataract formation in lenses from rats receiving multiple, low doses of sodium selenite. Experience Eye Res. (England) November 1992, 55 (5), 671-678
* Defense system of the lens against oxidative damage: effect of oxidative challenge on cataract formation in glutathione peroxidase deficient-acatalasemic mice. Experience Eye Res. (England) Oktober 1980, 31 (4), 425-433 (no abstract)
* Intraocular irrigating solutions and lens clarity. American Journal Ophtalmology (USA), 1976, 82/4 (594-597)
* Intraocular irrigating solutions. Their effect on the corneal endothelium. Arch. Ophtalmol. (USA), 1975, 93/8 (648-657)

Quellenausdruck: 10 Seiten

Grüner Star (Glaukom)

Das Auge besteht in erster Linie aus einem rundlichen Gebilde (Kammer), das mit einer gelartigen Flüssigkeit gefüllt ist. Dieses sogenannte Kammerwasser wird (sehr langsam) ständig ersetzt. Durch Änderungen des Zu- bzw. Abflusses, beispielsweise durch kleinste Ablagerungen, kann es zu einem Rückstau und damit zu einer Druckerhöhung kommen. Der Grüne Star ist eine Augenerkrankung mit zeitweise oder dauernd erhöhtem Augeninnendruck, die durch die Schädigung des Sehnervs mit einem (teilweisen) Ausfall des Gesichtsfeldes und einer Minderung der Sehkraft einhergehen kann. Der Grüne Star ist eine Erkrankung, die grundsätzlich in jedem Alter auftreten kann, aber hauptsächlich Personen über 40 Jahren betrifft. Manchmal sind die ersten Erscheinungen auf Kopf- und Magenbeschwerden beschränkt, so daß niemand an eine Krankheit des Auges denkt, zumal Intervalle ohne Beschwerden beruhigend wirken.

Regelmäßige Kontrolle durch den Augenarzt

Statistisch gesehen sind ein bis zwei Prozent aller Personen über 40 Jahren vom Grünen Star betroffen. Lassen Sie daher regelmäßig die Augen durch den Augenarzt kontrollieren. Die Therapie ist sehr erfolgversprechend. Die Folgen eines nicht behandelten Glaukoms hingegen können bis zur Erblindung reichen.

Man kennt heute verschiedene Methoden zur Senkung eines erhöhten Augeninnendrucks: So kann man mittels spezieller Augentropfen den Druck zu senken versuchen oder zum Beispiel neue Abflußwege schaffen (zum Beispiel durch Laser). Das entscheidet sich von Fall zu Fall. Man verwendet in diesem Zusammenhang häufig das Medikament *Hydergin**. Eine Nebenwirkung der augendrucksenkenden Medikamente ist eine manchmal recht krasse Blutdrucksenkung.

Wem die konventionelle Medikamentierung nicht hilft oder wer lieber natürliche Mittel bevorzugt, kann es mit der indianischen Heilpflanze *Forskolin* versuchen. Die in der Literatur empfohlene Dosierung liegt zwischen 10 und 60 mg/täglich. Es ist allerdings ratsam, den Blutdruck auch in diesem Fall zu überprüfen, denn Forskolin wird auch zur Blutdrucksenkung eingesetzt.

Quellen:

* Neurotransmitters and intraocular pressure. Fund Clinical Pharmacology (France), 1988, 2/4, 305-325
* HP 663: A novel compound for teh treatment of glaucoma. Drug Dev. Res. (USA), 1988, 12/3-4, 197-209
* Intraocular pressure effects of multiple doses of drugs applied to glaucamatous monkey eyes. Arch. Ophtalmol. (USA), 1987, 105/2, 249-252
* Laser-induced glaucoma in rabbits. Experience Eye Res. (UK), 1986, 43/6, 885-894
* Regulation of aqueous flow by the adenylate cyclase receptor complex in the ciliary epithelium. American Journal Ophtalmol. (USA), 1985, 100/1, 194-198
* Forskolin suppresses sympathetic neuron function and causes ocular hypotension. Curr. Eye Res. (England), 1985, 4/2, 87-96
* Forskolin lowers intraocular pressure by reducing aqueous inflow. Investigation Ophtalmol. Visual Science (USA), 1984, 25/3, 268-276
* Indomethacin and epinephrine effects on outflow facility and cyclic adenosine

monophosphate formation in monkeys. Investigative Ophthalmology and Visual Science (USA), 1996, 37/7, 1348-1359

Quellenausdruck: 3 Seiten

Grippe (Influenza)

Im üblichen Sprachgebrauch benutzt man schnell das Wort „Grippe“, meint jedoch eine Erkältung (siehe dort). Die echte Grippe (Influenza) ist eine Viruserkrankung, die nicht auf die leichte Schulter genommen werden darf. Sie verbreitet sich praktisch jedes Jahr epidemieartig und weltweit. In den USA wurden bis zu 60.000 Todesfälle pro Grippe-Epidemie gezählt. Betroffen sind vor allem Säuglinge, Schwangere, ältere Menschen und Personen mit einem geschwächten Immunsystem. Vor ihrem Ausbruch verspürt die von ihr erfaßte Person oft Reizbarkeit, Unlust und Abgespanntsein. Dann folgen ja nach Art des Virus Kopfschmerzen, Benommenheit, Schüttelfrost und Fieber. Auch Körperschmerzen mit Durchfall und Verstopfung, Kreuz- und Gliederschmerzen können Grippeerscheinungen sein. Wird eine Grippe nicht komplett auskuriert, können sich langwierige Folgeerkrankungen wie chronische Atemwegsinfekte oder schlimmstenfalls eine Herzmuskelentzündung entwickeln.

Ob eine Schutzimpfing sinnvoll ist, muß für den Einzelfall geprüft werden. Die Problematik einer Impfung liegt darin, daß sie nur gegen bestimmte Viren wirkt. In jedem Fall ist es wichtig, in Grippezeiten das Immunsystem vorbeugend zu stärken. Ist der grippale Infekt bereits ausgebrochen, braucht das Immunsystem zusätzlich „Nahrung“.

Ribavirin* | Eine „klassische“ Anti-Virus-Arznei. Es handelt sich hierbei um eine Substanz mit breitem Wirkspektrum, das insbesondere gegen Viren aktiv ist. Das Mittel ist fast in jedem Land der Welt zugelassen. Experten raten, schon bei den ersten Anzeichen einer Grippeerkrankung alle drei bis vier Stunden 200 mg *Ribavirin** einzunehmen. Das Präparat unterbricht den Verbreitungsvorgang der Grippeviren und kann so im Anfangsstadium mithelfen, daß die Gripppe nicht vollständig ausbricht.

Echinacea (Sonnenhut) | Extrakte dieser Heilpflanze sind praktisch überall erhältlich. Das Mittel sollte möglichst schon bei den ersten Symptomen zugeführt werden – am besten wirkt der Saft der Wurzel. Siehe auch den Artikel *Erkältung* auf Seite 127.

Astragulus und Ginseng | Beide Heilpflanzen gelten als gute Alternative – gegebenfalls auch als Ergänzung zur Echinacea. Astragulus nimmt man in einer Dosierung von 300 mg täglich ein.

Sambucol | Hierbei handelt es sich um ein Extrakt der Holunderbeere. In Studien konnte beobachtet werden, daß dieser Wirkstoff das Grippevirus daran hindert, in gesunde Zellen einzudringen. Man empfiehlt etwa vier Eßlöffel täglich.

DHEA | Dieses Hormon hat sowohl eine antivirale als auch eine immunsteigernde Wirkung und wird in akuten Fällen in einer Tagesdosis von 3 x 100 mg eingenommen, bis die Grippesymtome verschwinden.

Melatonin | Die immunsteigernde Wirkung von Melatonin ist eindeutig erwiesen. Ob das Mittel auch gegen Viren wirkt, ist noch nicht geklärt. In jedem Fall macht diese Substanz schon deswegen Sinn, weil man damit zum dringend benötigten Schlaf während der akuten Grippephase findet. Bei einer mittelschweren Grippe nimmt man 10 mg vor dem Zubettgehen.

Quellen:

* Efficacy and safety of aerosolized Ribavirin* in young children hospitalized with influenza: a double-blind, multicenter, placebo-controlled trial. Journal Pediatr. (USA) Juli 1994
* Antivirals for the chemoprophylaxis and treatment of influenza. Semin. Respir. Infect (USA) März 1992
* Utilization of pulse oximetry for thestudy of the inhibitory effects of antiviral agents on influenza virus in mice. Antimicrob. Agents Chemother. (USA) Februar 1992
* Further studies with short duration Ribavirin* aerosol for the treatment of influenza virus infection in mice and respiratory syncytial virus infection in cotton rats. Antiviral Res. (Netherlands) Januar 1992
* High dose-short duration Ribavirin* aerosol treatment — a review. Bulletin International Union Tuberc. Lung. Dis. (France) Juni-Sep 1991
* Molecular mechanisms of action of Ribavirin*. Review Infect. Dis. (USA) November-Dezember 1990
* Ribavirin* aerosol treatment of influenza. Infect Dis. Clinical North American (USA) Juni 1987
* Comparative activities of several nucleoside analogs against influenza A,B, and C viruses in vitro. Antimicrob. Agents Chemotherapy (USA) Juni 1988
* Ribavirin* aerosol in the elderly. Chest (USA) Juni 1988
* Favorable outcome after treatment with amantadine and Ribavirin* in a pregnancy

complicated by influenza pneumonia. A case report. Department of Obstetrics and Gynecology, Baylor College of Medicine, Houston, TX 77030
* Oral Ribavirin* treatment of influenza A and B. Antimicrob.Agents Chemother. (USA) August 1987
* Ribavirin*: a clinical overview. European Journal Epidemiol. (Italy) März 1996
* Ribavirin* small-particle aerosol treatment of infections caused by influenza virus strains A/Victoria/7/83 (H1N1) and B/Texas/1/84. Antimicrob. Agents Chemother. (USA) März 1985
* Effect of Ribavirin* triphosphate on primer generation and elongation during influenza virus transcription in vitro. Antiviral Res. (Netherlands) Februar 1985, 5 (1), 39-48
* Ribavirin* aerosol treatment of influenza B virus infection. Trans. Assoc. American Physicians (USA) 1983, 96
* Treatment of influenza A (H1N1) virus infection with Ribavirin* aerosol. Antimicrob. Agents Chemother. (USA) August 1984
* Immune modulating properties of root extracts of different Echinacea species. Zeitschrift für Phytotherapie (Deutschland), 1995, 16/3 (157-162+165-166)
* Echinacea. Pharm. Journal (United Kingdom), 1994, 253/6806 (342-343)
* Host-resistance increasing activity of root extracts from Echinacea species. Planta Med. (Deutschland), 1993, 59/7 Supplement (672-673)
* Echinacea combinations; efficacy and acceptability in "flu" and nasopharyngeal inflammations. Deutsche Apoth. Ztg. (Deutschland), 1987, 127/16 (853-854)
* Papilloma virus infections of the skin. Universitäts-Hautklinik, D-7800 Freiburg im Breisgau, Deutschland
* Direct characterization of caffeoyl esters with antihyaluronidase activity in crude extracts from Echinacea angustifolia roots by fast atom bombardment tandem mass spectrometry. Farmaco (Italy), 1993, 48/10 (1447-1461)
* Anti-inflammatory activity of Echinacea angustifolia fractions separated on the basis of molecular weight. Pharmacology Res. Commun. (United Kingdom), 1988, 20/Supplement 5 (87-90)
* In vitro activity of Mercurius cyanatus against relevant pathogenic bacteria isolates. Arzneimittel-Forschung/Drug Research (Deutschland), 1995, 45/9 (1018-1020)
* Immune modulating properties of root extracts of different Echinacea species. Zeitschrift für Phytotherapie (Deutschland), 1995, 16/3 (157-162+165-166)
* Mechanisms of propolis water extract antiherpetic activity. II. Activity of propolis water extract lectines. Review Roum. Virol. (Romania), 1993, 44/1-2 (49-54)
* Comparison of the anti-herpes simplex virus activitites of propolis and 3-methyl-but-2-enyl caffeate. Journal Nat. Prod. Lloydia (USA), 1994, 57/5 (644-647)
* Synergistic effect of flavones and flavonols against herpes simplex virus type 1 in cell culture. Comparison with the antiviral activity of propolis. Journal Nat. Prod. Lloydia (USA), 1992, 55/12 (1732-1740)
* Recent advances in the chemotherapy of herpes virus infections. Review Roum. Med. (Rumania), 1981, 32/1 (57-77)
* Anti-influenza virus effect of some propolis constituents and their analogues (esters of substituted cinnamic acids) Journal Nat. Prod. Lloydia (USA), 1992, 55/3 (294-297)
* The effect of an aqueous propolis extract, of rutin and of a rutin-quercetin mixture on experimental influenza virus infection in mice. Review Roum. Med. (Rumania), 1981, 32/3 (213-215)

Quellenausdruck: 10 Seiten

Haarausfall

In der heutigen Zeit, wo Werbung und Medien bestimmte (oft fragwürdige) Schönheitsideale vorgeben, stellt Haarausfall für viele Menschen ein großes kosmetisches Problem dar. Glücklicherweise weist nicht jeder Haarausfall auf eine Krankheit hin. Die meisten Menschen verlieren täglich achtzig bis hundert Haare. Als „normal" gilt noch ein täglicher Haarausfall von bis zu 200 Haaren. In Zeiten größerer Belastungen können es auch schon mal mehr sein. Generell lassen sich folgende Formen des Haarausfalls unterscheiden:

- Androgenetischer Haarausfall (erbliche Veranlagung), hauptsächlich bei Männern mit beginnender Glatzenbildung schon vor Erreichen des 30. Lebensjahres
- Kreisrunder Haarausfall mit meist entzündlicher Ursache
- Haarausfall bei inneren Erkrankungen (hormonell bedingt, Schilddrüsenstörung, Eisenmangel usw.)
- Haarausfall nach Vergiftungen (zum Beispiel Vitamin A-Überdosierung, Vergiftung mit Thallium oder Medikamenten, Chemotherapie)
- Haarausfall bei Pilzinfektionen am Kopf
- Haarausfall nach einer Entbindung infolge der Hormonumstellung
- Haarausfall nach schweren seelischen Belastungen und/oder persönlichen Krisen

Das Muster des Haarverlustes ist bei Männern und Frauen unterschiedlich. Bei Männern beginnt der Haarausfall üblicherweise mit zurückweichendem Haaransatz und anschließendem Haarverlust am Scheitel. Bei Frauen ist das Muster diffuser, typischerweise weniger am vorderen Haaransatz, sondern überwiegend den Hinterkopf betreffend.

Man geht heute davon aus, daß beim androgenetisch bedingtem Haarausfall eine Kombination von genetischen, hormonellen und immunologischen Faktoren ursächlich zugrundeliegt. Medien, Werbung und sogar manche Ärzte machen den Betroffenen jedoch gelegentlich glauben, daß diese Form des Haarausfalls mit verstopften Haarfollikeln zusammenhängt, was wiederum der Ansatzpunkt für die Anpreisung vieler „Wundermittel" ist. Natürlich kann eine sorgsame Kopfhygiene die optische Erscheinung der Haare verbessern und/oder dem Haar mehr Volumen verleihen. Aber sie trägt weder dazu bei, androgenetisch bedingten Haarausfall zu vermeiden, noch erhöht sie die Gesamtanzahl der Haare.

Was ist von Haarwuchs-„Wundermitteln" zu halten?

Es gab zu allen Zeiten zahlreiche Produkte, die vorgaben, Haare zum Wachsen zu bringen oder Kahlköpfigkeit durch "Entstopfung" der Haarfollikel zu verhindern. Der Leidensdruck der Betroffenen wurde dabei mit teilweise aberwitzigen Versprechen in klingende Münze umgewandelt. Diese Mittel nutzten den Betroffenen jedoch in aller Regel nichts.

Einzige Ausnahme sind nach unserer Erfahrung die Mittel *Polysorbat 60* und *Polysorbat 80*. Wegen ihrer Fähigkeit, androgenhaltige Talgablagerungen von der Kopfhaut abzutragen, können sie – lokal angewandt – dem Haarverlust zumindest teilweise entgegenwirken. Der Einsatz dieser Mittel macht jedoch nur zur Vorsorge Sinn, denn auch sie sind leider nicht in der Lage, bereits vorhandenen Haarausfall zu verhindern. Die Regeneration kranker Haare ist ohnehin nicht möglich.

Das jüngste wissenschaftliche Modell zur Erklärung von Kahlköpfigkeit schließt die Wirkung von **Dihydrotestosteron (DHT)** ein. Dabei handelt es sich um das größte Stoffwechselprodukt des Hormons Testosteron. Moderne Wissenschaftler gehen davon aus, daß übermäßige Absonderung von DHT eine Immunreaktion provoziert, die die Haarfollikel beschädigt, was wiederum zu deren Verkleinerung und möglicherweise zum Verlust derselben führt. Man vermutet, daß DHT (und vielleicht andere androgene Hormone) das Immunsystem irrtümlich dazu bringt, die Haarfollikel in den betroffenen Bereichen als Fremdkörper anzusehen. Hierfür spricht auch das Vorhandensein von Haarfollikel-Antikörpern bei kahlköpfigen Männern und Frauen.

Da wir über die genetischen Komponenten der Kahlköpfigkeit immer noch zu wenig wissen, muß eine erfolgreiche Vorbeugung und Behandlung des Haarverlustes bei den obengenannten Faktoren ansetzen. Dabei drehen sich gegenwärtig viele Bemühungen um das männliche Hormon Dihydrotestosteron (DHT). Ausgangspunkt sind dabei sogenannte Anti-Androgene, mit denen man versucht, einem krankhaften Prozeß vorzubeugen bzw. ihn gar umzukehren. Zu den Anti-Androgenen, die bislang verwendet worden sind, um Haarverlust zu behandeln, zählen: **Progesteron, Spironolacton (Aldactone), Flutamid (Eulexin), Finasterid (Proscar), Cimetidinc (Tagamet), Serenoa Repens (Permixon) und Cyproteron Acetat (Androcur/Diane).** Von diesen Anti-Androgenen haben sich das Oral-Finasterid (Proscar) und das Topische Spironolacton als am wirksamsten erwiesen; beide waren in der Lage, Haare zu einem gewissen Grad wachsen zu lassen.

Wie wir wissen, spielt beim Haarausfall ein „Immunirrtum", der durch männliche Hormone wie DHT verursacht wird, eine große Rolle. Die potentesten Haarwuchsstimulatoren dürften daher topische Sauerstoff-Radikale-Fängersubstanzen wie das *Superoxid Dismutase (SODase)* sein – ein Enzym, das eine wichtige Rolle bei der Abwehr von Freien Radikalen spielt. SODase hemmt aber nicht nur Sauerstoff-Radikale. Es spricht auch vieles dafür, daß es die Ursache für den „Immunirrtum" ausschaltet und einen Teil des bereits entstandenen Schadens auszugleichen vermag.

Ein Versuch mit diesem Enzym könnte vor einer weiteren Behandlung entscheidend sein, weil dadurch die an der Quelle wirkenden immunologischen Faktoren gebremst und/oder ausgeschaltet werden können.

„Multimodale" Haarbehandlung

Es gibt durchaus einige Mittel (zum Beispiel *Rogaine*), die bei manchen Personen ein leichtes Haarwachstum hervorrufen können. Sie sind jedoch kaum in der Lage, ein gesundes Haarwachstum zu produzieren. Wir benötigen daher eine „multimodale" Haarbehandlung, die an mehreren Punkten ansetzt, das heißt, eine Kombination von Anti-Androgenen mit autoimmunen Schutzstoffen, Sauerstoff-Radikale-Hemmstoffen und anderen Haarwuchs-Stimulatoren. Die Wissenschaftler hoffen hierbei auf die synergistische Wirkung der einzelnen Wirkstoffe.

Von den schier unzähligen Präparaten gegen Haarausfall fallen die Rezepturen von *Dr. P. Proctor* eindeutig aus der Reihe. Er ist einer der wenigen Haarbehandlungs-Praktiker, der patentierte, aus vielen sinnvollen Bestandteilen zusammengesetzte Haarformeln entwickelt hat. Deswegen wollen wir hier näher darauf eingehen.

Haarbehandlung nach Dr. Proctor

Haarverlust und (Teil-)Glatze verursachen bei vielen Betroffenen einen starken Leidensdruck, der Tür und Tor für Wunderversprechungen aller Art öffnet. Wir können hier nur zu einer gesunden Skepsis raten, zumal der gegenwärtige Forschungsstand in Sachen Haarausfall (und Glatze) kaum Wunder erwarten läßt und wirksame Substanzen, soweit es sie gibt, meist sehr teuer sind – dazu gehören auch die hier beschriebenen Substanzen.

Um die Wirksamkeit auch für Laien nachvollziehbar zu machen, verglich die *Life Extension Foundation, Hollywood (USA),* diverse Produkte mit dem in den USA bekannten, zugelassenen Medikament *Rogaine (Minoxidil)*. Hierbei taten sich die Präparate des bereits angesprochenen Dr. Proctor besonders hervor. Er bietet derzeit drei patentierte Produkte an:

- Ein Shampoo (ca. 225 g)
- Eine Lotion (ca. 56 g)
- Eine Paste (ca. 25 ml)

Das Ergebnis der Studie war folgendes: Selbst das mildeste (und billigste) Produkt seiner freiverkäuflichen Produktreihe, nämlich das Shampoo, erwies sich als wirksamer als das Medikament Rogaine. Wie ist dieser Effekt zu erklären? Nun, das Shampoo beinhaltet den derzeit potentesten Haarwachstumsstimulator *NANO (3-Carboxylic-Säure-Pyridin-N-Oxid),* der gelegentlich auch das „natürliche Minoxidil" genannt wird. NANO kann tatsächlich Haarausfall mindern und das Haarwachstum stimulieren. Etliche Konsumenten, die auf Rogaine nicht ansprachen, verspürten bei NANO eine starke Wirkung. Es wird zur Zeit in Amerika in leichteren Fällen von Haarausfall oder zur Vorsorge experimentell eingesetzt. Man empfiehlt regelmäßige

Anwendung (mindestens dreimal pro Woche) anstatt eines herkömmlichen Shampoos. Manche Konsumenten berichten von einem „kitzelnden" Gefühl auf der Kopfhaut, was ein Hinweis für die einsetzende Wirkung ist.

Da als eine der Ursachen für Haarausfall schon seit längerem die Wirkung von Freien Radikalen vermutet wird, lag es nahe, entsprechende antioxidativ reagierende Substanzen zuzusetzen. Um die Wirkung von NANO zu verstärken, entwickelte man weitere Rezepturen, indem man schützende Substanzen und andere stimulierende Zutaten wie EDRF-Beschleuniger, SODases (Superoxidismutase) und andere Radikalenfänger miteinander kombinierte. Dieses „Multi-Agens" auf natürlicher Basis wird von vielen Experten als das augenblicklich potenteste Haarwachstumsmittel angesehen. Es enthält praktisch alle derzeit bekannten und wirksamen Stoffe zur Bekämpfung von Autoimmundefekten und Entzündungen, die Ursache für Haarverlust und Glatze sein können. Die Lösung wird von den Anwendern ein- bis zweimal täglich direkt auf die betroffenen Gebiete aufgetragen.

Falls der gewünschte Erfolg ausbleibt, bleiben als weiterer Ausweg noch Mischungen aus natürlichen und synthetischen Substanzen. Hier bieten sich Rezepturen an, die neben Anti-Androgenen und speziellen Radikalenfängern auch noch Minoxidil, Phenytoin (Dilantin), Tretinoin und Spironolacton enthalten.

Wie auch immer – in den allermeisten Fällen erfordert die Behandlung von Haarausfall viel Geduld. Erste Erfolge lassen nicht selten drei bis sechs Monate auf sich warten. Grundsätzlich ist zu berücksichtigen, daß sich ein verbessertes Haarkleid eher auf Haardurchmesser und Wachstum bezieht als auf eine Zunahme der Anzahl. Da bereits zerstörte Haare nicht am Ausfall gehindert werden können, kann der gefürchtete Haarausfall trotz Behandlung (zunächst) weitergehen. Allerdings wird dieser durch die Therapie irgendwann gestoppt, wobei die vorangegangenen Haarverluste oft wieder ersetzt werden.

Achtung: **Die Substanzen können gelegentlich leichte Hautreizungen oder -entzündungen auslösen, die sich allerdings meist rasch wieder zurückbilden. Leider**

sind die Inhaltsstoffe und damit auch die Präparate bzw. Wirkstoffkombinationen recht teuer.

Quellen:

* Anderson, Chemical Abstracts, vol. 90, p 311K (1979). Ando et al., Chemical Abstracts 93:79872n (1980)
* Bazzano et al., Journal of American Academy of Dermatology, vol. 15, pp. 880-883 (1986)
* Barry, Pharmacology of the Skin, vol. 1, pp. 121-137 (1987)
* Cheng et al., Archives of Dermatological Research, vol. 278, pp. 470-473 (1986)
* Cumming. et al., Journal of American Medical Association, vol. 247, pp. 1295-1298 (1982)
* Dawber, Dermatologica, vol. 175 suppl. 2, pp. 23-28 (1987)
* DeVillez, Archives of Dermatology, vol. 121, pp. 197-202 (1985)
* Dostert a d., Xenobiotica, vol. 15, No. 10, pp. 799-803 (1985)
* Ehman et d., Investigative Radiology, vol. 21, pp. 125-131 (1986)
* Feelisch et al., Evr. Journal of Pharmacology, vol. 139, pp. 19-30 (1987)
* Feelisch et al., Evr. Journal of Pharmacology, vol 142, pp. 405-409 (1987)
* Fox et al., Annals of the New York Academy of Sciences, vol. 411, pp. 14-19 (1983)
* Bourayne et el., Journal de chirnie physigeu, vol. 79, No. 2, pp. 139-147 (1982)
* Anderson, Chemical Abstracts, vol. 90, pp. 311K (1979)
* Ando et al., Chemical Abstracts, 93:79872n (1980)
* Bazzano et al., Journal of American Academy of Dermatology vol. 15, pp. 880-883 (1986)
* Berry, Pharmacology of the Skin, vol. 1, pp. 121-137 (1987)
* Cheng et al., Archives of Dermatological Research, vol. 278, pp. 470-473 (1986)
* Cumming et al., Journal of American Medical Association, vol. 247, pp. 1295-1298 (1982)
* Current Therapy, pp. 599-603 (1984)
* Dahl, Men´s Fitness, pp. 93-95 (Februar 1989)
* Dawber, Dermatological vol. 175, suppl. 2, pp. 23-28 (1987)
* DeVillez, Archives of Dermatology vol. 121, pp. 197-202, 1985. Dermatologica, vol. 175 suppl. 2, pp. 1 56 (Oktober 87)
* Dostert et al., Xenobiotica, vol. 15, No. 10, pp. 799-803 (1985)
* Ehman et al., Investigative Radiology, vol. 21, pp. 125-131 (1986)
* Feelisch et al., Evr. Journal of Pharmacology, vol. 139, pp. 19-30 (1987)
* Feelisch et al., Evr. Journal of Pharmacology, vol. 142, pp. 405-409 (1987)
* Fiedler, Dermatologica, vol 175, suppl. 2, pp. 29-35 (1987)
* Fox et al., Annals of the New York Academy of Sciences, vol. 411, pp. 14-19 (1983).
* Goffman et al., International Journal of Radiation, Oncology, Biology and Physics, vol. 22, pp. 803-806 (November 4, 1992)
* Headington, Current Therapeutic Research, vol. 36, pp. 1098-1105 (1984)
* Hearse et al., Circulation Research, vol. 60, pp. 375-383 (1987)
* Heschler, Chemical Abstracts, vol. 78, pp. 115-239 (1973). Ignarro et al., Biochemica ct. Biophysica Acta, vol. 631, pp. 221-231 (1980)
* Journal, Soc. Cosmetology Chem., (Italy) vol. 33, pp. 95-96 (März/April 1982).
* Journal of American Medical Association, vol. 260, No. 20 (1988)
* Karlsson et al., Journal of Cyclic Nucleotide and Protein Res., vol. 10, No. 4, pp. 309-315 (1985)
* Kvedar, Journal of American Academic Dermatology, vol. 12, pp, 215-225 (1985)
* Longevity, vol. 2, No. 3, p. 26 (Januar 1988)
* Lucky, Archives of Dermatology, vol. 121, pp. 57-62 (1985). Messina, Current Therapeutic Research vol. 34, pp. 319-324 (1983)

* Messina, Current Therapeutic Research, vol. 38, pp. 269-282 (1985)
* Mitchell et al., IBC USA Conference, South Natick, Mass: (Juni 27, 1991)
* Mittal et al., Proc. of National Academy of Sciency USA, vol. 74, No. 10 pp. 4360-4364 (1977)

(Kein Quellenausdruck)

Präparate der Dr. Proctor-Serie
* USA Patent [19][11]
Patent Number: 5,352,442
Proctor [45]
Date of Patent: Oktober 4, 1994

* U.S. PATENT DOCUMENTS
2,409,754 10/1946 Henze 260/309.5
2,986,573 5/1961 Topliss 167/65
3,257,390 6/1966 Patchett 260/239.55
3,461,461 8/1969 Anthony et al. 260/256.4
3,527,864 9/1970 MacMillen et al 424/177
3,551,554 12/1970 Herschler 424/7.1
3,896,238 7/1975 Smith 424/358
4,139,619 2/1979 Chidsey III 424/45
4,189,039 1/1980 Soldati 544/12
4,254,145 3/1981 Birnbaum 424/305
4,327,245 8/1982 Shapiro 424/241
4,344,941 8/1982 Wiechert 424/243
4,367,227 1/1983 Bingham 424/243
4,444,762 4/1984 Rajadhyaksha 424/180
4,456,600 6/1984 Wiechert 424/238
4,488,901 12/1984 Farkas et al.71/121
4,596,812 6/1986 Chidsey III 514/256
4,866,067 9/1989 Die Schiena 514/275

* FOREIGN PATENT DOCUMENTS
0415598 of 0000European Pat. Off.
0027655 4/1981 European Pat. Off.
0273202 7/1988 European Pat. Off.
0327263 8/1989 European Pat. Off.
2198132 6/1988 United Kingdom
8302558 8/1983 World International Prop. O.
8600616 1/1986 World International Prop. O.
8700427 1/1987 World International Prop. O.

Hämochromatose (Eisenablagerungen)

Vor allem bei Frauen kann es wegen des monatlichen Blutverlustes leicht zu einem Eisenmangel kommen. Ohne das Spurenelement Eisen könnte kein roter Blutfarbstoff (Hämoglobin) gebildet und damit kein Sauerstoff im Blut transportiert werden. Ebenso könnten die Schilddrüse und das zentrale Nervensystem ohne Eisen nicht reibungslos funktionieren. Ein Eisenmangel äußert sich unter anderem in Erschöpfung, Abgeschlagenheit, Krankheitsanfälligkeit, Haarausfall und Blässe. Eine zu hohe Eisenzufuhr über längere Zeit oder eine krankhafte Eisenverwertungsstörung kann jedoch zu ernsthaften Organschäden – zum Beispiel der Leber – führen. Eine gängige Lösung des Problems sind regelmäßige Bluttransfusionen.

Bei der Hämochromatose handelt es sich um eine genetisch bedingte recht seltene Erkrankung mit pathologischen Eisenablagerungen. Die Betroffenen bauen mit der Zeit giftige Eisenkonzentrationen auf, was unter anderem zu einer Leberschädigung führen kann.

Hämochromatose-Patienten/innen sind besonders gefährdet, an Leberzirrhose und Diabetes zu erkranken. Darüber hinaus haben sie ein erhöhtes Risiko für typische Erkrankungen, die mit einem Überschuß an Freien Radikalen zusammenhängen – einschließlich Krebs und Herzleiden. Es ist daher wichtig, daß die Schäden und Folgeschäden durch Freie Radikale mit ausreichend hohen Dosen an Antioxidantien eingedämmt werden. Folgende Substanzen sind besonders wichtig:

Vitamin C | Die Ascorbinsäure gehört zu den wichtigsten Antioxidantien; Hämochromatose-Patienten sollten sie jedoch mit Sorgfalt zuführen. Nimmt man nämlich Vitamin C zusammen mit eisenhaltiger Nahrung ein, dann führt dies zu einer Verstärkung der Eisenaufnahme. Deswegen sollten Betroffene Vitamin C nur zwischen den Mahlzeiten einnehmen (3 x 500 mg). Wegen der Säure (auf nüchternen Magen) ist in diesen Fällen die gepufferte Version sinnvoll.

Vitamin E und weitere Stoffe | Experten empfehlen zu den Mahlzeiten insgesamt 800 IE Vitamin E, 400 mcg Selen, den gesamten Vitamin-B-Komplex, mindestens 800 mcg Folsäure, 60 mg Zink, 100 mg (Pro)anthocyanidine (Traubenkernextrakt), 120 mg Ginkgo biloba, 2.000 mg Knoblauch, 1.200 mg Cystein, 500 mg Alphaliponsäure und 3 mg Melatonin. Die Mengenangaben der Nährstoffe beziehen sich auf die Tagesdosis und sollten auf zwei oder drei Einnahmen aufgeteilt werden. Einzige Ausnahme:

Melatonin soll immer kurz vor der Nachtruhe eingenommen werden.

Grüner Tee | Die Polyphenole des grünen Tees haben eisenbindende und antioxidative Eigenschaften. Grüner Tee hilft somit dabei, daß der Organismus überschüssiges Eisen – zum Beispiel aus der Leber – besser abtransportieren kann. Experten empfehlen als Tagesdosis 2.000 bis 5.000 mg Extrakt, was meist vier bis zehn Kapseln bzw. 400 bis 1.000 mg des Wirkstoffs Polyphenol entspricht.

Quellen:

* Biological markers of oxidative stress induced by ethanol and iron overload in rats. International Journal Occup. Med. Environ Health (Poland) 1994, 7 (4), 355-363
* Antioxidant status and lipid peroxidation in hereditary haemochromatosis. Free Radic. Biol. Med (USA) März 1994, 16 (3)
* Iron storage, lipid peroxidation and glutathione turnover in chronic anti-HCV positive hepatitis. Journal Hepatol. (Denmark) April 1995, 22 (4), 449-456
* Induction of oxidative single- and double-strand breaks in DNA by ferric citrate. Free Radic. Biol. Med. (USA) August 1993
* A unique rodent model for both the cardiotoxic and hepatoxic effects of prolonged iron overload. Lab. Invest (USA) August 1993, 69 (2), 217-222
* Biochemical and biophysical investigations of the ferrocene-iron-loaded rat. An animal model of primary haemochromatosis. Eurs Js Biochem (Deutschland) Dezember 5, 1991, 202 (2), 405-410
* Antioxidant and iron-chelating activities of the flavonoids catechin, quercetin and diosmetin on iron-loaded rat hepatocyte cultures. Biochem. Pharmacology (United Kingdom), 1993
* Iron absorption and phenolic compounds: Importance of different phenolic structures. Europ. Journal Clinical Nutrition (United Kingdom), 1989
* Inhibition of the tobacco-specific nitrosamine-induced lung tumorigenesis by compounds derived from cruciferous vegetables and green tea. Ann. New York Acad. Science (USA), 1993, 686
* The effects of caffeic acid and its related catechols on hydroxyl radical formation by 3-hydrooxyanthranilic acid, ferric chloride, and hydrogen peroxide. Arch. Biochem. Biophys. (USA), 1990, 276/1
* A novel antioxidant flavonoid (IdB 1031) affecting molecular mechanisms of cellular activation. Free Radic. Biol. Med. (USA), 1994, 16/5 (547-553)
* Prevention of postischemic cardiac injury by the orally active iron chelator 1,2-dimethyl-3-hydroxy-4-pyridone (L1) and the antioxidant (+)-cyanidanol-3. Circulation (USA), 1989, 80/1 (158-164)
* Hepatotoxicity of menadione predominates in oxygen-rich zones of the liver lobule. Journal Pharmacology Experience Ther. (USA), 1989, 248/3 (1317-1322)
* Iron-load increases the susceptibility of rat hearts to oxygen reperfusion damage. Protection by the antioxidant (+)-cyanidanol-3 and deferoxamine. Circulation (USA), 1988, 78/2 (442-449)
* Hepatocyte injury resulting from the inhibition of mitochondrial respiration at low oxygen concentrations involves reductive Stress and oxygen activation. Chemico-Biological Interactions (Ireland), 1995, 98/1 (27-44)

* Modulating hypoxia-induced hepatocyte injury by affecting intracellular redox state. Biochemica et Biophysica Acta — Molecular Cell Research (Netherlands), 1995, 1269/ 2 (153-161)
* Protection of rat myocardial phospholipid against peroxidative injury through superoxide-(xanthine oxidase)-dependent, iron-promoted fenton chemistry by the male contraceptive gossypol. Biochem. Pharmacology (United Kingdom), 1988, 37/17 (3335-3342)
* Protective effect of tea polyphenol on rat myocardial injury induced by isoproterenol. Chinese Traditional and Herbal Drugs (China) (April) 1995
* Effect of the interaction of tannins with coexisting substances. Part 2. reduction of heavy metal ions and solubilization of precipitates. Journal of the Pharmaceutical Society of Japan (Japan), V102, (8), 1982
* Free radicals scavenging action and anti-enzyme activities of procyanidines from Vitis vinifera. A mechanism for their capillary protective action. Arzneimittelforschung (Deutschland) Mai 1994, 44 (5), 592-601
* The inhibitory action of chlorogenic acid on the intestinal iron absorption in rats. Acta Physiol. Pharmacology Ther. Latinoam. (Argentina) 1992, 42 (3)
* Inhibition of tobacco-specific nitrosamine-induced lung tumorigenesis by compounds derived from cruciferous vegetables and green tea. Ann. N. Y. Acad. Science (USA) Mai 28, 1993, 686
* Ascorbic acid prevents the dose-dependent inhibitory effects of polyphenols and phytates on nonheme-iron absorption. American Journal Clinical Nutrition (USA) Februar 1991, 53 (2)
* Phytic acid. A natural antioxidant. Journal Biol. Chem. (USA) August 25, 1987, 262 (24)
* [Effect of polyphenols of coffee pulp on iron absorption] Arch. Latino-American Nutrition (Venezuela) Juni 1985, 35 (2)
* Factors affecting the absoprtion of iron from cereals. British Journal Nutrition (England) Januar 1984, 51 (1), 37-46
* The effect of red and white wines on nonheme-iron absorption in humans. American Journal Clinical Nutrition (USA) April 1995
* Iron absorption and phenolic compounds: importance of different phenolic structures. European Journal Clinical Nutrition (England) August 1989, 43 (8), 547 557

Quellenausdruck: 14 Seiten

Hautalterung

Die beste und wichtigste Vorsorge gegen eine vorzeitige Alterung der Haut ist zweifellos der Schutz vor Sonne bzw. vor ultraviolettem Licht (UV). Vergleicht man jene Hautpartien, die ständig der UV-Strahlung ausgesetzt sind (wie zum Beispiel Gesicht und Hände) mit jenen Stellen, die meist durch Kleidung geschützt sind, dann wird man feststellen, daß die geschützten Hautpartien in der Regel viel jugendlicher aussehen.

Weinbeersamen | Das beste Schutzschild gegen schädliche

äußere Einflüsse sind Antioxidantien, zum Beispiel in Form von hochdosierten Basismikronährstoffen. Vor allem die in Weinbeersamen enthaltenen (Pro-)Anthocyanidine können die Produktion von wichtigen Hautbestandteilen wie Kollagen und Elastin anregen. Sie stellen eine breite Front gegen die Angriffe der Freien Radikale in der Haut dar und verhindern effizient die Faltenbildung. Experten empfehlen 200 mg (Pro-)Anthocyanidin täglich – dies entspricht meist vier Kapseln.

Vitamin C | Verstärkt wird die Schutzwirkung gegen Freie Radikale durch ausreichend Vitamin C. Gleichzeitig wird dadurch die Kollagenproduktion erhöht.

Retin-A | Oft wird übersehen, daß die Haut ein eigenständiges Organ mit vielfältigen Aufgaben ist. Sie spielt auch eine wesentliche Rolle innerhalb des Immunsystems. Das verschreibungspflichtige Medikament Retin-A verbessert die Hautfunktion. Die Folge: Es laufen zahlreiche natürliche Hauterneuerungs- und Reparaturprozesse ab, wodurch alte Hautzellen durch neue ersetzt werden.

NaPCA, Lactonsäure und Hyaluronsäure | Alterungsprozesse führen zu einem Verlust dieser feuchtigkeitserhaltenden Substanzen. Es ist daher nur logisch, sie wieder von außen zuzuführen. Eine Zufuhr dieser Feuchtigkeitsspender beispielsweise durch spezielle kosmetische Produkte kann dabei helfen, runzelige Haut zu glätten.

Alpha-Hydroxy-Fruchtsäuren | Während junge Haut für eine rasche Verdrängung abgestorbener Hautzellen und für einen schnellen Ersatz sorgt, „kleben" ältere Hautstrukturen gewissermaßen zusammen und behindern die Erneuerung. Hier setzen die Alpha-Hydroxy-Fruchtsäuren an: Sie entfernen die abgestorbenen oberen Hautschichten, um jungen Zellen Platz zu machen. Bei täglicher Anwendung verringern sich kleine Falten und große Poren werden kleiner. Durch die zusätzliche Zufuhr bestimmter Hefezellextrakte läßt sich die Produktion von jugendlichen Zellen steigern, was die Effekte der Fruchtsäuren noch verbessert.

Die Wirksamkeit dieser Einzelkomponenten ist wissenschaftlich belegt, aber leider sind die Substanzen nicht ganz billig, sofern man sie einzeln kauft. Allerdings

gibt es mittlerweile amerikanische Anbieter, die bezahlbare Kombi-Präparate mit diesen Inhaltsstoffen vertreiben. So gilt *Rejuvenex* von der Firma *Prolongevity* als sehr effektiv, weil es neben Fruchtsäure die kompletten Feuchtigkeits- und Zellerneuerungssubstanzen (wie Retinyl-Palmitat, RNA) sowie Hefezellextrakte, Antioxidantien, einen leichten Sonnenschutz, Wachstumsfaktoren usw. enthält. Die auch in Deutschland bekannten Wissenschaftler *Pearson/Shaw* entwikkelten zudem ein sehr wirkungsvolles Fruchtsäureprodukt namens *Look & Feel*, das praktisch alle Fruchtsäuren enthält, die erwiesenermaßen gegen Falten wirksam sind.

Quellen:

* Skin photosensitizing agents and the role of reactive oxygen species in photoaging. Journal Photochem. Photobiol. B. Biol. (Switzerland), 1992, 14/1-2 (105-124)
* An in vitro model to test relative antioxidant potential: Ultraviolet-induced lipid peroxidation in liposomes. Arch. Biochem. Biophys. (USA), 1990, 283/2 (234-240)
* Diminished stimulation of hyaluronic acid synthesis by PDGF, IGF-I or serum in the senescence phase of skin fibroblasts in vitro. Verminderte Stimulierbarkeit der Hyaluronsäuresynthese durch pdgf, igf-i oder Serum in der Alterungsphase von Hautfibroblasten in vitro. Zeitschrift für Gerontologie (Deutschland), 1994, 27/3 (177-181)
* Ultrastructural study of hyaluronic acid before and after the use of a pulsed electromagnetic filed, electrorydesis, in the treatment of wrinkles. International Journal Dermatol. (Canada), 1994, 33/9 (661-663)
* Hyaluronic acid in cutaneous intrinsic aging. International Journal Dermatol. (Canada), 1994, 33/2 (119-122)
* Stimulation of cell proliferation by hyaluronidae during in vitro aging of human skin fibroblasts. Experience Gerontol. (USA), 1993, 28/1 (59-68)
* Topical retinoic acid treatment of photoaged skin. Its effects on hyaluronan distribution in epidermis and on hyaluronan and retinoic acid in suction blister fluid. Acta Derm.-Venereol. (Norway), 1992, 72/6 (423-427)
* Werner´s syndrome: Biochemical and cytogenetic studies. Arch. Dermatol. (USA), 1985, 121/5 (636-641)
* Urinary acidic glycosaminoglycans in Werner´s syndrome. Experientia (Switzerland), 1982, 38/3 (313-314)
* Non-enzymatic degradation of acid-soluble calf skin collagen by superoxide ion: Protective effect of flavonoids. Biochem. Pharmacology (England), 1983, 32/1 (53-58)
* In vitro cytotoxic effects of enzymatically induced oxygen radicals in human fibroblasts: Experimental procedures and protection by radical scavengers. Toxicology Vitro. (United Kingdom), 1989, 3/2 (103-109)
* Antiviral activity of plant components. 1st Communication: flavonoids. Antivirale Wirkung von Pflanzeninhaltsstoffen. 1. Mitteilung: Flavonoide. Arzneimittel-Forschung

(Deutschland), 1978, 28/3 (347-350)
* Therapy of radiation damage in mice with O (L-hydroxyethyl) rutoside. Therapie des Strahlenschadens bei Mäusen mit O-Rutodisen. Strahlentherapie (Deutschland), 1973, 145/6 (731-734)
* Anti-ageing active principals by the oral route. Myth or reality? Nouv. Dermatol. (France), 1994, 13/6 (423-425)
* Topical 8Prozent glycolic acid and 8Prozent L-lactic acid creams for the treatment of photodamaged skin: A double-blind vehicle-controlled clinical trial. Archives of Dermatology (USA), 1996, 132/6 (631-636)
* Alpha hydroxy acids in the cosmetic treatment of photo-induced skin ageing. Journal of Applied Cosmetology (Italy), 1996, 14/1 (1-8)
* Effects of alpha-hydroxy acids on photoaged skin: A pilot clinical, histologic and ultrastructural study. Journal of the American Academy of Dermatology (USA), 1996, 34/2 I (187-195)
* Topical gelating-glycine and alpha-hydroxy acids for photoaged skin. Journal Appl. Cosmetol. (Italy), 1994, 12/1 (1-10)
* Antioxidants, fat and skin cancer. Skin Cancer (Portugal), 1995, 10/2 (97-101)
* An in vitro model to test relative antioxidant potential: Ultraviolet-induced lipid peroxidation in liposomes. Arch. Biochem. Biophys. (USA), 1990, 283/2 (234-240)
* Photoprotective effect of superoxide scavenging antioxidants against ultraviolet radiation-induced chronic skin damage in the hairless mouse. Photodermatology Photoimmunology Photomedicine (Denmark), 1990, 7/2 (56-62)
* Impairment of enzymic and nonenzymic antioxidants in skin by UVB irradiation. Journal Investigation Dermatol. (USA), 1989, 93/6 (769-773)
* Low levels of essential fatty acids are retated to impaired delayed skin hypersensitivity in malnourished chronically ill elderly people. European Journal Clinical Investigation (United Kingdom), 1994, 24/9 (615-620)
* Two concentrations of topical tretinoin (retinoic acid) cause similar improvement of photoaging but different degrees of irritation: A double-blind, vehicle-controlled comparison of 0.1 Prozent and 0.025Prozent tretinoin creams. Archives of Dermatology (USA), 1995, 131/9 (1037-1044)
* Topical tretinoin (retinoic acid) treatment for liver spots associated with photodamage. New Engl. Journal Med. (USA), 1992, 326/6 (368-374)
* The effects of an abrasive agent on normal skin and on photoaged skin in comparison with topical tretinoin. British Journal Dermatol. (United Kingdom), 1990, 123/4 (457-466)
* Aging and the skin. Postgard. Med. (USA), 1989, 86/1 (131-144)
* Topical tretinoind and photoaged skin. Cutis (USA), 1989, 43/5 (476-482)

Quellenausdruck: 13 Seiten

Hepatitis B

Bei der Hepatitis (volkstümlich Gelbsucht) handelt es sich um eine Leberentzündung, meist infolge einer Virusinfektion. Je nach Virustyp und Übertragungsweg kann die Hepatitis in verschiedenen Formen auftreten. Unter anderem gibt es Typ A, B, C und weitere

Hepatitisformen, die teilweise noch nicht erforscht sind. In vielen Fällen kommt es zu lebensbedrohlichen Komplikationen und irreparablen Schäden in den Leberzellen.

Das Hepatitis B-Virus wird in der Regel durch direkten Blutkontakt übertragen, wie zum Beispiel durch unsterile Injektionsnadeln oder Bluttransfusionen. Aber auch durch sexuellen Kontakt, Speichel und verunreinigte Nahrungsmittel ist eine Infizierung möglich. Die Inkubationszeit beträgt zwei bis sechs Monate. In fünf bis zehn Prozent aller Fälle entwickelt sich aus der Hepatitis B eine chronische Leberentzündung. Eine spezielle Therapie, die das Virus beseitigt, gibt es bislang nicht. Es können nur die einzelnen Symptome behandelt werden. Folgende Mittel sollten dabei zum Einsatz kommen:

Alpha-Interferon* | Nur etwa ein Drittel der Patienten ist binnen zwei bis vier Monaten durch Interferon-Gaben zu heilen. Interferone sind spezielle Eiweißkörper, die sich an das Virus anheften und das Immunsytem unterstützen. Von den übrigen zwei Dritteln der Patienten müssen sich 10 bis 15 Prozent damit abfinden, lebenslang Träger des Virus zu sein. Sie sind besonders gefährdet, an einem Leberkarzinom zu erkranken.

Isoprinosin* | Isoprinosin gehört ebenfalls zu den gängigen Arzneien gegen Hepatitis. Es hat eine immunstimulierende Funktion. Experten empfehlen täglich 2.000 bis 3.000 mg für die Dauer von zwei Monaten. Danach erfolgt zwei Monate lang keine Einnahme, um dann erneut mit einer zweimonatigen Zufuhr fortzufahren.

Bei folgender Dosierung ist lt. Angaben in der Fachliteratur eine Wirkung zu erwarten:

- Mariendistel (Silybum Marianum): 3 x 150 mg
- Süßholzwurzel (Glycyrrhiza glabra): 5 x 500 mg
- Süßholzextrakt (Lakritz) 3 x 500 mg/täglich (kann manchmal helfen).
- Basismikronährstoffe und Heilpflanzenmixturen
- Knoblauchextrakt: 2 g
- Vitamin C: 5 bis 20 g
- Grüner Tee (Extrakt): 3 x 1.500 mg (meist 3 x 3 Kapseln).

Der Tee reduziert die Eisenkonzentration im Blut und entlastet damit die Leber.

Wichtig: **Bei den Basismikronährstoffen ist zu beachten, daß manche Hepatitis-Patienten kein Betakaroten vertragen (obwohl die immunsteigernde Wirkung vorteilhaft wäre). Falls sich die Leberwerte durch die Einnahme eines Basismikronährstoffes also verschlechtern sollten, muß dieser abgesetzt werden. In diesem Fall kommt der Betroffene nicht daran vorbei, alle Nährstoffe einzeln zu sich zu nehmen, um Vitamin A respektive Betakaroten und Niacin konsequent vermeiden zu können.**

Quellen:

* [Markers of chronic hepatitis B in children after completion of therapy with isoprinosine] Pol. Tyg. Lek. (Poland) März 15-29, 1993, 48 (11-13), 263-264
* [Course of chronic virus hepatitis B in children and attempts at modifying its treatment] Pol. Tyg. Lek. (Poland) März 15-29, 1993, 48 (11-13), 258-260
* Isoprinosine in the treatment of chronic active hepatitis type B. Scand. Journal Infect. Dis. (Sweden) 1990, 22 (6), 645-648
* [Evaluation of the treatment of chronic active hepatitis (HBsAG+) with isoprinosine. II. Immunological studies] Pol. Tyg. Lek. (Poland) April 16-30, 1990, 45 (16-18), 347-351
* In vitro studies on the effect of certain natural products against hepatitis B virus. Indian Journal Med. Res. (India) April 1990, 92, 133-138
* Effects of glycyrrhizin on hepatitis B surface antigen: a biochemical and morphological study. Journal Hepatol. (Denmark) Oktober 1994, 21 (4), 601-609
* Glycyrrhizin withdrawal followed by human lymphoblastoid interferon in the treatment of chronic hepatitis B. Gastroenterol. Jpn. (Japan) Dezember 1991, 26 (6), 742-746
* Combination therapy of glycyrrhizin withdrawal and human fibroblast interferon for chronic hepatitis B. Clinical Ther. (USA) 1989, 11 (1), 161-169
* Alpha-interferon combined with immunomodulation in the treatment of chronic hepatitis B. Journal Gastroenterol. Hepatol (Australia) 1991, 6 Suppl 1, 13-14
* Improvement of liver fibrosis in chronic hepatitis C patients treated with natural interferon alpha. J Hepatol (Denmark) Februar 1995, 22 (2), 135-142
* Diagnosis and treatment of the major hepatotropic viruses. American Journal Med. Science (USA) Oktober 1993, 306 (4), 248-261
* Treatment of chronic viral hepatitis. Journal Antimicrob. Chemother. (England) Juli 1993, 32 Supplement A, 107-120
* [Mechanisms of the effect of interferon (IFN) therapy in patients with type B and C chronic hepatitis] Hokkaido Igaku Zasshi (Japan) Mai 1993, 68 (3), 297-309
* A pilot study of Ribavirin* therapy for recurrent hepatitis C virus infection after liver transplantation. Transplantation (USA) Mai 27, 1996, 61 (10) 1483-1488
* Ribavirin* as therapy for chronic hepatitis C. A randomized double-blind-placebo-controlled trial. Ann. Intern. Med. (USA) Dezember 15, 1995, 123 (12), 897-903
* Treatment with Ribavirin*+alpha interferon in HCV chronic active hepatitis non-responders to interferon alone: preliminary results. Journal Chemother. (Italy) Februar 1995, 7 (1) 58-61

* Combined treatment with interferon alpha-2b and Ribavirin* for chronic hepatitis C in patients with a previous non-response or non-sustained response to interferon alone. Journal Med. Virol. (USA) Mai 1995, 46 (1), 43-47
* Increase in hepatic iron stores following prolonged therapy with Ribavirin* in patients with chronic hepatitis C. J Hepatol. (Denmark) Dezember 1994, 21 (6), 1109-1112
* Therapy for chronic hepatitis C. Gastroenterol. Clinical North (USA), September 1994, 23 (3), 603-613
* Treatment of chronic viral hepatitis. Baillieres Clinical Gastroenterol. (England) Juni 1994, 8 (2), 233-253
* Elevated serum iron predicts poor response to interferon treatment in patients with chronic HCV infection. Dig. Dis. Science (USA) November 1995, 40 (11), 2431-2433
* Distribution of iron in the liver predicts the response of chronic hepatitis C infection to interferon therapy [published erratum appears in American Journal Clinical Pathol. 1995 Aug; 104(2):232] American Journal Clinical Pathol. (USA) April 1995, 103 (4), 419-424
* Increased serum iron saturation without liver iron accumulation distinguish chronic hepatitis C from other chronic liver diseases. Dig. Dis. Science (USA) Dezember 1994, 39 (12), 2656-2659
* Response related factors in recombinant interferon alfa-2b treatment of chronic hepatitis C. Gut (England) 1993, 34 (2 Supplement) 139-140
* Measurements of iron status in patients with chronic hepatitis [see comments] Gastroenterology (USA) Juni 1992, 102 (6), 2108-2113
* [Effect of green tea on iron absorption in elderly patients with iron deficiency anemia] Nippon Ronen Igakkai Zasshi (Japan) September 1990, 27 (5), 555-558

Quellenausdruck: 12 Seiten

Hepatitis C

Die Hauptübertragungswege der Hepatitis C-Viren sind Bluttransfusionen, unsaubere Injektionsnadeln, Sexualkontakte, aber auch durch die Arbeit in medizinischer Umgebung (Kliniken) ist eine Infizierung möglich. Ursprünglich sah man in der Hepatitis C kein allzu großes gesundheitliches Risiko, aber neuere Untersuchungen belegen das Gegenteil. Die Betroffenen neigen zur Entwicklung eines Leberzellkarzinoms, einem Tumor mit geringen Heilungschancen. Wird der Patient vom Krebs verschont, besteht das hohe Risiko einer Leberzirrhose und/oder anderer Erkrankungen.

Den größten Schaden richtet das Virus an, indem es sich mit dem Spurenelement Eisen verbindet und zusammen mit Freien Radikalen die Leber massiv schädigt. Der Radikalenbeschuß kann einerseits zu DNA-Mutationen in der Leberzelle führen und somit Leberzellkrebs auslösen, andererseits tötet er enorm viele gesunde Leberzellen, was wiederum zu schweren Belastungen führt. Um das Virus erfolgreich anzugehen, sind vor allem niedrige Eisenkonzentrationen im Blut notwendig. Umgekehrt können größere Eisendepots in der Leber eine Therapie geradezu verhindern. Folgende Mittel bieten sich zur Therapie an:

Interferon* | Interferon-Injektionen (3 x 3 Millionen IE täglich für sechs Monate) wirken zwar nur bei einem geringen Teil der Betroffenen, aber einen Versuch ist es sicherlich wert.

Ribavirin* | wird in einer Dosierung von 3 x 1.000 mg täglich über sechs Monate eingenommen; das Mittel steigert die Effektivität von Interferon.

Grüner Tee | Etwa 10 Kapseln bzw. 1 g (Wirkstoff Polyphenol) sind in der Lage, die Eisenkonzentrationen im Blut zu senken (verteilt auf dreimal täglich).

Basisnährstoffe und Heilkräuter-Mixturen | Sie können die schädlichen Effekte der Freien Radikale eingrenzen. Einige Patienten reagieren jedoch auf Betakaroten, Vitamin A oder Niacin mit einer Verschlechterung ihrer Leberwerte. In derartigen Fällen muß man die Zufuhr von Fertigpräparaten mit diesen Inhaltsstoffen leider stoppen und die Inhaltsstoffe (Antioxidantien) einzeln zuführen.

Knoblauch | (2 g täglich) kann, wie grüner Tee, zur Senkung der Bluteisenwerte beitragen und sollte daher ebenfalls vor einer Interferontherapie eingesetzt werden, um die Eisenkonzentration zu senken.

Mariendistel und Süßholz | schützen die Leber und können vom Arzt verschrieben werden.

Vitamin C wird von Vitamin-Experten in Dosierungen zwischen 5 und 20 g täglich empfohlen.

Quellen:

* Ribavirin* as therapy for chronic hepatitis C. A randomized, double-blind, placebo-controlled trial. Ann. International Medicine (USA) Dezember 15, 1995, 123 (12) 897-903
* Treatment with Ribavirin* and alpha interferon in ICV chronic active hepatitis non-responders to interferon alone: preliminary results. Journal Chemother. (Italy) Februar 1995, 7 (1), 58-61
* Combined treatment with interferon alpha-2b and Ribavirin* for chronic hepatitis C in patients with a previous non-response or non-sustained response to interferon alone. Journal Med. Virol. (USA) Mai 1995, 46 (1) 43-47

* [Evaluation of the treatment of chronic active hepatitis (HBsAg+) with isoprinosine. II. Immunological studies] Ocena leczenia przewlekLego aktywnego zapalenia watroby (HBsAg+) izoprynozyna. II. Badania immunologiczne. Pol. Tyg. Lek. (Poland) April 16-30, 1990, 45 (16-18) 347-351
* In vitro studies on the effect of certain natural products against hepatitis B virus. Indian Journal Med. Res. (India) April 1990, 92, 133-138
* Effects of glycyrrhizin on hepatitis B surface antigen: a biochemical and morphologigal study. (Denmark) Oktober 1994, 21 (4), 601-609
* Glycyrrhizin withdrawal followed by human lymphoblastoid interferon in the treatment of chronic hepatitis B. Gastroenterol. Jpn. (Japan) Dezember 1991, 26 (6), 742-746
* Combination therapy of glycyrrhizin withdrawal and human fibroblast interferon for chronic hepatitis B. Clinical Ther. (USA) 1989, 11 (1), 161-169
* Alpha-interferon combined with immunomodulation in the treatment of chronic hepatitis B. Gastroenterol. Hepatol. (Australia) 1991, 6 Suppl 1, 13-14
* Improvement of liver fibrosis in chronic hepatitis C patients treated with natural interferon alpha. Journal Hepatol. (Denmark) Februar 1995, 22 (2), 135-142
* Diagnosis and treatment of the major hepatotropic viruses. American Journal Med. Science (USA) Oktober 1993, 306 (4), 248-261
* Treatment of chronic viral hepatitis. Journal Antimicrob. Chemother. (England) Juli 1993, 32 Supplement A, 107-120
* [Mechanisms of the effect of interferon (IFN) therapy in patients with type B and C chronic heptitis] Hokkaido Igaku Zasshi (Japan) Mai, 1993, 68 (3), 297-309
* A pilot study of Ribavirin* therapy for recurrent hepatitis C virus infection after liver transplantation. Transplantation (USA) Mai 27, 1996, 61 (10), 1483-1488
* Therapy for chronic hepatitis C. Gastroenterol. Clinical North American (USA) September 1994, 23 (3) 603-613
* Treatment of chronic viral hepatitis. Baillieres Clinical Gastroenterol. (England) Juni 1994, 8 (2), 233-253
* Elevated serum iron predicts poor response to interferon treatment in patients with chronic HCV infection. Dig. Dis. Science (USA) November 1995, 40 (11) 2431-2433
* Distribution of iron in the liver predicts the response of chronic hepatitis C infection to interferon therapy [published erratum appears. American Journal Clinical Pathol. 1995 Aug; 104 (2):232] American Journal Clinical Pathol. (USA) April 1995, 103 (4), 419-424
* Increased serum iron and iron saturation without liver iron accumulation distinguish chronic hepatitis C from other chronic liver diseases. Dig. Dis. Science (USA) Dezember 1994, 39 (12), 2656-2659
* Response related factors in recombinant interferon alfa-2b treatment of chronic hepatitis C. Gut (England) 1993, 34 (2 Supplement) 139-140
* Measurements of iron status in patients with chronic hepatitis. Gastroenterology (USA) Juni 1992, 102 (6), 2108-2113
* [Markers of chronic hepatitis B in children after completion of therapy with isoprinosine] Pol. Tyg. Lek. (Poland) März 15-29, 1993, 48 (11-13), 263-264
* [Course of chronic virus hepatitis B in children and attempts at modifying its treatment] Pol. Tyg. Lek. (Poland) März 15-29, 1993, 48 (11-13), 258-260
* Isoprinosine in the treatment of chronic active hepatitis type B. Scand. Journal Infect. Dis. (Sweden) 1990, 22 (6), 645-648
* Antioxidant and iron-chelating activities of the flavonoids catechin, quercetin and diosmetin on iron-loaded rat hepatocyte cultures. Biochem. Pharmacology (United Kingdom), 1993
* Iron absorption and phenolic compounds: Importance of different phenolic structures. Europ. Journal Clinical Nutrition (United Kingdom), 1989

* Inhibition of the tobacco-specific nitrosamine-induced lung tumorigenesis by compounds derived from cruciferous vegetables and green tea. Ann. New York Acad. Science (USA), 1993, 686
* The effects of caffeic acid and its related catechols on hydroxyl radical formation by 3-hydroxyanthranilic acid, ferric chloride, and hydrogen peroxide. Arch. Biochem. Biophys. (USA), 1990, 276/1
* A novel antioxidant flavonoid (IdB 1031) affecting molecular mechanisms of cellular activation. Free Radic. Biol. Med. (USA), 1994, 16/5 (547-553)
* Prevention of postischemic cardiac injury by the orally active iron chelator 1,2-dimethyl-3-hydroxy-4-pyridone (L1) and the antioxidant (+)-cyanidanol-3. Circulation (USA), 1989, 80/1 (158-164)
* Hepatotoxicity of menadione predominates in oxygen-rich zones of the liver lobule. Journal Pharmacology Experience Ther. (USA), 1989, 248/3 (1317-1322)
* Iron-load increases the susceptibility of rat hearts to oxygen reperfusion damage. Protection by the antioxidant (+)-cyanidanol-3 and deferoxamine. Ciculation (USA), 1988, 78/2 (442-449)

Quellenausdruck: 15 Seiten

Herzerkrankungen

Statistisch gesehen sind Herz-Kreislauf-Erkrankungen in der westlichen Welt Todesursache Nummer eins. Die meisten Störungen des Herz-Kreislauf-Systems gehen auf unser eigenes Konto. Sie kommen selten als Schicksalsschläge, sondern bauen sich über Jahre oder Jahrzehnte allmählich auf – durch eine Lebensweise, die das Fundament der Gesundheit schleichend untergräbt: Die meisten modernen Menschen haben zuviel Streß, bewegen sich zu wenig und ernähren sich einseitig und/oder leben ungesund. Aufgrund dieser Faktoren verlieren die Blutgefäße mit der Zeit ihre Elastizität. Als Folge davon können sich an den Innenwänden der Arterien Blutgerinnsel bilden, das heißt, der Bluttransport durch den Organismus ist behindert. Keine oder ungenügende Blutversorgung bedeutet den Tod für die davon abhängigen Zellen, Gewebe oder Organe (Herz, Gehirn). Die Folgen: Infarkt oder Schlaganfall. Schätzungen gehen davon aus, daß jährlich mehr als eine halbe Million US-Bürger mittelbar oder unmittelbar durch die Folgen von Blutgerinnseln getötet werden. In Deutschland erlitten 1997 rund 86.000 Menschen einen Herzinfarkt; um die Jahrtausendwende wird schätzungsweise jeder zweite Todesfall auf eine Herz-Kreislauf-Erkrankung zurückzuführen sein.

Das Gleichgewicht zwischen Zäh- und Dünnflüssigkeit des Blutes hängt von vielen Faktoren ab, die noch nicht alle restlos geklärt sind. Während das Blut im Normalfall im sogenannten „Solzustand" sein sollte, muß es bei Verletzungen in den halbflüssigen „Gelzustand" übergehen. Diese „Gerinnung" ist wichtig bei äußeren Verletzungen, da nur auf diese Art der Blutverlust gestoppt werden kann. Aber ähnliche Verletzungen bzw. Geschehnisse im Inneren des Organismus, zum Beispiel in den Gefäßen, führen leider auch zu ähnlichen Gerinnungsabläufen, die dann jedoch im Extremfall zu Gefäßverschlüssen (Infarkten) führen können.

Die Verhinderung dieser nicht vorgesehenen Blutgerinnsel in/an Gefäßwänden kann heutzutage mit diversen Mitteln gemindert werden. Kleine Mengen (100 mg täglich) an Acetylsalicylsäure *(Aspirin®)* und andere Stoffe werden daher von vielen Menschen zur Vorsorge genutzt.

Der Verschluß einer Wunde ist ein komplexer Vorgang, an dem mehrere Faktoren beteiligt sind. Eine Schlüsselrolle im Gerinnungsgeschehen spielt ein Eiweißstoff namens Fibrinogen. Er ist in unterschiedlichen Konzentrationen im Blut enthalten und befindet sich gewissermaßen in einer Art Warteposition. Kommt es zu einer Verletzung, so setzt dieses Fibrinogen einen Mechanismus in Gang, durch den es zur Gerinnung des Blutes bzw. zum Verschluß der Wunde kommt. Es behindert den weiteren Blutzufluß, indem es – vereinfacht gesprochen – die Blutzellen aneinander bindet, was zu deren Ansammlung bzw. zur Gerinnung führt. Anschließend wird das Fibrinogen in Fibrin umgewandelt, welches dafür verantwortlich ist, daß die Wunde sich schließt.

Man hat nun festgestellt, daß hohe Fibrinogen-Werte eine Person anfällig gegen Erkrankungen der Herzkranz- oder arteriellen Gefäße machen. Bemerkenswerterweise besteht diese Risikoerhöhung unabhängig von den bekannten Faktoren, das heißt, normale Cholesterinwerte ändern nichts am Risiko duch hohe Fibrinogenwerte. Der Hinweis, daß Rauchen das Risiko für Herz-Kreislauf-Krankheiten erhöht, bekommt dadurch einen neuen Sinn, denn der Tabakkonsum führt zu steigenden

Fibrinogen-Werten. In den letzten zehn Jahren konnte die Rolle des Fibrinogens immer klarer entschlüsselt werden. Zusammenfassend gesagt, sieht man heute in hohen Fibrinogenwerten einen ebenso deutlichen Indikator für Gefäßkrankheiten wie in altbekannten Risikofaktoren (erhöhter LDL-Cholesterinspiegel, erhöhte Triglyzerid-Werte, Übergewicht, Diabetes u. a.). Inwiefern man sogar von einer genetischen Disposition ausgehen muß, wird gegenwärtig heftig diskutiert. Die Anlage zu hohen Fibrinogenwerten scheint jedenfalls vererbbar zu sein.

In die gleiche Kerbe schlägt die Feststellung, daß die Sterblichkeitsrate wegen Gefäßleiden im Winter höher ist als im Sommer ist. Eine mögliche Erklärung für dieses Phänomen wäre, daß sich die Fibrinogenwerte bei Kälte um bis zu 23 Prozent erhöhen. Nach derzeitigem Kenntnisstand trägt Fibrinogen stark zur Arteriosklerose bei. Man geht davon aus, daß Fibrinogen und LDL-Cholesterin bei der Bildung von Ablagerungen in den Gefäßen zusammenarbeiten. Vermutlich benutzt das LDL-Cholesterin Fibrinogen- bzw. Fibrinanlagerungen als „Gerüst". Beide wären demnach also synergistisch an der Arteriosklerose beteiligt.

Da die meisten Herzattacken und/oder Schlaganfälle auf Blutgerinnsel zurückzuführen sind, mißt man deren Vermeidung in der Vorsorge größte Bedeutung bei. Da der Gerinnungsmechanismus recht komplex ist und von mehreren Faktoren abhängt, sind die Maßnahmen zur Risikosenkung ebenfalls entsprechend vielseitig – je nachdem, wo es tatsächlich „hängt": Acetylsalicylsäure (*Aspirin*®, Minidosis 100 mg), grüner Tee, Ginkgo Biloba und Vitamin E zählen dabei zu den „klassischen" natürlichen Gerinnselhemmern. In Sachen Fibrinogen empfiehlt es sich allerdings, noch mehr zu tun.

Vitamin A | Hohe Vitamin A- bzw. Betakaroten-Werte im Blut gehen beim Menschen meist einher mit niedrigen Fibrinogen-Werten. Umgekehrt ergaben Tierversuche, daß wenig Vitamin A die Verstoffwechslung (Spaltung) und damit die Auflösung des Fibrinogens beeinträchtigt.

EPA (Eicosapentaensäure) / DHA (Docosahexaensäure) |

Bei diesen beiden Substanzen handelt es sich um mehrfach ungesättigte essentielle Fettsäuren, die der Körper selbst nicht herstellen kann – sie müssen also regelmäßig von außen zugeführt werden. Besonders reichhaltig sind sie in Fischöl enthalten.

1985 wurde von holländischen Forschern nach einer 20jährigen Beobachtungszeit an 852 Männern festgestellt, daß ein Fischverzehr von ca. 30g/Tag (entspricht 2 bis 3 Fischmahlzeiten pro Woche) zu einer Senkung der Infarktmortalität von über 50 % im Vergleich zu Probanden, die keinen Fisch aßen, führte.

Eine weitere aufsehenerregende Studie kam vier Jahre später aus England:

***Burr et al.* untersuchten über zwei Jahre lang 2.033 Männer nach einem Myocardinfarkt. Einer Teilgruppe wurde geraten, entweder reichlich Fisch oder täglich drei Fischöl-Kapseln zu verzehren. Bei dieser Gruppe gab es nach zwei Jahren 29 Prozent weniger Todesfälle als in der Kontrollgruppe, die sich genauso weiterernährte wie vor dem Infarkt.**

Der Internist *Dr. Peter Singer* aus Heidelberg, einer der Pioniere der Fischöl-Forschung in Deutschland, erklärt die Schutzwirkung folgendermaßen: „Durch die Fettsäuren im Fischöl wird die Anlagerung von Blutgerinnseln an die Gefäßwand gehemmt, die Gefahr von akuten Gefäßverschlüssen (Thrombosen, Embolien) vermindert und der Durchfluß des Blutes durch die kleinsten Gefäße (Kapillaren) gefördert. So läßt es sich erklären, warum in einer Studie bei englischen Männern mit überstandenem Herzinfarkt unter einer fischreichen Kost (2 bis 3 Fischmahlzeiten pro Woche) oder der regelmäßigen Einnahme von Fischölkapseln nach zwei Jahren eine deutlich höhere Überlebensrate gefunden wurde als bei Männern, die weder Fisch noch Fischöl zu sich nahmen."

Deshalb: Wer Kalorien vermeiden möchte und/oder dennoch keinen Mangel an ungesättigten Fettsäuren riskieren möchte, kann auf entsprechende Fischöl-Produkte zurückgreifen – die empfohlene Tagesdosis beträgt etwa 3 g der Wirkstoffe EPA/DHA.

Folsäure und Vitamin B6 | Da nach derzeitigem Sachstand erhöhte Homocysteinwerte die natürliche Spaltung des Fibrinogen blockieren, rät man zu einer gleichzeitigen Senkung dieser Werte durch erhöhte Zufuhr von Folsäure und Vitamin B6.

Vitamin C | Vitamingegner behaupten zwar, daß eine Zufuhr von über 200 mg Vitamin C täglich angeblich nichts bringt, aber entsprechende Studien belegen das Gegenteil: So wurde Patienten mit erhöhten Fibrinogen-Werten täglich 1 g Vitamin C verabreicht – ohne erkennbaren Erfolg. Verdoppelte man die tägliche Vitamin C-Menge jedoch auf 2 g täglich, besserte sich der Zustand augenblicklich: Der Plättchen-Ansammlungs-Index sank um 27 Prozent, das Gesamtcholesterin verminderte sich um 12 Prozent und die Fibrinogenspaltung wurde um 45 Prozent verbessert. (Zum Vergleich: Die Deutsche Gesellschaft für Ernährung hielt jahrzehntelang 75 mg Vitamin C täglich für ausreichend).

Bromelain | Dieses proteolytische Enzym stellt möglicherweise die wirksamste Nährstoffergänzung zur Fibrinogensenkung dar. Experten raten dazu, diese Substanz in standardisierter Form zu sich zu nehmen – zusammen mit anderen herzwirksamen Heilkräutern. Die Tagesdosierung für Bromelain beträgt ca. 500 bis 1.250 mg.

Nötige Verhaltensänderungen

Einerseits ist es verständlich, daß Betroffene nur sehr ungern falsche Gewohnheiten ändern, andererseits würde die höhere Lebensqualität durch mehr Gesundheit vielleicht doch die eine oder andere Verhaltensänderung rechtfertigen. Der Fibrinogen-Gehalt verringert sich nämlich, wenn ...

- **das Rauchen eingestellt wird,**
- **Übergewicht abgebaut wird,**
- **das LDL-Cholesterin gesenkt wird,**
- **Kälte gemieden wird.**

Im übrigen gelten für Personen mit Gefäßerkrankungen auch die Hinweise im *Arteriosklerose*-Protokoll auf Seite 72.

Quellen:

* Effects of various fatty acids alone or combined with vitamin E on cell growth and fibrinogen concentration in the medium of HepG2 cells. Thromb. Res. (USA) Oktober 1, 1995, 80 (1), 75-83
* [The role of platelets in the protective effect of a combination of vitamins A, E, C and P in thrombinemia] Gematol. Transfuziol. (Russia) September-Oktober 1995, 40 (5), 9-11
* [Improvement of hemorheology with ginkgo biloba extract. Decreasing a cardiovascular risk factor] Fortschr. Med. (Deutschland) Mai 10, 1992, 110 (13), 247-250
* On the pharmacology of bromelain: an update with special regard to animal studies on dose-dependent effects. Planta. Med. (Deutschland) Juni 1990, 56 (3), 249-253
* Effects of various fatty acids alone or combined with vitamin E on cell grwoth and fibrinogen concentration in the medium of Hep. G2 cells. Thromb. Res. (USA) Oktober 1, 1995, 80(1), 75-83
* Protein/platelet interaction with an artificial surface: effect of vitamins and platelet inhibitors. Thromb. Res. (USA) Januar 1, 1986, 41 (1) 9-22
* [Preventive effects of green tea extract on lipid abnormalities in serum, liver and aorta of mice fed an atherogenic diet] Nippon Yakurigaku Zasshi (Japan) Juni 1991, 97 (6) 329-337
* Relationship between plasma essential fatty acids and smoking, serum lipids, blood pressure and haemostatic and rheological factors. Prostaglandins Leukot Essent Fatty Acids (Scotland) August 1994, 51 (2), 101-108
* Omega-3 fatty acids in health and disease and in growth and development. American Journal Clinical Nutrition (USA) September 1991, 54 (3) 438-463

Quellenausdruck: 4 Seiten

Herzinsuffizienz

Bei der Herzinsuffizienz (volkstümlich Herzschwäche) ist die Pumpleistung des Herzens herabgesetzt. Eine Herzschwäche kann viele verschiedene Ursachen haben, auch ernste Erkrankungen können zugrundeliegen. Das insuffiziente Herz ist unter anderem durch einen Energiemangel in den Zellen charakterisiert. Dieser führt zu einer langsamen Schwächung des Herzmuskels mit etlichen unangenehmen Folgeerscheinungen (zum Beispiel Blutstauung). Bestenfalls handelt es sich um eine lebenslange Leistungseinschränkung, schlimmstenfalls muß jedoch der Muskel transplantiert werden. Derzeit experimentiert man mit speziellen Herzpumpen. Wichtig zu wissen ist, daß man der Stauungsinsuffizienz (auch Cardiomyopathie genannt) nicht völlig hilflos ausgeliefert ist, denn einige Mikronährstoffe können Besserung herbeiführen.

Es versteht sich von selbst, daß man seinen Hausarzt über eigene Therapiebemühungen in Kenntnis setzen sollte. Darüber hinaus kann es durchaus Sinn machen, die Hinweise im *Arteriosklerose*-Protokoll zumindest teilweise zu befolgen. Folgende Substanzen können helfen:

Forskolin | Hierbei handelt es sich um den Wirkstoff einer bei uns wenig bekannten Heilpflanze (Coleus Forskohlii) indianischen Ursprungs. Das pflanzliche Extrakt (Forskolin) war inzwischen Gegenstand zahlreicher Untersuchungen und gilt insofern als gut dokumentiert. Kritiker wenden jedoch ein, daß es an „allgemein anerkannten" Studien fehlt – was immer das auch heißen mag! Schließlich kann man in der Zeitschrift *Arzneimittel-Forschung (37, 364-367)* nachlesen, daß Forskolin nachweislich die kontraktile Kraft (das heißt die linke Kammer) des Herzens verbessert.

Im *Journal of Cardiovascular Pharmacology (16/1)* berichteten die Autoren von einer systolischen und diastolischen Blutdrucksenkung unter Forskolin-Anwendung. Gleichzeitig senkte sich der Lungen-Arteriendruck und das Herzminutenvolumen erhöhte sich. Herzschlagvolumen und Schlagvolumenindex wurden um 70 Prozent verbessert. Die Schlußfolgerung der Wissenschaftler: „Die Einnahme von Forskolin macht selbst bei schwerwiegenden Herzfehlern Sinn."

Physiologisch erklärt man die energieverbessernde Wirkung von Forskolin durch seine Fähigkeit, die Adenat-Zyklase-Aktivität zu stimulieren und den Spiegel der zyklischen Adenosin Monophosphatase (cAMP) anheben zu können. Im Klartext: Forskolin wirkt auf Substanzen wie zum Beispiel cAMP, die wiederum bestimmte Enzyme aktivieren können, die für die zellulare Energie notwendig sind.

Trotz der positiven Befunde ist eine gewisse Vorsicht angebracht, wenn man mit Forskolin seinen Medikamentenkonsum reduzieren möchte. Denn zum einen setzt die volle Wirkung unter Umständen erst nach Wochen ein, zum anderen könnte Forskolin alleine nicht genügend bewirken. Daher sollten regelmäßig entsprechende Tests (Blutdruck, Blutanalysen) durchgeführt werden, um die tatsächliche Wirkung zu überprüfen.

Die Einnahme von Forskolin geschieht in der Regel in 10 mg-Portionen. In den ersten beiden Wochen reichen 10 mg täglich aus. Diese Dosierung kann man bei Bedarf alle zwei Wochen um weitere 10 mg steigern. Als maximale Zufuhr gelten 60 bis 90 mg täglich.

Diese Maßnahme kann durch folgende Substanzen unterstützt werden.

- Coenzym Q 10: 3 x 100 mg täglich
- Carnitin (Acetyl-L-Carnitin): 2.000 mg täglich
- Taurin: 1.500 mg täglich
- Magnesium: 3 x 500 mg täglich
- Kalium: 500 mg täglich
- NADH: 2 x 5 mg täglich
- Wachstums-Hormone: 1-2 IE täglich (oder wie vom Arzt verordnet)

Achtung: **Personen mit Prostatakrebs dürfen Forskolin nicht einnehmen!**

Quellen:

* Pharmacology and inotropic potential of Forskolin in the human heart. Journal Clinical Investigation (USA) Juli 1984, 74 (1) 212-223
* [Effects of Forskolin on canine congestive heart failure] Nippon Yakurigaku Zasshi (Japan) November1986, 88 (5), 389-394
* Italian multicenter study on the safety and efficacy of Coenzyme Q 10 as adjunctive therapy in heart failure. Co Q 10 Drug Surveillance Investigators. Mol. Aspects Med. (England) 1994, 15 Supplement, 287-294
* [Coenzyme Q 10 (ubiquinone) in the treatment of heart failure. Are any positive effects documented?] Tidsskr. Nor. Laegeforen. (Norway) März 20, 1994, 114 (8), 939-942
* Italian multicenter study on the safety and efficacy of Coenzyme Q 10 as adjunctive therapy in heart failure (interim analysis). The Co Q 10 Drug Surveillance Investigators. Clinical Investig. (Deutschland) 1993, 71 (8 Supplement), 145-149
* Isolated diastolic dysfunction of the myocardium and its response to Co. Q 10 treatment. Clinical Investig. (Deutschland) 1993, 71 (8 Supplement), 140-144
* Effect of Coenzyme Q 10 therapy in patients with congestive heart failure: a long-term multicenter randomized study. Clinical Investig. (Deutschland) 1993, 71 (8 Supplement), 134-136
* Role of metabolic therapy in cardiovascular disease. Clin Investig (Deutschland) 1993, 71 (8 Suppl), 124-128
* Usefulness of Taurine in chronic congestive heart failure and its prospective application. Jpn. Circ. Journal (Japan) Januar 1992, 56 (1) 95-99
* Co-enzyme Q 10: a new drug for cardiovascular disease. Journal Clinical Pharmacology (USA) Juli 1990, 30 (7), 596-608

* Coenzyme Q 10: a new drug for myocardial ischemia? Med. Clinical North. Am. (USA) Januar 1988, 72 (1), 243-258
* Cardiac performance and Coenzyme Q 10 in thyroid disorders. Endocrinology Jpn. (Japan) Dezember 1984, 31 (6), 755-761
* A clinical study of the effect of Coenzyme Q on congestive heart failure. Jpn. Heart. Journal (Japan) Januar 1976, 17 (1), 32-42
* [Magnesium in cardiology] SchweizerischeRundsch. Med. Prax. (Switzerland) Mai 2, 1995, 84 (18), 526-532
* Magnesium therapy in acute myocardial infarction when patients are not candidates for thrombolytic therapy. Journal Cardiol. (USA) Februar 15, 1995, 75 (5), 321-323
* [Oral Magnesium supplementation to patients receivingdiuretics — normalization of Magnesium, Potassium and sodium, and Potassium pumps in the skeletal muscles]. Ugeskr. Laeger. (Denmark) Juli 4, 1994, 156 (27), 4007-4010, 4013
* Effects of intravenous Magnesium sulfate on arrhythmias in patients with congestive heart failure. American Heart Journal (USA) Juni 1993, 125 (6), 1645-1650
* Magnesium-Potassium interactions in cardiac arrhythmia. Examples of ionic medicine. Magnes Trace Elem. (Switzerland) 92 1991, 10 (2-4), 193-204
* Clinical clues to Magnesium deficiency. Isr. Journal Med. Science (Israel) Dezember 1987, 23 (12), 1238-1241
* Platelet Taurine in patients with arterial hpyertension, myocardial failure or infarction. Acta Med. Scand. Supplement (Sweden) 1980, 642, 79-84
* Physiological and experimental regulation of Taurine content in the heart. Fed Proc (USA) Juli 1980, 39 (9), 2685-90
* A relation between myocardial Taurine contest and pulmonary wedge pressure in dogs with heart failure. Physiol. Chem. Phys. (USA) 1977, 9 (3), 259-263
* Adrenergic stimulation of Taurine transport by the heart. Science (USA) Oktober 28, 1977, 198 (4315), 409-411
* Effects of L-Carnitine administration on left ventricular remodeling after acute anterior myocardial infarction. Journal American Collection Cardiol. (USA) August 1995, 26 (2), 380-387
* The myocardial distribution and plasma concentration of Carnitine in patients with mitral valve disease. Surg. Today (Japan) 1994, 24 (4), 313-317
* Myocardial Carnitine metabolism in congestive heart failure induced by incessant tachycardia. Basic. Res. Cardiol. (Deutschland) Juli-August 1993, 88 (4), 362-370
* [The clinical and hemodynamic effects of propionyl-L-Carnitine in the treatment of congestive heart failure] Clinical Ter. (Italy) November 1992, 141 (11), 379-384
* L-Carnitine treatment for congestive heart failure—experimental and clinical study. Jpn. Circ. Journal (Japan) Januar 1992, 56 (1), 86-94
* The therapeutic potential of Carnitine in cardiovascular disorders. Clinical Ther. (USA) Januar-Februar 1991, 13 (1), 2-21; discussion 1
* [Dilated cardiomyopathy due to primary Carnitine deficiency] Cardiomiopatia dilatativa da deficit primitivo di carnitina. Squarcia. Petiatr. Med. Chir.(Italy) März-April 1986, 8 (2), 157-161
* Characterization of inwardly rectifying K+ channel in human cardia mocytes. Alterations in channel behavior in myocytes isolated from patients with idiopathic dilated cardiomyopathy. Circulation (USA) Juli 15, 1995, 92 (2), 164-174
* Impaired forearm vasodilation to hyperosmolal stimuli in patients with congestive heart failure secondary to idiopathic dilated cardiomyopathy or to ischemic cardiomyopathy. American Journal Cardiol. (USA) November 15, 1992, 70 (15), 1315-1319
* Usefulness of coenzyme Q 10 in clinical cardiology: a long-term study. Mol. Aspects. Med. (England) 1994, 15 Suppl

* Co-enzyme Q 10: a new drug for cardiovascular disease. Journal Clinical Pharmacology (USA) Juli 1990
* Bioenergetics in clinical medicine. Studies on coenzyme Q 10 and essential hypertension. Res. Commun. Chem. Pathol. Pharmacology (USA) Juni 1975
* Can antioxidants prevent ischemic heart disease? Journal Clinical Pharm. Ther. (England) April 1993
* Antioxidant therapy in the aging process. EXS (Switzerland) 1992, 62

Quellenausdruck: 16 Seiten

Herzrhythmusstörungen

Herzrhythmusstörungen sind für den Patienten meist beunruhigend, weil das Herz unregelmäßig schlägt, zum Beispiel einen Schlag auszusetzen scheint und/oder weil der vorhergehende Schlag zu schnell kam („Herzstolpern"). Der nächste Herzschlag wird dann manchmal als besonders kräftig empfunden. Die Gründe für Herzrhythmusstörungen (Arrhythmien) sind vielfältig. Obwohl die Herzrhythmusstörung zu den sogenannten „diffusen" Krankheitsbildern gehört, bei denen fraglich ist, ob bzw. ab wann überhaupt von einer echten Krankheit die Rede sein kann, ist eine sorgfältige ärztliche Diagnose bzw. eine gewissenhafte Abklärung der zugrundeliegenden Ursache(n) in jedem Fall erforderlich.

Statistisch gesehen gehören Herzrhythmusstörungen zu den vergleichsweise harmlosen Symptomen am Herzen. Man kann sie innerhalb eines gewissen Rahmens sogar als „normal" ansehen, denn mit Herzhythmusstörungen kann der (unbehandelte) Patient durchaus alt werden, sofern keine andere Grunderkrankung vorliegt, die die Lebenserwartung verkürzt. Herzrhythmusstörungen sind demnach per se noch nicht unbedingt eine behandlungsbedürftige Erkrankung. Eine Statistik sagt aber aus, daß jährlich etwa 70.000 (!) Amerikaner an den Nebenwirkungen von zugelassenen Anti-Arrhythmie-Medikamenten sterben. Tatsache ist, daß schon seit Jahren eine heftige Diskussion um pharmazeutische Anti-Arthythmie-Medikamente geführt wird. Die Kritiker führen an, daß die Medikamente in keiner Weise die Überlebenschance erhöhen. Die Pharmaindustrie sieht das natürlich völlig anders.

Magnesium gegen Herzrhythmusstörungen

Bevor die Pharmaindustrie die Menscheit mit ihren angeblich so guten Anti-Arrhythmie-Mitteln „beglückte", behandelten Ärzte ihre Patienten, die an einer Herzrhythmusstörung litten, mit (nicht patentierbarem!) Magnesium – und bislang gibt es noch keinen Todesfall wegen Magnesium-Nebenwirkungen zu beklagen. Dies ist auch kein Wunder, denn der wirksame Mineralstoff gehört zu den sehr sicheren und preiswerten Mitteln. Tatsache ist auch, daß die Krankenkassen Magnesium seit einigen Jahren nicht mehr bezahlen, wohl aber wesentlich teurere chemische Anti-Arrhythmie-Mittel mit Nebenwirkungen.

Gute Herzrhythmus-Nährstoffe sollten folgende Mineralien beinhalten:

- Magnesium: 500 bis 2.000 mg täglich
- Kalium: 200 bis 500 mg täglich
- Selen: 300 bis 600 mcg täglich
- Coenzym Q 10: 100 bis 300 mg täglich (wird vor allem in Japan eingesetzt)
- Carnitin: 1.000 bis 2.000 mg täglich
- Taurin: 1.000 bis 2.000 mg täglich (wird in Japan meist zusammen mit Carnitin und Coenzym Q 10 verabreicht)
- Forskolin: 10 bis 60 mg täglich (Achtung: nicht bei Prostatakrebs!)
- Vitamin D_3: 1.000 IE (fördert den Kalzium-Stoffwechsel des Herzens)
- Vitamin E: 400 bis 800 IE (wird oft bei Erkrankungen der Herzkranzgefäße eingesetzt, hilft jedoch auch den Herzrhythmus zu stabilisieren)
- Fischöl: 5 bis 8 Kapseln
- Vitamin A: 100.000 IE (Vorsicht vor Überdosierung, regelmäßige Überprüfung durch den Arzt!)

Vorsicht: **Kalium und Vitamin A fallen aus der Reihe, weil sie schnell überdosiert sind! Nehmen Sie sie da-**

her nur nach ärztlicher Anweisung ein. Forskolin darf nicht bei Prostatakrebs angewendet werden! Generell sollte die Zufuhr obiger Mikronährstoffe auf jeden Fall von einem Facharzt begleitet werden, da Dosierungsfehler gefährlich werden können.
Allgemein gilt bei Herzrhythmusstörungen die Empfehlung, Kaffee, übermäßigen Alkoholkonsum und gesättigte Fette (zum Beispiel Pommes frites) zu meiden.

Quellen:

* Fish oil and other nutritional adjuvants for treatment of congestive heart failure. Medical Hypotheses (United Kingdom), 1996, 46/4 (400-406)
* Evidence on the participation of the 3-5-cyclic AMP pathway in the non-genomic action of 1,25-dihydroxy-vitamin D3 in cardiac muscle. Mol. Cell. Endocrinology (Netherlands), Dezember 1991, 82 (2-3), 229-235
* 1,25(OH)2 vitamin D3, and retinoic acid antagonize endothelin-stimulated hypertrophy of neonatal rat cardiac myocytes. Journal Clinical Investigation (USA) April 1, 1996, 97 (7), 1577-1588
* [Effect of vitamin E deficiency on the development of cardiac arrythmias as affected by acute Ischemia] Biull. Eksp. Biol. Med. (USSR), November 1986, 102 (11), 530-532
* Antioxidant protection against adrenaline-induced arrhythmias in rats with chronic heart hypertrophy. Can. Journal Cardiol. (Canada) März 1990, 6 (2), 71-74
* The antiarrythmic effects of taurine alone and in combination with magnesium sulfate on ischemia/reperfusion arrythmia. Chinese Pharmacological Bulletin (China), 1994, 10/5 (358-362)
* Prophylactic effects of taurine and diltiazem, alone or combined, on reperfusion arrhythmias in rats. Acta Pharmacologica Sinica (China), 1996, 17/2
* The effects of antioxidants on reperfusion dysrhythmias. Ceska a Slovenska Farmacie (Czech Republic), 1995, 44/5 (257-260)
* Protective effect of all-trans-retinoic acid against cardia arrhythmias induced by isoproterenol, lysophosphatidylcholine or ischemia and reperfusion. Journal of Cardiovascular Pharmacology (USA), 1995, 26/6
* Effects of dietary supplementation with alpha-tocopherol on myocardial infarct size and ventricular arrhythmias in a dog model of ischemia-reperfusion. Journal American Collection Cardiol. (USA), 1994, 24/6 (1580-1585)
* Magnesium flux during and after open heart operations in children. Ann. Thorac. Surg. (USA), April 1995, 59 (4), 921-927
* Sino-atrial Wenckebach conduction in thyrotoxic periodic paralysis: a case report. International Journal Cardiol. (Ireland) Januar 6, 1995, 47 (3), 285-289
* A possible beneficial effect of selenium administration in antiarrhythmic therapy. Journal American Collection Nutrition (USA) Oktober 1994, 13 (5), 496-498
* Omega-3 fatty acids and prevention of ventricular fibrillation. Prostaglandins Leukot Essent Fatty Acids (Scotland), Februar-März 1995, 52
* [Effect of anti-arrhythmia drugs on the beta2 receptor-dependent adenyl cyclase system of lymphocytes in patients with cardiac rhythm disorders] Kardilogiia (USSR), Juli 1989, 29 (7), 25-29

* An expanded concept of "insurance" supplementation — broad-spectrum protection from cardiovascular disease. Med. Hypotheses (England) Oktober 1981, 7 (10), 1287-1302
* Italian multicenter study on the safety and efficacy of coenzyme Q 10 as adjunctive therapy in heart failure (interim analysis). Clinical Investig. (Deutschland) 1993, 71 (8 Supplement), 145-149
* Isolated diastolic dysfunction of the myocardium and its response to CoQ 10 treatment. Clinical Investig. (Deutschland), 1993, 71 (8 Suppl), 140-144
* Protectice effects of propionyl-L-carnitine during ischemia and reperfusion. Cardiovasc. Drugs Ther. (USA), Februar 1991, 5 Supplement 1, 77-83
* Consequences of magnesium deficiency on the enhancement of stress reactions: preventive and therapeutic implications (a review). Journal American Collection Nutrition (USA) Oktober 1994
* Community-based prevention of stroke: nutritional improvement in Japan. Health Report (Canada), 1994, 6 (1)
* Effect of dietary magnesium supplementation on intralymphocytic free Kalzium and magnesium in stroke-prone spontaneously hypertensive rats. Clinical Experience Hypertens (USA), Mai 1994
* Clinical study of cardiac arrhythmias using a 24-hour continous electrocardiographic recorder (5th report)—antiarrhythmic action of coenzyme Q 10 in diabetics. Tohoku Journal Experience Med. (Japan) Dezember 1983, 141 Supplement 453-463
* Usefulness of coenzyme Q 10 in clinical cardiology: a long-term study. Mol. Aspects Med. (England) 1994, 15 Supplement
* Isolated diastolic dysfunction of the myocardium and its response to Co Q 10 treatment. Clinical Investig. (Deutschland) 1993, 71 (8 Supplement), 140-144
* Effect of coenzyme Q 10 on structural alterations in the renal membrane of stroke-prone spontaneously hypertensive rats. Biochem. Med. Metabolism Biol. (USA) April 1991
* Co-enzyme Q 10: a new drug for cardiovascular disease. Journal Clinical Pharmacology (USA) Jul 1990
* [Effects of 2,3-dimethoxy-5-methyl-6-„hydroxydecyl", 1,4-benzoquinone (CV-2619) on adriamycin-induced ECG abnormalities and myocardial energy metabolism in spontaneously hypertensive rats] Nippon Yakurigaku Zasshi (Japan) Oktober 1982
* Bioenergetics in clinical medicine. III. Inhibition of coenzyme Q 10-enzymes by clinically used anti-hypertensive drugs. Res Commun Chem. Pathol. Pharmacology (USA) November 1975
* Bioenergetics in clinical medicine. Studies on coenzyme Q 10 and essential hypertension. Res. Commun. Chem. Pathol. Pharmacology (USA) Juni 1975
* [Prevention of cerebrovascular insults] Schweizerische Med. Wochenschrift (Switzerland) November 12, 1994
* [Essential antioxidants in cardiovascular diseases – lessons for Europe] Ther Umsch (Switzerland) Jul 1994
* Antioxidant vitamin intake and coronary mortality in a longitudinal population study. American Journal Epidemiol. (USA) Juni 15, 1994
* The decline in stroke mortality. An epidemiologic perspective. Ann. Epidemiol. (USA) September 1993
* Can antioxidants prevent ischemic heart disease? Journal Clinical Pharm. Ther. (England) April 1993
* Antioxidant therapy in the aging process. EXS (Switzerland) 1992, 62

Quellenausdruck: 16 Seiten

Hirngefäß-Sklerose

Die ungehinderte Blutversorgung der Hirnstrukturen ist elementare Voraussetzung für dessen Funktion und Erhalt. Die Verkalkung der Hirngefäße kann sehr unangenehme Einschränkungen für den Betroffenen zur Folge haben. Da die Gehirnzellen wegen ihres ständigen hohen Energiebedarfs sehr empfindlich auf Sauerstoff- und Nährstoffengpässe reagieren, sterben die Zellen bei Nachschubproblemen schnell ab. Bereits Unterbrechungen von einigen Minuten führen zum Zelltod.

Gefahr von Hirnblutungen

Die Verengung und Verhärtung der Blutgefäße im Gehirn schränken deren Möglichkeit ein, auf Druckschwankungen elastisch zu reagieren. Der Organismus reagiert auf Ablagerungen in den Hirngefäßen mit Blutdrucksteigerungen. Sollten die Gefäßwände nicht völlig intakt sein, kann es zu einer Hirnblutung kommen, das heißt, die Gefäßwände beulen sich ballonartig unter dem Druck aus und reißen.

Abgesehen von der rechtzeitigen Blutdrucksenkung und anderen geeigneten Maßnahmen zur Vermeidung von Arteriosklerose, verspricht man sich einen Nutzen durch Stärkung der kollagenen und elastischen Fasern der Hirngefäße. Dies ist mit folgenden Mitteln möglich:

Vitamin C | Dosierungen um die 5 g (zusammen mit 300 mg Proanthocyanidin) haben sehr positive Wirkungen auf die Elastizität der Gefäßwände.

Mineralstoffe | Magnesium kann bei manchen Patienten zur Blutdrucksenkung beitragen. Wichtiger dürfte aber seine Wirkung auf arterielle Strukturen sein. Die Fachliteratur empfiehlt daher 1.500 mg Magnesium täglich, zusammen mit 1.000 mg Kalzium und 500 mg Kalium.

Essentielle Fettsäuren | Hier bieten sich die wirksamen Bestandteile von Fischöl an, nämlich Eicosapentaensäure (kurz EPS) und Docosapentaensäure (DHS). Manche Konzentrate enthalten beide Formen. Die pharmakologisch wirksame Dosis liegt bei etwa 3 bis 4 g EPS/DHS.

■ *Vorsicht:* **Bei möglicherweise bereits vorhandenen Schwächen im Gefäßsystem ist Vorsicht angebracht. Die genannten Nährstoffe können das Blut „verdünnen", das heißt, sie setzen die Gerinnung herab. Es ist demnach möglich, daß potentielle Schwachstellen im Gehirn zu bluten anfangen. Bei fortgeschrittener Erkrankung empfiehlt es sich daher, die Gerinnungsfaktoren durch entsprechende Blutanalysen im Auge zu behalten.**

Quellen:

* The effect of hypertension on cerebral atherosclerosis in the cynomolgus monkey. Stroke (USA), 1993, 24/8 (1218-1227)
* The case for intravenous magnesium treatment of arterial disease in general practice: Review of 34 years of experience. Journal Nutrition Med. (United Kingdom), 1994, 4/2 (169-177)
* Neuropsychiatric complications of cardiac surgery. Journal Cardiothorac. Vasc. Anesth. (USA), 1994, 8/1 SUPPL. 1 (13-18)
* Effects of the dipyridamol-dihydroergotoxine (Hydergine) methane sulphonate associations on pOsub 2 and its incidence in brain tissue. Gen. Pharmacology (England), 1983, 14/6 (579-583)
* The protective effects of dietary fish oil on focal cerebral infarction. Prostaglandines Med. (USA), 1979, 3/5 (257-268)
* What causes infarction in ischemic brain? Neurology (USA), 1983, 33/2 (222-233)
* Effects of antihypertensive drugs on blood velocity: implications for prevention of cerebral vascular disease. Canad. Journal Neurol. Science (Canada), 1977, 4/2 (93-97)
* Oxygen radicals in cerebral vascular injury. Circ. R. Res. (USA), 1985, 57/4 (508-516)
* Postischemic tissue injury by iron-mediated free radical lipid peroxidation. Ann. Emerg. Med. (USA), 1985, 14/8 (804-809)
* Role of iron ions in the genesis of reperfusion injury following successful cardiopulmonary resuscitation: Preliminary data and a biochemical hypothesis. Ann. Emerg. Med. (USA), 1985, 14/8 (777-783)
* Cortical pOsub 2 distribution during oligemic hypotension and its pharmacological modifications (Hydergine). Switzerland Arzneim.-Forsch. (Deutschland), 1978, 28/5 (768-770)
* The use of Piracetam* (Nootropil) in post-anesthetic recovery of elderly patients. (A preliminary study). Greece Acta Anaesthesiol. Hell. (Greece), 1981, 15/1-2 (76-80)
* Free radical reaction products and antioxidant capacity in arterial plasma during coronary artery bypass grafting. Journal Thorac. Cardiovasc. Surg. (USA), 1994, 108/1 (140-147)
* Biochemical studies of cereral ischemia in the rat — Changes in cerebral free amino acids, catecholamines and uric acid. Japan Brain Nerve (Japan), 1986, 38/3 (253-258)
* Free radicals scavenging action and anti-enzyme acitivities of procyanidines from Vitis vinifera. A mechanism for their capillary protective action. Arzneimittelforschung (Deutschland), Mai 1994, 44 (5), 592-601
* Prevention of postischemic cardia injury by the orally active iron chelator 1,2-dimethyl-3-hydroxy-4-pyridone (L1) and the antioxidant (+)-cyanidanol-3. Circulation (USA), 1989, 80/1 (158-164)

* Iron-load increases susceptibility of rat hearts to oxygen reperfusion damage. Protection by the antioxidant (+)-cyanidanol-3 and deferoxamine. Circulation (USA), 1988, 78/2 (442-449)

Quellenausdruck: 8 Seiten

Hirninfarkt (Gehirnschlag, Schlaganfall)

Schwere akute Durchblutungstörungen des Gehirns faßt man unter den allgemeineren Begriffen Apoplexie, Schlaganfall oder Gehirnschlag zusammen. Beim klassischen Gehirnschlag werden bestimmte Hirnbereiche plötzlich von der Versorgung abgetrennt. Die betroffenen Hirnareale sterben ab, und je nach Schweregrad des Vorfalls können Lähmungen auftreten. Da Hirnzellen nicht wiederhergestellt oder ersetzt werden können, sind Schädigungen in diesem Bereich meist als endgültig anzusehen. Der Hirninfarkt ist besonders kritisch, weil das Gehirn auf jeden Sauerstoffmangel empfindlich reagiert und die betroffenen Hirnregionen in kürzester Zeit absterben können. Die schnelle Auflösung der Arterienverstopfung ist daher für den weiteren Verlauf entscheidend. Prinzipiell gibt es zwei Arten von Schlaganfällen:

- die Verstopfung eines Hirngefäßes (Hirninfarkt)
- die Hirnblutung durch Gefäßriß (Massenblutung)

Statistisch gesehen passiert der Hirninfarkt, also die Verstopfung eines Gefäßes, weitaus häufiger. Ursachen für einen Hirninfarkt sind (zerebrale) Arteriosklerose, Bluthochdruck, erhöhte Blutverklumpungs-Werte (erhöhtes Fibrinogen- oder LDL-Cholesterinwerte), Herzklappenfehler, Diabetes und (hohes) Alter.

„Vorboten" eines Hirninfarkts

Es gibt bestimmte Vorboten eines Hirninfarkts.
Zu den ersten Anzeichen gehören vorübergehende neurologische Ausfälle, die von zeitlich befristeter Dauer sind (1 bis 7 Tage).
In der Regel wird ein kundiger Therapeut die Symptome schnell erkennen. In derartigen Fällen hat sich die sofortige Zufuhr von *Piracetam (4.800 mg) bewährt.**

Um eine Blutgefäßverstopfung nach einem Hirninfarkt aufzulösen, verwendet man ein Medikament namens *TPA* (tissue plasminogen factor)* – hierbei handelt es sich um eine körpereigene Substanz. Neuere Untersuchungen wiesen nach, daß sich bei raschem Einsatz von TPA die Anzahl jener Patienten, die nach einem Hirninfarkt völlig wiederhergestellt werden können, um 30 Prozent erhöhte.

Die möglichst sofortige Beseitigung der arteriellen Verstopfung ist jedoch nur der erste Schritt. Als nächstes muß den unterversorgten Hirnregionen Sauerstoff zugeführt werden. Die erneute Sauerstoffzufuhr bringt jedoch eine Vermehrung der Freien Radikale mit sich. Daher raten viele Experten zur gleichzeitigen Einnahme von *Hydergin**, einem potenten Antioxidans. Es erhöht die Sauerstoffzufuhr, verhindert die schädlichen Effekte der Freien Radikale und verbessert die Energiausbeute der Hirnzellen.

Die gesundheitlichen Schäden nach einem Hirninfarkt sind sehr unterschiedlich. Noch immer überleben von hundert Betroffenen etwa zwanzig den ersten Schlaganfall nicht. Die größte Gefahr bei einem Schlaganfall ist die Wiederholung. Wer einen Anfall übersteht, muß sich mit Lähmungen und eventuell mit Denk-, Sprach- und Lesestörungen auseinandersetzen.

Basisnährstoffe | Bei der Wiederherstellung verlorengegangener Funktionen hat sich die Einnahme hochdosierter Basisnährstoffe als hilfreich erwiesen. Hat man erst einmal Kenntnis von einer grundsätzlich vorhandenen Anfälligkeit, dann empfiehlt sich die Zufuhr hochdosierter Antioxidantien (wie zum Beispiel Basisnährstoffe) und größerer Mengen Ginkgo biloba.

Magnesium (3 x täglich 500 mg) kann ebenfalls günstige Effekte auf den Vorfall haben. Es ist in der Lage, arterielle Spasmen (eine gängigen Folgeerscheinung thrombotischer Verschlüsse) zu beseitigen.

Vorsicht: **Bei der Zufuhr von Antioxidantien ist eine eingehende Klärung der Ursache unabdingbar. Sollte es sich bei der Hirndurchblutungsstörung nämlich nicht um einen thrombotischen Vorfall, sondern um eine Blutung handeln, dann können Antioxidantien die Blutung**

sogar noch fördern. Andernfalls erhöhen Antioxidantien die Chance einer vollständigen Genesung.

Patienten, die bereits unter thrombotischen Vorfällen gelitten haben, sollten das Protokoll *Abbau (mentaler)* zu Rate ziehen. Zur Vermeidung (weiterer) thrombotischer Zwischenfälle verweisen wir auf das Protokoll *Arteriosklerose*.

Immunstärkung

Definiert man Organe als weitgehend autonome „Fabriken", ohne die der Körper oder Teile des Körpers nicht funktionieren könnten, dann handelt es sich beim Immunsystem um eine Art „Werkschutz", ohne den recht bald gar nichts mehr gehen würde. Das Immunsystem ist gleichzeitig überall.

Unser Immunsystem ist ein hochkomplexes Funktionsgefüge, dessen genaue Arbeits- und Regulationsweise noch immer nicht vollständig erforscht ist. Es verfügt über zahlreiche leistungsfähige Helfer, die im ganzen Körper verteilt sind: Ihre Aufgabe ist es, krankhafte Veränderungen „aufzuspüren" und wieder zückgängig zu machen. Solche Helfer sind beispielsweise die *Lymphozyten*, die *Gedächtniszellen*, die *Makrophagen* und die *Granulozyten*. Sie sollen in einem überaus komplizierten Zusammen- und Wechselspiel dafür sorgen, daß Krankheitserreger sich nicht ungehindert ausbreiten können.

Die Aufgabe der Lymphozyten ist es, körperfremde Stoffe wie Bakterien oder Viren zu erkennen und ihre Vernichtung herbeizuführen. Sie werden dabei von den Makrophagen, den Freßzellen, unterstützt. Beide Zelltypen gehen aus bestimmten Vorläuferzellen hervor, die sich aus Stammzellen des Knochenmarks entwickeln. Ein Teil der *Vorläufer-Lymphozyten* kann nur unter dem Einfluß der hinter dem Brustbein gelegenen Thymusdrüse ausreifen: die *T-Lymphozyten*, auch Killerzellen genannt. Im Gegensatz dazu reifen die B-Zellen ohne Einfluß der Thymusdrüse. Bei der Mehrzahl der Immunreaktionen kooperieren T- und B-Lymphozyten mit dem

System der Granulozyten im Blut. Nach ihren Aufgaben unterscheidet man verschiedene Untergruppen von T-Zellen:

- *Helferzellen*, die die B-Zellen veranlassen, verstärkt Antikörper zu produzieren;
- *Effektorzellen*, die direkt toxisch auf die angegriffenen Zellen wirken;
- *Unterdrückerzellen*, die regulierend eingreifen.

Einige Makrophagen unterstützen die Arbeit der T-Zellen, andere Makrophagen zerstören – durch sogenannte *Lymphokine* aktiviert – in den Körper eingedrungene Mikroorganismen, indem sie diese verschlingen (phagozytieren) und verdauen.

Dringen jedoch sehr viele Krankheitserreger auf einmal in den Organismus ein, gelingt der Abtransport der Giftstoffe nicht immer. Es entstehen dann gefährliche Immunkomplexe – also eine Ansammlung von Krankheitserregern, die das Immunsystem zwar ausgeschaltet, aber noch nicht ausgeschieden hat. Solche Immunkomplexe – die amerikanische Immunforschung nennt sie „Blokking factors“ – können für den Körper zu einer Gefahr werden, wenn sie über den Blutstrom durch den ganzen Körper wandern und sich beispielsweise an einer Gewebswand niederlassen, wo sie nach einer gewissen Zeit schwere Erkrankungen auslösen.

Im Normalfall werden Immunkomplexe von den Freßzellen eines intakten Immunsystems, den Makrophagen, „angegriffen“, umschlossen und schließlich „verschluckt“. Die Makrophagen können aber nur mit der Hilfe von (sehr vielen) Enzymen tätig werden – wie überhaupt alle Stoffwechselvorgänge nur mit Enzymen funktionieren. Gibt es zu viele oder zu große Immunkomplexe im Körper, die nicht ohne weiteres aufgelöst werden können, weil das vorhandene Enzymdepot aufgebraucht ist, müssen die Makrophagen durch zusätzliche Enzyme in ihrer Arbeit unterstützt werden.

Dabei gilt: Je mehr Enzyme für die Vernichtung des Immunkomplexes bereitstehen, umso schneller und effektiver können die Makrophagen ihr Werk vollenden. Denn diese sind unverzichtbare „Hilfstruppen“ der Makrophagen. Die Enzyme sorgen aber nicht nur dafür, daß die Immunkomplexe gespalten werden, sondern sie hemmen auch wirksam deren Neubildung. Hierüber gibt es wissenschaftlich mittlerweile keinen Zweifel mehr.

Wichtig: **Enzyme stimulieren die Makrophagen und andere Immunzellen und tragen so entscheidend dazu bei, daß das Zusammenspiel aller an der Abwehr von Krankheitserregern beteiligten Faktoren funktioniert. Sie haben somit allergrößte Bedeutung bei der Beseitigung von gefährlichen Immunkomplexen und regulieren unzählige wichtige Abwehrreaktionen im Organismus. Viele Wissenschaftler sind sogar überzeugt, daß Enzyme das Immunsystem überhaupt erst in Gang halten. Bestimmte Enzymdefekte oder ein Enzymmangel bewirken umgekehrt eine Störung des Immunsystems und sind damit für das Entstehen von Krankheiten zumindest indirekt verantwortlich.**

Allmählich begreifen immer mehr Menschen, daß wir selbst durch unsere moderne Lebensweise diesem an sich äußerst potenten und unglaublich komplexen System tiefgreifenden Schaden zufügen. Die meisten „zivilisierten" Menschen ernähren sich falsch und treiben durch eine ungesunde Lebensweise Raubbau an ihrer Gesundheit. Immer mehr (chronische) Erkrankungen sind mit dem Zusammenbruch dieser internen Abwehr verbunden. Gleichzeitig werden die bescheidenen Abwehrmaßnahmen der Medizin immer wirkungsloser – denken wir nur an die Antibiotika, die teilweise nicht mehr wirken.

Vor allem die Freien Radikale setzen unserem Immunsystem zu und schränken es auf Dauer in ihrer Funktion lebensgefährlich ein. Eine adäquate und frühzeitige Stärkung des Immunsystems sollte demnach oberstes Gebot sein. Halten wir das Immunsystem fit, dann hält es uns fit – schützen wir es, dann schützt es uns.

Die Anzahl der wissenschaftlichen Studien, die belegen, daß durch Antioxidantien ein gezielter Schutz des Immunsystems möglich ist, nimmt stetig zu. Inzwischen konnte man für sehr viele Substanzen eine positive Wirkung auf das Immunsystem nachweisen. Die tägliche und regelmäßige Zufuhr aller bekannter-

maßen sinnvollen Substanzen ist jedoch auch eine Kostenfrage. Immerhin gibt es mittlerweile mehrere gute Nährstoffmixturen, die eine Vielzahl sinnvoller Vitalstoffe zu einem akzeptablen Preis enthalten. Solche Basisnährstoffe bilden das Fundament einer effektiven Unterstützung unseres Immunsystems. Leider sind ausreichend hochdosierte Nährstoffmixturen auf dem deutschen Markt nicht zugelassen. In den USA und vielen anderen Ländern sind diese Nährstoffe indes frei erhältlich und dank der zunehmenden Globalisierung auch für deutsche Kunden zugänglich.

Vorsorge

Was die Stärkung des Immunsystems angeht, kann man generell zwischen allgemeiner Vorsorge und einer akuten Unterstützung im Krankheitsfall unterscheiden. Vorsorge – das bedeutet regelmäßige Einnahme von guten Basisnährstoffen (Vitamine, Spurenelemente, sekundäre Pflanzeninhaltsstoffe, Bioflavonoide usw.), Heilpflanzenmixturen, eventuell noch Coenzym Q10 und Carnitin.

Basisnährstoffe | Bei der Auswahl ist große Sorgfalt wichtig. Einerseits können gute Produkte recht teuer sein, andererseits wird aber oft auch viel Geld für Präparate verlangt, die überhaupt nichts bringen. Anzustreben ist eine möglichst große Anzahl unterschiedlicher, nachweislich wirksamer Substanzen in ausreichender Dosierung.

Heilpflanzen | Die Kenntnis über immunstimulierende Wirkungen von Heilpflanzen ist schon sehr alt, geriet jedoch durch die moderne Pharmazie in Vergessenheit. Im Bereich der (sekundären) Pflanzeninhaltsstoffe nahm das Wissen in den letzten Jahren jedoch sprunghaft zu. Die uralte Kräuterkunde erhält mehr und mehr ein wissenschaftliches Fundament und wird dadurch sukzessive rehabilitiert. In den USA ist man uns auch hier um einiges voraus und bietet abgestimmte Heilpflanzen-Mixturen (engl. herbals) an, die nicht selten eine Vielzahl wirksamer Inhaltsstoffe enthalten. Da man die Wirkstoffe im einzelnen kaum benennen, geschweige denn isolieren kann, fertigt man Extrakte an. Nach derzeitigem Kenntnisstand hat die regelmäßige Zufuhr vieler Heilpflanzenmixturen deutliche immunförderde Effekte.

Coenzym Q10 | Wer aus gegebenem Anlaß mit Coenzym Q10 das Immunsystem auf Trab bringen will, muß mit einer Tagesdosis zwischen 100 bis 300 mg rechnen.

Carnitin | Die Aminosäure Carnitin hat bei einer täglichen Dosierung von 1.800 und 2.400 mg nachweislich immunstimulierende Effekte. Im Vorsorgebereich sollte man keine „schnellen Wunder" erwarten. Es werden weder arteriosklerotische Ablagerungen innerhalb von Wochen „weggefegt" noch strafft sich die Haut binnen weniger Tage. Mikronährstoffe funktionieren zwar exakt in dieser Richtung – aber leider nicht immer von heute auf morgen. Manchmal erfordern sie etwas Geduld. Dann aber können sie tatsächlich erstaunliche Dinge bewirken.

Akute Unterstützung

Die Stärkung des Immunsystems ist nicht nur bei einer besonders schweren Erkrankung zu empfehlen. Schon bei schwächlichen oder kränklichen Personen sowie bei leichteren Viren- oder Bakterieninfektionen aller Art ist es durchaus sinnvoll, das Immunsystem kurz- und mittelfristig in seiner Abwehrarbeit konkret zu unterstützen. Als besonders immunstimulierend haben sich folgende Substanzen bewährt:

Melatonin | Fortgeschrittenes Alter, Infektionen, Medikamente, Streß und viele andere Punkte belasten das Immunsystem in erheblichem Maße. Das synchrone Funktionieren der verschiedenen Teilbereiche dieses Systems ist jedoch für die Effektivität der Krankheitsabwehr unentbehrlich. Melatonin (abends eingenommen) ist in der Lage, den aus dem Takt geratenen Organismus wieder im Takt laufen zu lassen. Die Zufuhr von Melatonin erwies sich als eine der wirkungsvollsten Maßnahmen zur Steigerung des Immunsystems. Es fördert die Produktion der sogenannten T-Helferzellen, die notwendig sind, um „Feinde" (Krebszellen, Viren, Pilze, Bakterien) zu erkennen. Des weiteren erhöht es die Produktion von anderen Immunkomponenten wie Killerzellen, Interleukin-2, -4 und -10, Gamma-Interferon und eosinophile Blutkörperchen. Neueste Untersuchungen geben sogar Anlaß zu der Hoffnung, daß Melatonin *das* Mittel gegen Freie Radikale ist, die wiederum die Immunzellen zerstören.

DHEA | Auch bei DHEA wurde nachgewiesen, daß es immunstimmulierend wirkt. In den USA ist es üblicher als bei uns, die DHEA-Konzentration im Blut messen zu lassen und gegebenenfalls entsprechend zu ergänzen. Nach dem gegenwärtigen Kenntnisstand ist davon auszugehen, daß spätestens ab dem 40. Lebensjahr eine Ergänzung sinnvoll ist: 3 x 25 mg bei Männern und 3 x 15 mg bei Frauen.

Thymusextrakte | Die Größe der Thymusdrüse gilt als wichtiger Indikator für das Funktionieren des Immunsystems. Je größer die Drüse ist, desto besser ist es um die Abwehr bestellt. Mit zunehmendem Alter schrumpft die Drüse allerdings. Mit Thymusextrakten (gelegentlich kombiniert mit Lymph- und Milzextrakten) um die 500 bis 1.000 mg täglich läßt sich hier unterstützend eingreifen.

Thyroid-Hormon | Das Schilddrüsenhormon wird im fortgeschrittenen Alter und/oder bei schweren Allgemeinerkrankungen wie Krebs oder AIDS oft nicht mehr in ausreichender Menge hergestellt. Das Immunsystem benötigt diesen Stoff jedoch in großem Maße. Der zur Prüfung verwendete übliche TSH-Test ist oft nicht genau genug und zeigt manchmal keinen Mangel an, obwohl er in Wirklichkeit doch vorhanden ist. Die Temperaturmessung gibt hier bessere Aufschlüsse: Sollte die Körpertemperatur ständig unter dem Normalwert liegen, ist eine Thyroidergänzung wahrscheinlich angebracht. (Die Messung erfolgt 30 Minuten vor dem Essen, möglichst rektal).

Wichtig: **Die Thyroid-Ergänzung sollte nur unter ärztlicher Aufsicht erfolgen.**

Soja-Extrakte | Soja kann die Thyroid-Produktion anregen und macht möglicherweise die Einnahme von Thyroid-Medikamenten überflüssig.

Procain | HIV-Infektionen, Alterungsprozesse, Krebs und andere Erkrankungen können zu einer Erhöhung des Cortisonspiegels führen, was wiederum die Funktion des Immunsystems erheblich einschränkt. Da gängige Cortisontests ziemlich unzuverlässig sind, neigen viele Ärzte dazu, auf eine Überprüfung gänzlich zu verzichten. In vielen Fällen reicht die Einnahme von DHEA und/oder Melatonin aus, um den Cortisonspiegel in den Normalbereich zu rücken. Wo dies nicht der Fall ist, sollte mit Procain ergänzt werden. Procain ist zum Beispiel im freiverkäuflichen KH3 enthalten. Der Hersteller empfiehlt eine kurmäßige Anwendung (Beipackzettel beachten!). Ansonsten reichen ein bis zwei Kapseln vor dem Frühstück bzw. vor dem Abendessen aus, um die Cortisonwerte zu normalisieren.

Besonderer Tip: **Die genannten immunstimulierenden Mittel wirken am besten, wenn sie alternierend genommen werden. Das heißt: Man nimmt zum Beispiel zwei Monate das eine Mittel, danach zwei Monate ein anderes Mittel, dann wieder zwei Monate das erste Mittel usw.**

Infektion, bakterielle

Akute bakterielle Infektioen bedürfen meist der sofortigen ärztlichen Behandlung. Man wird in der Regel Antibiotika einsetzen, deren allzu großzügige Verwendung in den letzten Jahren allerdings zu neuen Bakterienstämmen geführt hat, die zunehmend gegen bekannte Antibiotika immun werden. Antibiotika gehören zu jenen Medikamenten, die sehr konsequent eingenommen werden müssen. Der Patient „züchtet“ nämlich eine Resistenz, wenn er ein Antibiotikum nicht lange genug oder unregelmäßig einnimmt. Gegen Viren sind Antibiotika im übrigen völlig wirkungslos.

Kräuterextrakte | Vor allem Goldenseal (Hydratis canadensis) und Roter Sonnenhut (Echinacea) scheinen wirkungsvolle natürliche Antibiotika zu sein. Sie helfen vor allem bei grippalen Infekten sehr gut.

Knoblauch und Zwiebel | Beide haben nachgewiesenermaßen potente antibakterielle Effekte – allerdings nur im rohen Zustand. Knoblauchprodukte, wie beispielsweise das gereifte Kyolic, töten die Bakterien nicht direkt, sondern sie verstärken die Immunfunktion, wodurch der Organismus in die Lage versetzt wird, chronische Infektionen zu bekämpfen.

Haifischleberöl | Es enthält Alkylglycerol, dem antibakterielle

Wirkung nachgesagt wird. Bezogen auf den Wirkstoff Alkylglycerol empfehlen Experten etwa 1.000 mg täglich. Von einer längerdauernden Einnahme (mehr als 30 Tage) rät man im Allgemeinen ab, da Haifischleberöl eine Überproduktion von roten Blutkörperchen verursachen kann.

Bromelain | Dieser Inhaltsstoff der Ananas zählt zu den Enzymen und kann die Wirkung von konventionellen Antibiotika verstärken. Als wirksame Tagesdosis gelten 2.000 mg.

Propolis | Neuere Untersuchungen und Erfahrungen zeigen, daß auch das Propolis der Bienen einen antibakteriellen Effekt hat. Es verhindert die Zellteilung und behindert die Proteinsynthese.

➔ *Literaturempfehlung: Hermann Ehmann, Gesundheit aus dem Bienenstock, Lebensbaum Verlag 1998.*

Quellen:

* Evaluation of the effect of arginine-enriched amino acid solution on tumor growth. Journal Parenter Enter. Nutrition (USA), 1985, 9/4 (428-434)
* Activation of mouse macrophages by alkylglycerols, inflammation products of cancerous tissues. Cancer Research, 1988 November 1, 48(21):6044-6049
* Activation of mouse peritoneal macrophages by lysophospholipids and ether derivatives of neutral lipids and phospholipids. Cancer Research, 1987 April 15, 47(8):2008-2013
* Activation of macrophages by ether analogues of lysophospholipids. Cancer Immunology, Immunotherapy, 1987, 25(3):185-192
* Interactions between alklylglycerols and human neutrophil granulocytes. Scandinavian Journal of Clinical and Laboratory Investigation, 1990 Juni, 50(4):363-370
* The effect of antioxidants on bleomycin treatment in vitro and in vivo genotoxicity assays. Mutation Research - Fundamental and Molecular Mechanisms of Mutagenesis (Netherlands), 1995, 329/1 (37-47)
* Inhibitory effect of vitamin C on the mutagenicity and covalent DNA binding of the electrophilic and carcinogenic metabolite, 6-sulfooxymethylbenzo(a)pyrene. Carcinogenesis (United Kingdom), 1994, 15/5 (917-920)
* Few aspects of bacterial colonies in the stomach during the treatment with acidoinhibitors. Boll. Chim. Farm. (Italy), 1992, 131/8 (302-303)
* The prevention and management of pressure ulcers. Med. Clinical Nutrition American (USA), 1989, 73/6 (1511-1524)
* The inhibition of bacterially mediated N-nitrosation by vitamin C: Relevance to the inhibition of endogenous N-nitrosation in the achlorhydric stomach. Carcinogenesis (United Kingdom), 1989, 10/2 (397-399)
* Partial purification and some properties of an antibacterial compound from Aloe vera. Phytother. Res. (United Kingdom), 1988, 2/2 (67-69)
* Activation of serum complement leads to inhibition of ascorbic acid transport (42530). Proc. Soc. Experience Biol. Med. (USA), 1987, 185/2 (153-157)
* Effects of vitamins A, C, and E on aflatoxin Bsub 1-induced mutagenesis in Salmonella typhimurium TA-98 and TA-100. Teratog. Carcinog. Mutag. (USA), 1985, 5/1 (29-40)

* Effect of vitamin A supplementation on lectin-induced diarrhoea and bacterial translocation in rats. Nutrition Research (USA), 1996, 16/3 (459-465)
* Increased translocation of Escherichia coli and development of arthritis in vitamin A-deficient rats. Infection and Immunity (USA), 1995, 63/8 (3062-3068)
* Gastrointestinal infection in children. Curr. Opin. Gastroenterol. (United Kingdom), 1994, 10/1 (88-97)
* Intestinal malabsorption presenting with night blindness. British Journal Clinical Pract. (United Kingdom), 1993, 47/5 (275-276)
* Etiology of acute lower respiratory tract infection in children from Alabang, Metro Manila. Review Infect. Dis. (USA), 1990, 12/Supplement 8 (S929-S939)
* Effect of vitamin A in enteral formulae for burned guinea-pigs. Burns (United Kingdom), 1990, 16/4 (265-272)
* Vitamin A supplementation improves macrophage function and bacterial clearance during experimental salmonella infection. Proc. Soc. Experience Biol. Med. (USA) 1989, 191/1 (47-54)
* Inhibition by retinoic acid of multiplication of virulent tubercle bacilli in cultured human macrophages. Infect. Immun. (USA), 1989, 57/3 (840-844)
* Corneal ulceration, measles, and childhood blindness in Tanzania. British Journal Ophtalmol. (UK), 1987, 71/5 (331-343)
* Impact of vitamin A supplementation on childhood mortality. A randomised controlled community trial. Lancet (UK), 1986, 1/8491 (1169-1173)
* Effects of vitamins A, C and E on aflatoxin Bsub 1-induced mutagenesis in Salmonell typhimurium TA-98 and TA-100. Tertog. Carcinog. Mutag. (USA), 1985, 5/1 (29-40)
* Impaired blood clearance of bacteria and phagocytic activity in vitamin A-deficient rats (41999). Proc. Soc. Experience Biol. Med. (USA), 1985, 178/2 (204-208)
* Chronic salmonella septicemia and malabsorption of vitamin A. Amer. Journal Clinical Nutrition (USA), 1979, 32/2 (319-324)
* Retinol level in patients with psoriasis during treatment with B group vitamins, a bacterial polysaccharide (pyrogenal) and methotrexate (Russian). Vestn. Derm. Vener. (USSR), 1975, 51/1 (55-58)
* Essential fatty acids: Biology and their clinical implications. Asia Pac. Journal Pharmacology (Singapore), 1991, 6/4 (317-330)
* Essential fatty acid deficiency in children. Tijdschr. Kindergeneeskd (Netherlands), 1981, 49/1 (10-15)
* Nitric oxide-dependent killing of Candida albicans by murine peritoneal cells during an experimental infection. FEMS Immunology and Medical Microbiology (Netherlands), 1995, 11/3 (157-162)
* Biosyntheses and interaction of endothelium-derived vasoactive mediators. Eicosanoids (Deutschland), 1991, 4/4 (187-202)
* Regulation of macrophage physiology by L-arginine: Role of the oxidative L-arginine deiminase pathway. Journal Immunol. (USA), 1989, 143/11 (3641-3646)
* Comparative evaluation of aloe vera in the management of burn wounds in guinea pigs. Plast. Reconstr. Surg. (USA), 1988, 81/3 (386-389)
* Effect of topical zinc oxide on bacterial growth and inflammation in full-thickness skin wounds in normal and diabetic rats. Agren MS; Soderberg TA; Reuterving CO; Hallmans G; Tengrup I, Department of Pathology, University of Linkoping, Sweden. European Journal Surg. (Sweden) Februar 1991, 157 (2), 97-101
* Antimicrobial activity of some commercial extracts of propolis prepared with different solvents. Phytotherapy Research (United Kingdom), 1996, 10/4 (335-336)
* Antibacterial action of a formulation containing propolis of Apis mellifera L. Review Farm. Bioquim. Univ. Sao Paulo (Brazil), 1994, 30/1 (19-21)
* Electron microscopic and microcalorimetric investigations of the possible mechanism

of the antibacterial action of a defined propolis provenance. Planta Med. (Deutschland), 1994, 60/3 (222-227)
* Synergistic effect of ethanolic extract of propolis and antibiotics on the growth of Staphylococcus aureus. Arzneimittel-Forsch. Drug-Res. (Deutschland), 1993, 43/5 (607-609)
* Antibacterial, antifungal, antiamoebic, antiinflammatory and antipyretic studies on propolis bee products. Journal EthnoPharmacology (Ireland), 1991, 35/1 (77-82)
* Antibacterial properties of propolis (bee glue), Journal R. Soc. Med. (United Kingdom), 1990, 83/3 (159-160)
* Biological properties and clinical application of propolis. III. Investigation of the sensitivity of staphylococci isolated from pathological cases to ethanol extract of propolis (EEP). Arzneimittel-Forsch. (Deutschland), 1977, 27/7 (1395)
* Biological properties and clinical application of propolis. I. Some physico chemical properties of propolis. Arzneimittel-Forsch. (Deutschland), 1977, 27/4 (889-890)

Quellenausdruck: 18 Seiten

Jetlag

Stellen Sie sich vor, Sie steigen morgens um 9 Uhr ausgeruht in ein Flugzeug und kommen nach zwölfstündigem Flug gerädert um 9 Uhr morgens am Ziel an! – Soll man jetzt der eigenen Uhr folgend zu Abend essen oder aber gemäß der Ortszeit frühstücken? Das mit dem Fliegen rund um den Globus verbundene Überspringen von Zeitzonen ist für Maschinen kein Problem, aber der Biorhythmus des Menschen gerät aus den Fugen. Gesteuert wird dieser körperinterne Wach- und Schlafrhythmus durch das Hormon der Pinealdrüse im Gehirn, das Melatonin. Und diese Drüse erhält ihre Informationen wiederum vom Tageslicht (weniger vom Kunstlicht). Somit ist es kein Wunder, daß wir nach einem langen Flug regelrecht erschlagen und bettreif sind (sogenannter „Jetlag"). Die Pinealdrüse stellt etwas irritiert fest, daß immer noch Tag ist. Die häufige Folge: Man ist zwar müde, aber doch zu aufgedreht, um zu schlafen. Für das fliegende Personal ist das ein alltägliches Problem, dem Stewardessen und Piloten schon lange mit der Einnahme von Melatonin begegnen.

Melatonin | Dieses Hormon reguliert den inneren Rhythmus des Menschen, der durch die Zeitverschiebung durcheinandergeraten ist. Die derzeitige Dosisempfehlung zur schnellstmöglichen Überwindung des Jetlag lautet 3 mg (in der Nacht vor dem Abflug). Die nächste Dosis von 3 mg wird am Zielort genommen, wenn man dort – zur Ortszeit – erneut ins Bett geht. (Die ersten Stunden am Zielort muß man zwangsläufig überstehen). Dies wiederholt man gegebenfalls die nächsten Nächte. Die meisten Menschen sind bereits nach der ersten Nacht wieder „im Takt". Vielflieger nehmen oftmals ihre Melatonin-Dosis an Bord des Flugzeugs und schlafen dann. Sie kommen frisch am Zielort an. (Zur Unterstützung werden oft Augenklappen verwendet, die optisch völlige Dunkelheit suggerieren).

Hinweis: **Es wird gelegentlich berichtet, daß Personen, die noch nie Melatonin genommen haben, in den ersten Nächten der Einnahme schlechter schlafen als sonst. Ob dies etwas mit der Erwartungshaltung zu tun hat oder mit einem (manchmal auftretenden) gegenteiligen Effekt, sei dahingestellt. Jedenfalls läßt dieses Phänomen sehr schnell nach. Alternative: Nehmen Sie das Melatonin schon einige Tage vorher ein.**

Kachexie

Als Kachexie bezeichnet man den Kräfteverfall bei schweren Krankheiten von langer Dauer wie Krebs, AIDS, Tuberkulose, Quecksilbervergiftungen, Totaloperationen der Schilddrüse oder der Gebärmutter. Der normale gesunde Stoffwechsel funktioniert – stark vereinfacht – als ausgewogenes Wechselspiel zwischen Zellenabbau und Zellenaufbau. Bei der Kachexie wird der Stoffwechsel von der anabolen (aufbauend) auf die katabole (abbauend) Seite verschoben. Die Verschiebung dieses Gleichgewichts ist charakterisiert durch erheblichen Gewichtsverlust und Muskelschwund. Dieser Kräfteverfall kann unbehandelt tödlich enden.

Katabole Erschöpfungen sprechen oftmals gut auf eine verbesserte Versorgung mit breitgefächerten Basisnährstoffen an. Hierbei wird der Organismus mit jenen Nährstoffen versorgt, die einen Wiederaufbau in Gang setzen.

Die essentielle Fettsäure *Conjugated Linolensäure (CLS)* hat gute anti-katabole Eigenschaften; sie wird dem Betroffenen in einer Dosierung um die 3 g täglich verabreicht. Auch Fischöl (EPS/DHS) in Dosierungen zwischen 3 und 4 g ist diesbezüglich oft hilfreich.

Ein typisches Problem der Kachexie ist die Ammoniak-Konzentration im Blut. Die Aminosäure Arginin kann diesem Phänomen auf natürliche Weise begegnen. Darüber hinaus unterstützt Arginin den anabolen Zellaufbau im gesamten Organismus. Die empfohlene Dosierung liegt bei 5 bis 20 g pro Tag. Weitere wichtige Zusatzstoffe sind Aminosäuren. So werden neben 2.400 mg Carnitin in der Literatur auch noch Glutamin, Leucin, Isoleucin, Valin (oder entsprechende Kombinationspräparate) empfohlen.

Quellen:

* Feeding conjugated linoleic acid to animals partially overcomes catabolic responses due to endotoxin injection. Biochem. Biophys. Res. Commun. (USA) Feb. 15, 1994, 198
* Inhibition of lipolysis and muscle protein degradation by EPA in cancer cachexia. Nutrition (USA), 1996, 12/1 Supplement (31-33)
* The effect of polyunsaturated fatty acids on the progress of cachexia in patients with pancreatic cancer. Nutrition (USA), 1996, 12/1 Supplement (27-30)
* Comparison of the effectiveness of eicosapentaenoic acid administered as either the free acid or ethyl ester as and anticachectic and antitumour agent. Prostaglandins Leukotrienes Essent. Fatty Acids (United Kingdom), 1994, 51/2 (141-145)
* Kinetics of the inhibition of tumour growth in mice by eicosapentaenoic acid-reversal by linoleic acid. Bionchem. Pharmaccol. (United Kingdom), 1993, 45/11 (2189-2194)
* Anticachectic and antitumor effect of eicosapentaenoic acid and its effect on protein turnover. Cancer Res. (USA), 1991, 51/22 (6089-6093)
* Muscle wasting and dedifferentiation induced by oxidative stress in a murine model of cachexia is prevented by inhibitors of nitric oxide synthesis and antioxidants. EMBO Journal (United Kingdom), 1996, 15/8 (1753-1765)
* Modulation of immune function and weight loss by L-arginine in obstructive jaundice in the rat. British Journal Surg. (United Kingdom), 1994, 81/8 (1199-1201)
* Effects of L-carnitine on serum triglyceride and cytokine levels in rat models of cachexia and septic shock. British Journal of Cancer (United Kingdom), 1995, 72/5
* L-carnitine deficiency in AIDS patients. AIDS (United Kingdom), 1992, 6/2 (203-205)
* The enzymatic activities of branched-chain amino acid catabolism in tumour-bearing rats. Cancer Letter (Ireland), 1992, 61/3 (239-242)
* Branched chain amino acids as the protein component of parenteral nutrition in cancer cachexia. British Journal Surg. (United Kingdom), 1989, 76/2 (149-153)
* Zinc in different tissues: Relation to age and local concentrations in cachexia, liver cirrhosis and long-term intensive care. Iunfusionether. Klin. Ernähr. (Switzerland), 1979, 6/4 (225-229)
* The role of serum protein in congestive heart failure. Nutritional support in organ failure: proceedings of the International Symposium, 1990 (45-52)
* Clinical rise of a combination containing phosphocreatinine as adjuvant to physiokinesiotherapy. Riabilitazione (Italy), 1976, 9/2 (51-62)
* Myopathy and HIV infection. Current Option in Rheumatology (USA), 1995, 7/6 (497-502)

* Effects of L-carnitine on serum triglyceride and cytokine levels in rat models of cachexia and septic shock. British Journal of Cancer (United Kingdom), 1995, 72/5

Quellenausdruck: 8 Seiten

Konzentrationsstörungen

Kinder, die schwierig lernen, leiden oftmals unter Konzentrationsstörungen (Attention Deficit Disorder). Viel häufiger als angenommen sind diese das Symptom eines allgemeinen Vitaminmangels. Während die Notwendigkeit einer zusätzlichen Einnahme von Nährstoffen bei Kindern und Jugendlichen heute kaum noch ernsthaft in Frage gestellt wird, stellt die tatsächliche Verabreichung oft ein Problem dar. Kaubare Vitamintabletten für Kinder schmecken nicht besonders gut, normale Tabletten oder Kapseln werden oft nicht geschluckt.

Verschiedene Untersuchungen mit angeblich gesunden und „ausgewogen" ernährten Kindern und Jugendlichen zeigten, daß sich die Konzentrationsfähigkeit nach gezielter Vitaminzufuhr teilweise ganz erheblich verbesserte.

Zerstoßene Tabletten oder das Puder aus geöffneten Kapseln können zusammen mit einem Löffel Saft oder Fruchtsirup die Einnahme bei Kindern erleichtern. Unkonzentrierte Kinder erhalten jedoch nicht die für Erwachsene übliche Menge, sondern nur einen – vom jeweiligen Körpergewicht abhängigen – Bruchteil.

DMAE | Wenn die Zufuhr von Vitaminen keinen (ausreichenden) Erfolg bringt, sollte man es mit DMAE versuchen. DMAE ist ein Ausgangstoff für Acetylcholin und vermag die Konzentration dieses wichtigen Nervenbotenstoffes entscheidend zu erhöhen. Die Erhöhung der Acetylcholin-Konzentration kann eine Besserung der kognitiven Fähigkeiten und der Konzentration bewirken. Bei der Dosierung sind kaum verbindliche Angaben zu finden: Die *Life Extension Foundation* empfiehlt 300 mg.

Piracetam* | Wenn noch immer keine Besserungen eintreten, kann Ihnen Ihr Arzt möglicherweise dieses Mittel verschreiben. Die Substanz gilt als nebenwirkungsfrei. Verschiedenen Studien zufolge kann sie problemos auch über Jahre hinweg eingenommen werden. Die vom Hersteller empfohlene Dosierung für Erwachsene beträgt 1.600 bis 4.800 mg (Kinder entsprechend weniger).

Hinweis: **Die genannten Nährstoffe und Medikamente sind vorzugsweise morgens einzunehmen.**

Quellen:

* Do nutrient supplements and dietary changes affect learning and emotional reactions of children with learning difficulties? A controlled series of 16 cases. Nutrition Health (England) 1984, 3 (1-2) 69-77
* [Effect of supplementary intake of vitamins for 6 months on physical and mental work capacity of children beginning school education at the of 6 years] Vopr. Pitan (USSR) Jul-August 1988
* Nutritional therapy for selected inborn errors of metabolism. Journal American Collection Nutrition (USA) 1989, 8 Suppl
* Vitamin supplements and purported learning enhancement in mentally retarded children. Journal Nutrition Science Vitaminol. (Tokyo) (Japan) Juni 1989
* Vitamin B_6 in clinical neurology. Ann. N. Y. Acad. Science (USA) 1990, 585, 250-260
* [Vitamin B_{12} deficiency due to abnormal eating habits] Ned. Tijdschr. Geneeskd. (Netherlands) Februar 26, 1994
* Use and safety of elevated dosages of vitamin E in infants and children. International Journal Vit. Nutrition Res. Supplement (Canada) 1989, 30, 69-80
* Experience over 17 years with antioxidant treatment in Spielmeyer-Sjogren disease. American Journal Med. Genet. Supplement (USA) 1988, 5, 265-274
* Vitamin E and the nervous system. Crit. Review Neurobiol. (USA) 1987, 3 (1)
* Clinical uses of vitamin E. Acta Vitaminol. Enzymol. (Italy) 1985, 7 Supplement, 33-43
* Neurologic complications of vitamin E deficiency: case report and review of the literature. Bulletin Clinical NeuroScience (USA) 1985, 50, 53-60
* A progressive neurological syndrome associated with an isolated vitamin E deficiency. Can. Journal Neurol. Science (Canada) November 1984, 11 (4 Suppl), 561-564
* [Evaluation of the effectiveness of prophylactic vitamin administration to school children in Moscow] Vopr. Pitan (USSR) Mai-Juni 1992
* The assessment of the vitamin B_6 status among Egyptian school children by measuring the urinary cystathionine excretion. International Journal Vit. Nutrition Res. (Switzerland) 1984, 54 (4), 321-327
* Dramatic favorable responses of children with learning disabilities or dyslexia and attention deficit disorder to antimotion sickness medications: four case reports. Percept. Mot. Skills (USA) Dezember 1991, 73 (3 Pt1), 723-738
* New developments in pediatric psychopharmacology. Journal Dev. Behav. Pediatr. (USA) Sep 1983, 4 (3) 202-209
* Piracetam* in the management of minimal brain dysfunction [letter]. South Afr. Med. Journal (South Africa) August 7, 1976, 50 (34), 1312
* Dramatic favorable responses of children with learning disabilities or dyslexia and attention deficit disorder to antimotion sickness medications: four case reports. Percept. Mot. Skills (USA) Dezember 1991, 73 (3 Pt 1), 723-738

* Piracetam* in the management of minimal brain dysfunction [letter]. South Afr. Med. Journal (South Africa) August 7, 1976, 50 (34), 1312
* Altered dopaminergic function in the prefrontal cortex, nucleus accumbens and caudate-putamen of an animal model of attention-deficit hyperactivity disorder — the spontaneously hypertensive rat. Brain Res. (Netherlands) April 10, 1995, 676 (2), 343-351
* Deanol and methylphenidate in minimal brain dysfunction. Clinical Pharmacology Ther. (USA) Mai 1975, 17 (5), 534-540
* Effect of dextroamphetamine and methylphenidate on Kalzium and magnesium concentration in hyperactive boys. Psychiatry Res. (Ireland) November 1994, 54 (2), 199-210
* [Deficiency of certain trace elements in children with hyperactivity] Psychiatr. Pol. (Poland) Mai-Juni 1994, 28 (3), 345-353
* [Level of magnesium in blood serum in children from the province of Rzesz´ow] Wiad Lek (Poland) Februar 1993, 46 (3-9), 120-122
* Gamma-linolenic acid for attention-deficit hyperactivity disorder: placebo-controlled comparison to D-amphetamine. Biol Psychiatry (USA) Januar 15, 1989, 25 (2), 222-228
* Megavitamins and hyperactivity [letter] Pediatrics (USA) August 1986, 78 (2), 374-375
* Vitamin E and Alzheimer´s disease in subjects with Down´s syndrome. Journal of Mental Deficiency Research, 1988 Dezember Vol. 32(6), 479-484
* Behavioral disorders, learning disabilities and megavitamin therapy. Adolescence 1987 Fal. Vol. 22 (87), 729-738
* Macrocytosis and cognitive decline in Down´s syndrome. British Journal of Psychiatry 1986 Dezember Vol. 149, 797-798
* Treatment approaches in Down´s syndrome: a review. Australia & New Zealand Journal of Developmental Disabilities
* A double blind study of vitamin B_6 in Down´s syndrome infants: I. Clinical and biochemical results. Journal of Mental Deficiency Research 1985 September Vol. 29 (3), 233-240
* A double blind study of vitamin B_6 in Down´s syndrome infants: II. Cortical auditory evoked potentials. Journal of Mental Deficiency Research 1985 September Vol. 29(3), 241-246
* Xylose absorption in Down´s syndrome. Journal of Mental Deficiency Research 1985 Jun Vol 29 (2), 173-177
* Nutritional aspects of Down´s syndrome with special reference to the nervous system. British Journal of Psychiatry 1984 August Vol. 145, 115-120
* Children´s mental retardation study is attacked: A closer look. International Journal of Biosocial Research 1982 Vol. 3(2) 75-86
* Effects of nutritional supplementation on IQ and certain other variables associated with Down syndrome. American Journal of Mental Deficiency 1983 September Vol. 88 (2), 214-217
* Vitamin A and carotene values of institutionalized mentally retarded subjects with and without Down´s syndrome. Journal of Mental Deficiency Research 1977 März Vol. 21 (1) 63-74
* Sodium-dependent glutamate binding in senile dementia. Neurobiology of Aging 1987 Mai-Juni Vol. 8(3), 219-223
* Alzheimer-like neutrotransmitter deficits in adult Down´s syndrome brain tissue. Journal of Neurology, Neurosurgery & Psychiatry 1987 Juni Vol. 50 (6), 775-778
* A report on phosphatidylcholine therapy in a Down Syndrome child. Psychological Reports 1986 Februar Vol. 58 (1) 207-217

Quellenausdruck: 13 Seiten

Krebs

Gerade in Sachen Krebs werden viele schmutzige Geschäfte mit dem Leidensdruck der Betroffenen und Angehörigen gemacht. Es ist teilweise skandalös, mit welchen ethisch sehr fragwürdigen Methoden immer wieder versucht wird, dieses oder jenes „Wundermittel" an den Patienten zu bringen. In angeblich wissenschaftlichen Untersuchungen und teilweise getürkten Studien werden zum Teil abenteuerliche Theorien aufgestellt, die über die Massenmedien weite Verbreitung finden. Immer wieder werden Fälle bekannt, daß dubiose Firmen Placebos (Tabletten ohne Inhaltsstoff) zu horrenden Preisen verkaufen. Solche Geschäfte mit hilflosen Menschen sind zutiefst zu verurteilen. Andererseits ist es natürlich sehr verständlich, daß viele Menschen angesichts einer lebensbedrohlichen Erkrankung nach jedem sich bietenden Strohhalm greifen – und sei er noch so dünn. Denn es ist leider eine Tatsache, daß die konventionelle Medizin hinsichtlich der Krebstherapie in den letzten Jahrzehnten zwar Fortschritte gemacht, aber der Krankheit trotzdem immer noch relativ machtlos gegenübersteht.

Keine falschen Hoffnungen wecken

Die Gratwanderung eines verantwortungsvollen Arztes oder Therapeuten besteht in jedem Fall darin, einerseits keine falschen Hoffnungen zu wecken, andererseits dem Patienten nicht die Hoffnung zu nehmen.

Nach heutigen Kenntnissen geht man davon aus, daß Zellen unter Dauerstreßbelastung bösartig entarten. Das kann beispielsweise ein übermäßiger Ansturm von schädlichen Substanzen auf bestimmte Gewebeteile sein. Diese Substanzen zeichnen sich durch eine Gemeinsamkeit aus: Sie attackieren eine Zelle so lange mit Freien Radikalen, bis sie „zusammenbricht". Stirbt die Zelle dabei, dann besteht erst mal keine Gefahr, denn das Immunsystem beseitigt die „Leiche". Gefährlicher wird es indes, wenn die Zelle nicht stirbt und die Erbsubstanz durch die Angriffe verändert wird. Es entsteht dann eine Zelle, die sich nicht mehr in den Gesamtverband einordnet und nur noch ein Ziel hat: ihre ungebremste Vermehrung.

Wie erklärt die genetische Zellforschung die Krebsentstehung?

In der genetischen Zellforschung will man ein bestimmtes Gen entdeckt haben, daß für den geregelten Funktions- und Lebensablauf der Zellen verantwortlich ist: *das Telomer*. Es handelt sich hierbei um das Endstück eines Chromosoms, das – vereinfacht ausgedrückt – unter anderem die Lebenszeit der Zelle festlegt und sozusagen nach bestimmten Kriterien über deren Existenzberechtigung entscheidet. Es scheint Teil eines Steuerungssystems zu sein, das einerseits darüber wacht, ob die Vererbung fehlerlos vonstatten geht, andererseits die Vermehrung koordiniert.
Es leuchtet ein, daß beispielsweise eine neue Leberzelle nur dann sinnvoll wirken kann, wenn sie ihre Aufgabe (zum Beispiel die XY-Synthese) einwandfrei vererbt bekam und demzufolge ihre Funktion im Gesamtverband einnimmt. Die Zelle darf sich zum Beispiel nicht wahllos vermehren. Treten allerdings Fehler bei der Zellteilung auf (zum Beispiel durch Attakken von Freien Radikalen), dann ist es die Aufgabe des Telomers, den Tod der Zelle einzuleiten, damit dieser Fehler nicht weitergegeben werden kann. Bestimmte Ereignisse können jedoch dazu führen, daß diese kleinen „Sittenwächter" ausgeschaltet bzw. zerstört werden. Die Zelle kann sich dann mit ihren „Fehlern" ungebremst vermehren und wird damit zum Ausgangspunkt einer mehr oder weniger bösartigen Wucherung, dem Tumor.

Faßt man alle derzeitigen Informationen zusammen, so spricht sicherlich einiges dafür, daß mit der Zerstörung einer genetischen Überwachungsinstanz die krankhafte Entwicklung eingeleitet wird. Der Organismus scheint mit seinem Können damit aber noch nicht am Ende zu sein, denn ein funktionierendes Immunsystem kann bekanntlich vieles wieder gutmachen. Werden die schädlichen Einflüsse jedoch zu groß, dann kommt dieses feingliedrige Abwehrsystem nicht mehr nach. Irgendwann wird das Immunsystem womöglich überrannt, und die kranken Zellen gewinnen die Oberhand. Mit anderen Worten: Die Tumorentwicklung nimmt ihren Lauf – zunächst noch unbemerkt. Bei einigen Krebsarten kommt es schon früh zur Bildung von Tochtergschwülsten, andere metastasieren erst relativ spät. Bei der Therapie ist daher eine mögliche Metastasierung stets zu berücksichtigen.

Das Prinzip der konventionellen Tumorbehandlung geht in der Regel zwei Wege: Zuerst wird der Tumorherd (der sogenannte Primärtumor) entfernt und/oder bestrahlt bzw. mit Medikamenten am Wachstum gehindert. Die Wahl des Mittels hängt vor allem von der Lage, Größe und Art des Tumors ab, aber auch vom Alter und der Konstitution des Patienten. Die „zweite Angriffslinie" richtet sich gegen eventuell vorhandene Metastasen. Meist werden dabei scharfe Geschütze aufgefahren. Die Chemo- und Strahlentherapie ist vergleichbar mit einer mit Freien Radikalen bestückten Kanonen-Batterie, die ein mehr oder weniger gezieltes Bombardement auf den Tumor und/oder dessen Tochterzellen ausführt. Da Krebszellen über kein geeignetes Abwehrsystem verfügen, sind sie den Angriffen hilflos ausgeliefert. Im Idealfall wird nur das kranke Gewebe angegriffen bzw. zerstört, während das gesunde Gewebe erhalten bleibt. Dies ist eine schwierige Gratwanderung, denn etwas „zu viel" bedeutet Zerstörung von gesundem Gewebe, etwas „zu wenig" läßt möglicherweise Metastasen am Leben, die ihr zerstörerisches Werk wieder aufnehmen können. Attackiert der Therapeut den Tumor zu stark, dann zieht er mehr gesundes Gewebe in Mitleidenschaft, als der Organimus verkraften kann – mit der Folge, daß das Immunsystem vollends zusammenbricht. Vereinfacht ausgedrückt: Der Tumor wurde zwar besiegt, der Patient hat es aber dennoch nicht überlebt. Wird andererseits der Tumor nicht gründlich genug entfernt, dann können sogenannte Rezidive (Reste) ihre Tätigkeit wieder aufnehmen und erneut das ungebremste Wachstum bösartiger Zellen einleiten – und diesmal womöglich an anderer Stelle im Organismus und/oder noch geballter als vorher, weil das Immunsystem mittlerweile stark geschwächt ist.

Die klassische Krebstherapie

Im Laufe der letzten Jahrzehnte konnte die Medizin durchaus einige Erfolge verbuchen. Die Früherkennung zeitigt zwar gewisse

Fortschritte, und auch die Therapiemethoden wurden verbessert. In Anbetracht der jahrzehntelangen Forschungsarbeit und der Unsummen an Geld, die investiert wurden, ist das Ergebnis objektiv betrachtet jedoch eher mager. Vor allem die herkömmliche Chemotherapie hat sich nur für relativ wenige Krebsarten (zum Beispiel Hodenkrebs, Chorionkarzinom, Hodkinsonsche Krankheit, bestimmte Leukämieformen und Lymphom) als halbwegs wirkungsvoll erwiesen. Bei den übrigen Krebsarten fragt man sich heute manchmal, ob der durch die Therapie verursachte Schaden nicht vielleicht größer ist als der Nutzen. Immer mehr rücken neuerdings auch natürliche Heilmethoden wie zum Beispiel die Therapie mit Mikronährstoffen in den Mittelpunkt des Interesses. Allerdings ist ihr Einsatz ein sehr komplexes Kapitel.

Nach Ansicht vieler Kritiker beschränken sich die konventionellen Therapien bisher zu stark auf die Bekämpfung des Primärtumors; sie übersehen dabei häufig, daß das (geschwächte) Immunsystem den „Rest" der vollständigen Heilung übernehmen muß. Es gibt derzeit keinerlei Ersatz für diese Immunfunktionen, die vom Menschen selbst ausgehen müssen. Jede Behandlung kann eigentlich nur dafür sorgen, daß die „Grobarbeit" durch menschliche Eingriffe erledigt wird. Der alles entscheidende Anteil des Immunsystems zur vollständigen Heilung ist durch keine noch so fortgeschrittene Therapie zu ersetzen.

Der eigentliche Effekt von Antioxidantien liegt in der Wiederherstellung des Immunsystems während bzw. nach einer konventionellen Behandlung. Die Behandlung (Operation, Chemotherapie, Bestrahlung) stellt nämlich eine immense Belastung für den Körper dar und schwächt das Immunsystem oft derart, daß der Organismus in einen katabolen (abbauenden) Zustand gerät. In diesem Zustand ist der Organismus praktisch schutzlos den Angriffen von Bakterien, Viren und eben auch anderen Krebsherden und/oder Rezidiven ausgeliefert. Die Immuntherapie bei einer Krebserkrankung ist keine Therapie für sich, sondern als zusätzliche, begleitende Maßnahme zu sehen. Die umfassende Unterstützung durch eine umfassende Nährstofftherapie kann in manchen Fällen vielleicht das Zünglein an der Waage sein.

➔ *Literaturempfehlung: Simonton/Creighton, Wieder gesund werden, Rowohlt-Verlag, Reinbek bei Hamburg. In diesem Buch werden die Mechanismen zur Aktivierung der Selbstheilungskräfte dargelegt.*

Ganz wesentlich für Krebspatienten ist der unbedingte Überlebenswille. Studien haben gezeigt, daß der Patient selbst durch seine persönliche Haltung festlegt, ob Therapiemaßnahmen Erfolg haben oder nicht. Die Einstellung der Betroffenen scheint so ausschlaggebend zu sein, daß man mit 75prozentiger Genauigkeit vorhersagen kann, wer eine ernsthafte Krankheit überlebt, und wer nicht. Der erste Schritt hierbei ist, daß der Patient sich selbst für die Entstehung der Krankheit und vor allem für deren Heilung verantwortlich macht. Die Überzeugung, daß man selbst über sein Leben entscheidet, ist häufig auch der innere Schlüssel zum Überleben.

Eine sinnvolle Immuntherapie geht vorsorglich davon aus, nicht nur den Herd an sich, sondern den Gesamtorganismus im Auge zu behalten. Das umfaßt folgende Punkte:

- Stärkung des gesamten Abwehrsystems
- Hemmung der Krebszellteilung
- Umwandlung von Krebszellen in gesunde Zellen
- Hemmung der Verbreitung vorhandener Krebszellen
- Verhinderung der Gefäßbildung im Tumor
- Kontrolle von hormonalen Effekten auf das Krebswachstum

Bei jeder immunstimulierenden Maßnahme bei Krebs ist eine regelmäßige ärztliche Kontrolle unverzichtbar. Denn nur regelmäßige Laboranalysen und Tests durch den Onkologen können Aufschluß über die Wirksamkeit immunstärkender Therapien geben. Es gibt mittlerweile zahlreiche Bluttests, mit deren Hilfe man das Fortschreiten verschiedener Krebsarten bzw. die Heilungsfortschritte einigermaßen zuverlässig auswerten kann (s. Tab. nächste S.):

Um die Wirksamkeit der immunstärkenden Therapien zu bewerten, sollten außerdem regelmäßige Immunzellen-Untersuchun-

Organ	Bluttest
Eierstock	CA 125
Prostata	PSA
Brust	CA 15-3 und CEA
Dickdarm, Darm, Leber, Pankreas, Magen und andere Organe	CEA, CA19-9, GGTP
Leukämie, Lymphom und CBC mit unterschiedlichem CA Profil	Immun-Zell-Differenzierung HCG-b, PHI, GGTP, CEA, TSH, DHEA-S

gen durchgeführt werden. Das Augenmerk wird man meist auf nachstehende Faktoren richten:

- CD4 (T-Helfer)-Gesamtanzahl
- CD4/CD8 (T-Helfer zu T-Unterdrücker)-Verhältnis
- NAK (natürliche Killerzell)-Aktivität

Der Primärtumor

Derzeit wird kaum ein Arzt oder Therapeut ernsthaft behaupten, daß ein vorhandener Primärtumor (ab einer bestimmten Größe) anders als mit „harten" Mitteln bekämpft werden kann. Dennoch sollen hier zwei Ansatzpunkte erwähnt werden, die möglicherweise Anlaß zur Hoffnung sind.

Pankreas-Enzyme | Eine in bestimmten Kreisen diskutierte Alternative zur konventionellen Behandlung (Operation, Bestrahlung) von Primärtumoren ist die Verabreichung von 40 bis 70 Kapseln zu je 420 mg von Pankreas (Bauchspeicheldrüsen)-Enzymen des Schweines. Derartige Mengen müssen natürlich über den Tag verteilt aufgenommen werden. Die Dosierung kann von Patient zu Patient bzw. von Tumor zu Tumor variieren. Im ersten Monat wird meist diese hohe Dosis gegeben, in den Folgemonaten wird die Menge reduziert. Die Aussagen einiger Studien zur Pankreastherapie lassen darauf schließen, daß diese Enzyme tatsächlich in der Lage sind, den Tumor zu „verdauen".

Haifischknorpel | Der Haifischknorpel gehört mit zu den seit Jahren heftig umstrittenen „Wundermitteln". Laut Aussagen seiner Befürworter vermag eine Substanz im Knorpel das Wachstum neuer

Gefäße in dem Tumor zu verhindern, wodurch der Tumor gewissermaßen „verhungert". Teilweise werden hierzu recht überzeugend klingende Beweise (Studien) zur Erhärtung der These angeboten.

Im Auftrag der *Life Extension Foundation (Hollywood)* untersuchten die *Bio Research Laboratories Inc. (Redmond)* einen hochwertigen Haifischknorpelextrakt nach der sogenannten CAM-Methode (für Fachleute: Chondroin-Allantoin-Membran, nach D. Knighton. *Journal Cancer 35, 347-355, 1977*) an Hühnerembryos. Bezogen auf eine Kontrollgruppe ergab sich – je nach Dosis – eine Hemmung der Angiogenese (Gefäßbildung) von 50 bis nahezu 100 Prozent. Entscheidend für die krebshemmende Wirkung scheint der Proteinanteil zu sein. Auch die klassische Medizin interessiert sich zunehmend für den Haifischknorpel.

Allgemeine Immuntherapie

Während man möglicherweise auf die konventionelle Krebstherapie vertrauen muß, um einen Primärtumor überhaupt in den Griff zu bekommen, verbessern immunstärkende Therapien zweifellos die Chance, metastasierte Krebszellen unter Kontrolle zu bekommen. Idealerweise sollten die immunstärkenden Maßnahmen parallel zur konventionellen Therapie eingesetzt werden. Immunstärkende Therapien umfassen Arzneimittel wie *Isoprinosin**, thymische Hormone und/oder Adrenalin-Hormone wie DHEA und Melatonin sowie Mikronährstoffe und einiges mehr.

Hormone | Bei der Behandlung von Krebs(-metastasen) mit Hormonen ist grundsätzlich Vorsicht angebracht. Manche Wissenschaftler vertreten die Auffassung, daß Patienten mit Eierstockkrebs, Leukämie, Morbus Hodkins und Lymphom das Hormon Melatonin vermeiden sollten, bis mehr über seine Wirkung bei diesen Krebsformen bekannt ist. Andererseits vertreten etliche wissenschaftliche Quellen die Meinung, daß dies nur für multiple Myeloma gilt. Kurz und gut: Man ist sich nicht einig. Klarer ist der Sachverhalt bezüglich der Hormonzufuhr bei Prostatakrebs; hier ist eine Therapie mit DHEA nicht angebracht.

- *Wichtig:* **Eine Hormontherapie mit Melatonin ist in einigen Fällen sicherlich mit Vorsicht zu genießen, manchmal kann sie jedoch sinnvoll sein, weil sie die Immunfunktion stärkt, die Freien Radikale unterdrückt, die Zellverbreitung hemmt und mithilft, die Krebszellen in normale Zellen umzuwandeln.**

Mikronährstoffe | Hier ist vor allem das Vitamin A (einschließlich synthetische Vitamin A-Analoge) zu nennen. Auch Soja enthält zahlreiche Anti-Krebs-Wirkstoffe, wie zum Beispiel Genistein und Isoflavone. Vitamin D3 hemmt das Krebszellwachstum und bewirkt obendrein, daß Krebszellen sich zu normalen Zellen umwandeln. Das beste Beispiel für die Wirksamkeit von Vitamin A und Betakaroten bei der Hemmung der Zellverbreitung liefern Patienten mit Mundkrebs. Vitamin A oder Betakaroten-Zusätze bewirken bei den meisten Formen von Mundkrebs in frühem Stadium eine Besserung, solange diese Nährstoffe genommen werden.

Alle Maßnahmen sollten unbedingt durch entsprechende Tests überprüft werden:

- Tumormarker-Test: Für einige Krebsarten gibt es keine spezifischen Tumormarker, das CA-Profil ist jedoch nicht organspezifisch und erlaubt Aufschlüsse.
- Immun-Zelltest
- Komplette Blutanalyse (einschließlich Leber-, Herz- und Nieren-Funktions-Tests)
- Der Blut-PTH-Test hilft bei der Bestimmung, ob zu viel Vitamin D3 genommen wird. Der Serum-Kalzium-Test ist oft Standard, gibt jedoch nicht den exakten Kalzium-Status an.

Umfassende Nährstoffunterstützung

Bei der konventionellen Therapie verbraucht der Organismus große Mengen an Antioxidantien. Der Körper wirft gewissermaßen alles in die Schlacht gegen den Tumor, öffnet damit aber auch gleichzeitig Tür und Tor für Erkrankungen an anderer (ungeschützter) Stelle. Daher gilt es, einem Auszehrungszustand frühzeitig durch die konsequente Zufuhr von dringend benötigten Antioxidantien zu begegnen.

Basismikronährstoffe | Es werden diverse Basismikronährstoffe auf dem Markt angeboten. Als ausreichend dosiert kann man derzeit allerdings nur die Präparate bezeichnen, die aus den USA kommen. Ausnahmen bilden hier (verschreibungspflichtige) Nährstoffe, die in Deutschland als Medikamente gelten.

Kräutermischungen | Gute Kräutermischungen enthalten eine ausgewogene Mischung aufbauender Heilkräuter, die katabolen Zuständen entgegenwirken können. Empfohlen wird meist ein Eßlöffel frühmorgens.

Selen | Selen ist ein wertvoller Bestandteil des komplexen Zellschutzsystems. Empfohlen werden 2 x 200 mcg täglich. Beachtenswert ist, daß der Mineralstoff möglichst in seinen verschiedenen Varianten eingenommen werden sollte (Sodiumselenat, Selenmethionin, Selendiglutathion).

Soja-Extrakte | Ob Sie das ursprüngliche (gemahlene) Soja in Puderform oder das Wirkstoffkonzentrat Genistein in Tablettenform bevorzugen, ist unwichtig. Empfohlen werden zwei gehäufte Eßlöffel des Puders (etwa 20 g) oder etwa 20 Tabletten des Wirkstoffextrakts.

■ *Achtung:* **Patienten, die einer Bestrahlungstherapie unterzogen werden, sollten Soja oder andere Produkte, die Genistein enthalten, eine Woche vor und während der Dauer der Bestrahlungs-Therapie vermeiden. Soja kann nämlich die durch die Bestrahlung herbeigeführte Vernichtung der Krebszellen verlangsamen.**

Grüner Tee | Grüner Tee enthält antikanzerogene Wirkstoffe. Ob man den Tee in seiner natürlichen Form oder als (meist entkoffeiniertes) Wirkstoffextrakt in Kapselform zuführt, ist eher eine Frage der Bequemlichkeit. Man muß unter Umständen viel Tee trinken, um auf die empfohlene Dosierung von 4 bis 10 Kapseln des Extrakts pro Tag zu kommen.

Coenzym Q10 | Es wird zunehmend auch von konventionellen Kliniken bei der Krebstherapie eingesetzt. Von guten Erfahrungen wurde etwa im Zusammenhang mit Brustkrebs berichtet (etwa 400 mg täglich). Nach derzeitigem Kenntnisstand wird Coenzym Q 10 zusammen mit bestimmten Fetten erheblich besser verwertet. Mit Öl angereicherte Kapseln sind daher zu bevorzugen. Man empfiehlt 200 bis 400 mg früh am Morgen.

Knoblauch | Auch der gute alte Knoblauch erlebt gegenwärtig eine wissenschaftlich abgesicherte Renaissance. Allerdings ist nicht jede Knoblauchsorte gleichermaßen gut geeignet. In der Literatur wird immer wieder die Sorte Kyolic empfohlen (etwa 2 g mit den Mahlzeiten). Dabei handelt es sich um eine gereifte Knoblauchform, die als geruchlos gilt. Manche Wissenschaftler wollen sogar festgestellt haben, daß Knoblauchextrakt der natürlichen Zwiebel überlegen ist.

Essentielle Fettsäuren | Hierbei geht es um die Fraktion der sogenannten Omega-3-Fettsäuren in Fischöl, genauer: die Eicosapentaen- und die Docosahexaensäure, kurz EPS bzw. DHS. Eine Dosisempfehlung ist heikel, da nicht jeder die empfohlenen Mengen verträgt. Als ideal gelten um die 9 g EPA/DHA täglich.

➔ *Literaturempfehlung: Hermann Ehmann, Lachsöl, Lebensbaum-Verlag 1998.*

Vitamin C | Über die erstaunlichen Wirkungen dieses „Allerwelt-Vitamins“ wurden ganze Bücher gefüllt. Klar wurde dabei, daß ein wirksamer Effekt nur bei sehr konsequenter Einnahme und hohen Dosierungen zu erwarten ist. Als individueller Maßstab gilt die „Stuhlgangstoleranz“, also jene Menge, bei der der Stuhl anfängt, weich zu werden. Bei gesunden Personen liegt die Stuhlgangstoleranz zwischen 5 bis 15 g täglich. Gesundheitliche Krisensituationen können diese Toleranz auf 100 bis 200 g (!) täglich verändern. Verständlicherweise ist bei derartigen Mengen die Qualität (pharmazeutische Reinheit) des Vitamin C von Bedeutung. Darüber hinaus kann Vitamin C wegen seiner Säure in diesen Mengen nicht mehr ungepuffert zugeführt werden – das macht kein Magen mit. Hier bieten sich verschiedene Qualitäten gepufferter hochwertiger Ascorbinsäure-Produkte an.

■ *Wichtig:* **Beachten Sie die Einnahmezeiten, da Vitamin C im Körper schnell (binnen einiger Stunden) abgebaut wird. Man rät daher, die verträgliche Dosierung über den Tag zu verteilen.**

Phytonährstoffe | Die Eigenschaften vieler Phytonährstoffe (auch sekundäre Pflanzeninhaltsstoffe genannt) werden allmählich auch von der konventionellen Medizin akzeptiert. Sicherlich geht nichts über 400 g frisches Gemüse/Obst pro Tag, aber wer mit der regelmäßigen Zufuhr Probleme hat, sollte zumindest täglich einen oder zwei Eßlöffel eines guten Phyto-Extraktes zu sich nehmen.

Carnitin | Carnitin gehört als „Fettsäureschlepper" zu den anabol wirksamen Substanzen und sollte daher in einer aufbauenden Therapie nicht fehlen. Empfohlen werden etwa 2,5 bis 3 g täglich (möglichst morgens).

Die Immunfunktionen gezielt stärken

Eine weitere Stärkung des Immunsystems kann teilweise recht kostspielig werden. Folgende Mittel können dazu beitragen, das Immunsystem gezielt zu stärken:

Thymusextrakte | Es werden Kombinationspräparate aus Thymus, Lymphe, Milz, Echinacea und anderen Substanzen angeboten. Empfohlen werden um die 1.000 bis 1.600 mg täglich. Manche Ärzte berichten von erstaunlichen Besserungen, wenn das Extrakt mit DHEA kombiniert wird. Um die Thymusdrüse wieder „auf Vordermann" zu bringen, wendet man neuerdings gefrorene Thymushormone (aus Kanada importiert) an. Diese sind in der gefrorenen Form in Deutschland allerdings nicht erhältlich.

Isoprinosin* | Eine Alternative stellt die Einnahme des Medikaments Isoprinosin dar, das der Arzt verschreiben muß.

■ *Hinweis:* **Diese Mittel wirken übrigens besser (und kosten auch weniger), wenn sie zyklisch eingesetzt werden. Das heißt: Nach einer zweimonatigen Einnahme sollte eine ebenso lange Pause erfolgen. Der Erfolg kann mittels Blutanalysen überprüft werden.**

Procain (KH3) | Zwar sind die genauen Wirkungen dieser Substanz noch nicht komplett erforscht, aber der gesundheitliche Effekt scheint klar. Die Fachliteratur empfiehlt täglich ein bis zwei Tabletten des in jeder Apotheke frei verkäuflichen KH3: je eine Tablette morgens auf leeren Magen und ein bis zwei Tabletten am Nachmittag auf leeren Magen. Ziel ist es, die schädigende Kortisol-Wirkung zu unterdrücken. Krebs-Patienten haben normalerweise erhöhte Kortisol-Werte, die wiederum die Immunfunktion unterdrücken können.

DHEA | Auch DHEA kann die Kortisol-Werte senken. Darüber hinaus vermag es die Immunfunktion über andere Mechanismen zu stärken. Manche Ärzte verschreiben mindestens 25 mg DHEA pro Tag (für männliche Patienten) bzw. mindestens 15 mg pro Tag (für weibliche Patienten). Regelmäßige DHEA-S-, Immun- und/oder Tumormarker-Tests geben Aufschluß über die Wirksamkeit.

Melatonin | Dieses Hormon greift unter anderem in die zirkadiane Rhythmik ein, das heißt, es reguliert die Ruhe- und Wachperioden des Organismus. Darüber hinaus ist es ein hervorragendes Antioxidans. Bei einer Krebserkrankung sollte es jede Nacht in Dosierungen von 10 bis 50 mg eingenommen werden – möglichst kurz vor dem Zubettgehen, da seine Wirkung unter anderem darin besteht, den Körper auf den Schlaf vorzubereiten. Melatonin stärkt die Immunfunktion über verschiedene Stoffwechselwege. Gleichzeitig übt es einen hemmenden Effekt auf die Ausdehnung der Krebszellen aus und ist behilflich bei deren Umwandlung von Krebszellen in normale Zellen.

> **Diverse Studien dokumentieren, daß niedrige Mengen Interleukin-2 oder Interferon in Kombination mit einer hohen Dosierung Melatonin (10 bis 50 mg jede Nacht) selbst noch bei fortgeschrittenen Krebsarten helfen können.**

Interleukin-2 wird in einer Dosierung von drei Millionen Einheiten für eine Dauer von sechs Wochen verabreicht (subkutan injiziert) – an sechs von sieben Tagen.

Interferon (Alpha- und Gamma-Interferon) | Einen Monat später beginnt man für sechs Wochen mit einer Dosierung von

100.000 bis 300.000 Einheiten Interferon (subkutan injiziert) – ebenfalls nur an sechs von sieben Tagen. Subkutane Injektionen können übrigens zu Hause selbst verabreicht werden.

- *Achtung:* **Brustkrebs-Patientinnen sollten Interleukin-2 (IL-2) nicht verwenden. Während eine niedrige Dosis IL-2 und eine hohe Dosis Melatonin sich als wirksam gegen viele Krebsarten erwiesen haben, könnte Interleukin-2 die Brustkrebs-Zellteilung fördern. Es wird daher geraten, es bei der Einnahme von 10 bis 40 mg Melatonin zu belassen (siehe auch den Artikel *Brustkrebs* auf Seite 96).**

Die Hinweise in diesem Kapitel sind natürlich den Ergebnissen der Immunzell-Tests oder dem CA-Profil entsprechend anzupassen. Sollten beispielsweise zu viele T-Unterdrücker-Zellen vorhanden sein, können 800 mg des Arzneimittels *Tagamet* möglicherweise Abhilfe schaffen. Bei Krebspatienten sind oft zu viele T-Unterdrücker-Zellen vorhanden, was die Immunreaktion gegen Krebs behindert.

Verhinderung der Ausbreitung von Krebszellen

Wasserlösliches Vitamin A | Eine sinnvolle Dosierung ist 100.000 bis 300.000 IU pro Tag über mehrere Monate. Bei einer derart hohen Dosierung sind monatliche Bluttests nötig, um festzustellen, ob diese Menge vertragen wird.

Melatonin | Wie bereits dargelegt, stärkt es einerseits die Immunfunktion, andererseits hemmt es aber auch ebenso die Krebszellen-Ausbreitung.

Umwandlung von Krebszellen in normale Zellen

Krebszellen sind anormale, transformierte Zellen, die sich schneller vermehren als normale Zellen. Die wuchernde Vermehrung ist es, die letztendlich den Patienten tötet. Leider kann man diese Wucherungen nicht immer komplett mit dem Skalpell entfernen.

Die teilweise bereits erwähnten Mikronährstoffe können nach neuesten Erkenntnissen erheblich zur Umwandlung von Krebszellen in normale Zellen beitragen.

Phytochemikalien | Die zugeführten Nährstoffe sollten genügend Betakaroten und Phytochemikalien enthalten. Vor allem die in Frischfrüchten und Gemüse enthaltenen Phytochemikalien tragen erheblich zur Umwandlung der Krebszellen in normale bei.

Melatonin | Neben den bereits erwähnten Funktionen soll Melatonin auch an der Umwandlung von Krebszellen beteiligt sein.

Vitamin D3 und seine Analoge | Hierbei handelt es sich möglicherweise um die wirksamste Therapie zur Krebszellen-Umwandlung. Vitamin D3 kann jedoch einen zu hohen Kalzium-Spiegel im Blut nach sich ziehen. Daher wird empfohlen, das Vitamin auf leeren Magen zusammen mit essentiellen Fettsäuren einzunehmen. Ein täglicher Dosierungsbereich von 4.000 bis 6.000 IU wird empfohlen. Erhöhen Sie die Menge, wenn die Bluttests zeigen, daß die Kalzium-Werte nicht beeinflußt und die Schilddrüsenhormon-(PHT)-Werte nicht unterdrückt werden. Reduzieren oder setzen Sie die Vitamin D3-Ergänzung ab, wenn Hyperkalziämie (zu hoher Kalziumspiegel) auftritt.

Metastasen vorbeugen

Modifiziertes Zitrus-Pektin dämmt die Metastasierung von Krebszellen ein. Empfohlene Dosierung dieses nahezu geschmacklosen Pulvers: 15 Gramm pro Tag.

Kritischer Patient oder schicksalsergeben?

Sicherlich ist es für den betroffenen Patienten nicht einfach, die Therapie seines behandelnden Arztes zu hinterfragen, um gegebenenfalls mit eigenen Vorschlägen aufzuwarten. Aber nicht nur in diesem Bereich zeigt sich, daß es vor allem der aktiven Haltung des Patienten zu verdanken ist, wenn der Gesundungsprozeß positiv verläuft. Patienten, die sich allzu passiv ihrem „Schicksal" ergeben, mögen zwar sehr bequem für den klinischen Betrieb sein, sind jedoch gleichzeitig potentielle Todeskandidaten.

Im günstigsten Fall wird der Arzt auf Anregungen des Patienten willig eingehen – vor allem dort, wo die konventionelle Medizin an ihre Grenzen stößt. Hier begibt sich der Arzt auf unbekanntes Gelände und riskiert viel Ärger, wenn er von sich aus mit nicht allgemein anerkannten Methoden therapiert. Es gehört daher Fingerspitzengefühl auch seitens des Patienten dazu, um zu erkennen, daß der Arzt gewisse Therapien möglicherweise gar nicht vorschlagen darf. Normalerweise kann der Arzt es jedoch nicht verhindern, wenn der Patient von sich aus aktiv wird – und oftmals will er es auch gar nicht verhindern.

Quellen:

* T-cell adjuvants. International Journal ImmunoPharmacology 16 (9): 703-710, 1994
* Therapy of secondary t-cell immunodeficiencies with biological substances and drugs. Med. Oncol. Tumor Pharmacother; 6 (1): 11-17, 1989
* Immunological effects of isoprinosine as a pulse immunotherapy in melanoma and arc patients. Cancer Detect. Prev. Supplement 1: 457-462, 1987
* Isoprinosine as an immunopotentiator in an animal model of human osteosarcoma. International Journal ImmunoPharmacology 3 (4): 383-389, 1981
* Immune effects of preoperative immunotherapy with high-dose subcutaneous interleukin-2 versus neuroimmunotherapy with low-dose interleukin-2 plus the neurohormone melatonin in gastrointestinal tract tumor patiens. Journal Biol. Regul. Homeost. Agents; 9 (1): 31-33, 1995
* The immunoneuroendocrine role of melatonin. Journal Pineal. Res. 14 (1): 1-10, 1993
* Endocrine and immune effects of melatonin therapy in metastatic cancer patients. European Journal Cancer Clinical Oncol. 25 (5): 789-795, 1989
* Potential of tyrosine kinase receptors as therapeutic targets in cancer. Cancer Therapy in the Twenty-First Century, Vol. 1, 49-81, 1994
* In vitro inhibition of proliferation of MDA-MB-435 human breast cancer cells by combinations of tocotrientols and flavonoids (Meeting abstract). Faseb. Journal 9 (4): A868, 1995
* Effects of tyrosine kinase inhibitors on the proliferation of human breast cancer cell lines and proteins important in the ras signaling pathway. International Journal Cancer; 65 (2): 186-191, 1996
* Reversal of multidrug resistance in vivo by dietary administration of the phytochemical indole-23-carbinol. Cancer res. 56 (3): 574-581, 1996
* Differential sensitivity of human prostatic cancer cell lines to the effects of protein kinase and phosphatase inhibitors. Cancer Letter 98 (1): 103-110, 1995
* Growth regulation of the human papillary thyroid cancer cell line by protein tyrosine kinase and cAMP-dependent protein kinase. Endocr. Journal 41 (4): 399-407, 1994
* The effects of different combinations of flavonoids on the proliferation of MDA-MB-435 human breast cancer cells (Meeting abstract). Proc. Annu. Meet. American Assoc. Cancer Res. 36: A3538, 1995
* Preferential requirement for protein tyrosine phosphatase activity in the 12-O-tetradecanoylphorbol-13-acetate-induced differentiation of human colon cancer cells. Biochem Pharmacol; 50 (8): 1217-1222, 1995
* Bioactive organosulfur phytochemicals in Brassica oleracea vegetables — a review. Food

Chem. Toxicology 33 (6): 537-543, 1995
* [Growth and invasion of differentiated thyroid gland carcinoma. importance of signal transduction] Langenbecks Arch. Chir. 380 (2): 96-101, 1995
* Nerve growth factor stimulates clonal growth of human lung cancer cell lines and a human glioblastoma cell line expressing high-affinity nerve growth factor binding sites involving tyrosine kinase signaling. Cancer Res. 55 (10): 2212-2219, 1995
* Evaluation of the biochemical targets of genistein in tumor cells. Journal Nutrition 125 (3 Supplement): 784-789, 1995
* In vitro hormonal effects of soybean isoflavones. Journal Nutrition 125 (3 Supplement): 751-756, 1995
* Resistance of melanoma cell lines to interferons correlates with reduction of IFN-induced tyrosine phosphorylation. Induction of the anti-viral state by IFN is prevented by tyrosine kinase inhibitors. Journal Immunol. 154 (5): 2248-2256, 1995
* Biotherapy of B-cell precursor leukemia by targeting genistein to CD19-associated tyrosine kinases. Science; 267 (5199): 886-891, 1995
* Genistein inhibits the growth of prostate cancer cells. What is the mechanism? Proc. Annu. Meet. American Assoc. Cancer Res. 36: A2310, 1995
* Growth-inhibitory effects of the natural phyto-oestrogen genistein in MCF-7 human breast cancer cells. European Journal Cancer; 30A (11): 1675-1682, 1994
* Natural flavonoids and lignans are potent cytostatic agents against human leukemic HL-60 cells. Life Science 55 (13): 1061-9, 1994
* The natural tyrosine kinase inhibitor genistein produces cell cycle arrest and apoptosis in Jurkat T-leukemia cells. Leuk. Res. 18 (6): 431-439, 1994
* Selective responsiveness of human breast cancer cells to indole-3-carbinol, a chemopreventive agent. Journal Nat. Cancer Inst. 86 (2): 126-131, 1994
* Genistein is an effective stimulator of sex hormone-binding globulin production in hepatocarcinoma human liver cancer cells and suppresses proliferation of these cells in culture. Steroids; 58 (7): 301-304, 1993
* Lycopene is a more potent inhibitor of human cancer cell proliferation than either alpha-carotene or beta-carotene. Nutrition Cancer; 24 (3): 257-266, 1995
* Inhibitory effect of 220-oxa-1,25 dihydroxyvitamin D3 on the proliferation of pancreatic cancer cell lines. Gastroenterology; 110 (5): 1605-1613, 1996
* Antiproliferate responses to two human colon cancer cell lines to vitamin D3 are differently modified by 9-cis-retinoic acid. Cancer Res. 56 (3): 623-632, 1996
* Vitamin D: a modulator of cell proliferation and differentiation. Journal Steroid Biochem. Mol. Biol. 37 (6): 873-876, 1990
* Preferential cytotoxicity on tumor cells by caffeic acid phenethyl ester isolated from propolis. Experientia (Switzerland), 1988, 44/3, 230-232
* Effect of caffeic acid esters on carcinogen-induced mutagenicity and human colon adenocarcinoma cell growth. Chem.-Biol. Interact. (Ireland), 1992, 84/3, 277-290

Quellenausdruck: 17 Seiten

Therapieplan nach Dr. S. G. Jensen

Basierend auf den gegenwärtigen Kenntnissen über Mikronährstoffe (siehe oben) suchte der französische Arzt Dr. S. G. Jensen nach einer möglichst allumfassenden Supplementierung bei Krebs.

Da die bisherigen Versuche mit dem Therapieplan nach Jensen sehr hoffnungvoll stimmen, soll er hier kurz erläutert werden:

Dr. Jensen ging davon aus, daß die Wissenschaft bisher nur einige (aber keineswegs alle!) Stoffe kennt, die bei schweren Systemerkrankungen wie Krebs helfen können. Seine Hoffnung war es daher, Nährstoffe zu finden, die möglichst viele wertvolle Substanzen in gebündelter Form enthalten. Gemeinsam mit einem Meeresbiologen entdeckte er eine ganz bestimmte Algenform, deren Zusammensetzung noch der „Urform" entspricht. Es wurden Wirkstoffe darin nachgewiesen, die es in heutigen Lebensmitteln nicht (mehr) gibt. Diese Alge wurde zur Grundlage eines Therapieplans, der folgendermaßen aussieht:

- Tiefseealgen
- Coenzym Q 10
- Kupfer
- Mexikanische Jamswurzel
- Heilbuttextrakt
- Zink
- Haifischknorpel-Extrakt
- Basisnährstoffe
- Vitamin-B-Komplex
- Knoblauch
- Vitamin D_2
- Vitamin D_3

Die individuelle Dosierung läßt sich durch einen ganz einfach durchzuführenden Speicheltest (siehe Anhang) herausfinden und sollte mit einem Onkologen abgestimmt werden, der mögliche Erfolge durch entsprechende Analysen festhält. Das Therapieziel ist das Erreichen eines Speichel-pH-Wertes von 7,4.

Spezialnährstoffe bei Chemotherapie

Die Chemotherapie ist – vereinfacht ausgedrückt – nichts anderes als das Einführen von Freien Radikalen in den Organismus, die das Geschwür attackieren sollen. Gleichzeitig wird damit aber auch gesundes Gewebe in Mitleidenschaft gezogen. Hier hat sich gezeigt, daß Coenzym Q10 und Vitamin E vor den oft sehr heftigen Nebenwirkungen einer Chemotherapie zu schützen vermögen. Die mit einer Chemotherapie häufig einhergehende Unterdrückung des Immunsystems kann durch Melatonin gemildert werden.

Quellen:

* [Effect of biological membrane stabilizing drugs (coenzyme Q 10, dextran sulfate and reduced glutathione) on adriamycin (docorubicin)-induced toxicity and microsomal lipid peroxidation in mice] Gan To Kagaku Ryoho. 1996 Januar 23 (1), 93-98
* Coenzyme Q 10, plasma membrane oxidase and growth control. Mol. Aspects Med. 1994, 15 Supplement P 1-11
* Protective effects of various drugs on adriamycin (doxorubicin)-induced toxicity and microsomal lipid peroxidation in mice and rats. Biol. Pharm. Bulletin 1993 November 16(11), 1114-1117
* Tissue concentration of doxorubicin (adriamycin) in mouse pretreated with alpha-tocopherol or coenzyme Q 10. Acta Med. Okayama, 1991 Juni 45 (3), 195-199
* [Electrocardiogram analysis of adriamycin cardiotoxicity in 160 cases] Chung Hua Chung Liu Tsa Chih, 1991 Januar 13 (1), 71-73
* Adriamycin-Fe3+-induced mitochondrial protein damage with lipid peroxidation. Biol. Pharm. Bulletin 1995 April 18 (4), 514-517
* Effect of antioxidants on adriamycin-induced microsomal lipid peroxidation. Biol. Trace Elem. Res. 1995 Januar-März 47 (1-3), 111-116
* Alpha tocopherol improves focal glomerulosclerosis in rats with adriamycin-induced progressive renal failure. Nephron. 1994, 68 (3), 347-352
* Adriamycin-induced oxidative stress in rat central nervous system. Biochem. Mol. Biol. International 1993 April 29 (5), 807-820
* [Cardioprotection in chemo- and radiotherapy for malignant diseases — an echocardiographic pilot study] Schweizerische Rundsch. Med. Prax. 1995 Oktober 24, 84 (43), 1220-1223
* Randomised comparison of fluorouracil, epidoxorubicin and methotrexate (FEMTX) plus supportive care with supportive care alone in patients with non-resectable gastric cancer. British Journal Cancer, 1995 März 71 (3), 587-591
* Enhancement of the antineoplastic effect of anticarcinogens on benzo[a]pyrene-treated Wistar rats, in relation to their number and biological activity. Cancer Letter 1994 Juli 29, 82(2), 153-165
* Critical reappraisal of vitamins and trace minerals in nutritional support of cancer patients.Support Care Cancer, 1993 November 1 (6), 295-297
* The effects of chemotherapy including cisplatin on vitamin D metabolism. Endocr. Journal 1993 Dezember 40 (6), 737-742
* Vitamin A, a useful biochemical modulator capable of preventing intestinal damage during methotrexate treatment. Pharmacology Toxicology 1993 August 73 (2), 69-74
* Chemotherapy-induced alopecia: new developments. South Med. Journal 1993 Mai, 86 (5), 489-496
* Vitamin E enhances the chemotherapeutic effects of adriamycin on humanprostatic carcinoma cells in vitro. Journal Urol. (Baltimore) (USA), 1986, 136/2, 529-531
* Hematological aspects of vitamin E, continued. Adriamycin cardiotoxicity amelioration by alpha-tocopherol. American Journal Pediatr. Hematol. Oncol. (USA), 1979, 1/2, 151-153
* Treatment of cancer-related thrombocytopenia by low-dose subcutaneous Interleukin-2 plus the pineal hormone melatonin: A biological phase II study. Journal of Biological Regulators and Homeostatic Agents (Italy), 1995, 9/2, 52-54

* Type 2 Th cells as target of the circadian melatonin signal: Relevance in local immunity. Regional Immunology (USA), 1995, 6/5-6, 350-354
* Hematopoietic rescue via T-cell-dependent, endogenous granulocyte-macrophage colony-stimulating factor induced by the pineal neurohormone melatonin in tumor-bearing mice. Cancer Res. (USA), 1994, 54/9, 2429-2432
* Randomized study with the pineal hormone melatonin versus supportive care alone in advanced nonsmall cell lung cancer resistant to a first-line chemotherapy containing cisplatin. Oncology (Switzerland) (Switzerland), 1992, 49/5, 336-339
* Preliminary studies on melatonin in the treatment of myelodysplastic syndromes following cancer chemotherapy. Journal Pineal Res. (Denmark), 1990, 8/4, 347-354
* Melatonin increase as predictor for tumor objective response to chemotherapy in advanced cancer patients. Tumori (Italy), 1988, 74/3, 339-345

Quellenausdruck: 10 Seiten

Spezialnährstoffe bei Bestrahlung

Manchmal ist der Beschuß eines Geschwürs mit aggressiver Strahlung die einzige Möglichkeit, einen Tumor zu beseitigen. Zwar wurde die Behandlung im Lauf der Jahre immer exakter, aber noch immer kann die Bestrahlung sehr viele gesunde Zellen mitzerstören. Ideal wäre es demnach, das umgebende gesunde Gewebe bzw. den gesamten Organismus gegen die Strahlung zu schützen und zu stärken. Im Folgenden stellen wir einige wichtige Substanzen vor:

Taurin | Da die Konzentration dieser Aminosäure im Körper eines bestrahlten Patienten erheblich zurückgeht, ist laut Expertenansicht eine Ergänzung mit etwa 2 g täglich über mehrere Wochen dringend zu empfehlen.

Ginseng | Als man bestrahlten Tieren das altbekannte Ginseng verabreichte, überlebten in der Ginseng-Gruppe erheblich mehr Tiere als in der Gruppe, die kein Ginseng erhielt. Vorsorglich empfiehlt man strahlenbehandelten Patienten die Einnahme von zwei bis vier Kapseln Ginseng täglich.

Haifischleberöl | Der standardisierte Wirkstoff (Alkylglycerol) scheint Immunschäden aufzufangen und Gewebeschäden durch Bestrahlung zu verhindern. Man rät daher zu etwa 1.200 mg standardisiertem Haifischleberöl täglich über einen Zeitraum von 30 Tagen. Länger sollte man die Einnahme nicht fortsetzen.

■ *Wichtig:* **Basismikronährstoffe reduzieren zwar die gesundheitlichen Schäden, die durch Freie Radikale**

verursacht werden, aber man geht derzeit davon aus, daß während der Bestrahlungszeit keine zusätzlichen Antioxidantien eingenommen werden sollten, um den maximalen Effekt der Bestrahlung nicht einzuschränken. Dasselbe gilt für Soja: Die Einnahme wird dringend als begleitende Krebstherapie empfohlen, aber nicht während einer Bestrahlung. Es scheint angebracht, die Zufuhr von Soja eine Woche vor einer Bestrahlung abzusetzen; nach der Strahlenbehandlung kann man mit der Einnahme wieder fortfahren.

Quellen:

* Taurine deficiency after intensive chemotherapy and/or radiation. American Journal Clinical Nutrition 55 (3): 708-711, 1992
* Effect of glutaurine and its derivatives and their combinations with radiation protective substances upon irradiated mice. Acta Radiol. Oncol. Radiat. Phys. Biol. 20 (5): 319-324, 1981
* [Effect of mixed gamma-neutron irradiation on taurine penetration through cellular membranes of rat peripheral blood leukocytes] Res. Inst. Biology and Biophysics, V. V. Kuibyshev Tomsk State Univ., Tomsk, USSR
* [Sources of taurine hyperexcretion in irradiated rats] Radiobiologiia; 20 (3): 455-459, 1980
* [Taurine and sh-group content in the platelets of irradiated rats] Radiobiologiia; 18 (2): 271-274
* Biological effects of Alkylglycerols. Prog. Biochem. Pharmacology 22: 48-57, 1988, (37 Refs)
* Effect of alkoxyglycerols on the frequency of injuries following radiation therapy for carcinoma of the uterine cervix. Acta Obstet Gynecol. Scand. 56 (4): 441-448, 1977
* In vivo radioprotective activity of Panax ginseng and diethyldithiocarbamate. In Vivo; 7 (5): 467-470, 1993
* Inhibition of mutagenesis and transformation by root extracts of panax ginseng in vitro. Planta Med. 57 (2): 125-128, 1991
* Restoration of radiation injury by ginseng.li. Some properties of the radioprotective substances. Journal Radiat. Res. (Tokyo); 22 (3): 336-343
* Restoration of radiation injury by ginseng. Responses of x-irradiated mice to ginseng extract. Journal Radiat. Res. (Tokyo); 22 (3): 323-335
* [Substances stimulating recovery from radiation injury] Radioisotopes. 27 (11): 666-675, 1978
* Acemannan Immunostimulant in combination with surgery and radiation therapy on spontaneous canine and felile fibrosarcomas. Journal American Anim. Hosp. Assoc. 31 (5): 439-447, 1995
* Acemannan-containing wound dressing gel reduces radiation-induced skin reaction in C3H mice. International Journal Radiat. Oncol. Biol. Phys. 32 (4): 1047-1052, 1995

Quellenausdruck: 6 Seiten

Spezialnährstoffe für die Krebs-Operation

Nach einem operativen Eingriff überleben meist noch einige bösartige Zellen, und nur ein starkes Immunsystem kann ihnen Herr werden. Eine Studie in Deutschland kam vor einigen Jahren zu dem Ergebnis, daß die Überlebenschancen mit oder ohne Operation in etwa gleich sind. Patienten, die die Operation verweigert hatten, lebten meist genauso lange.

Allerdings ist die Erfolgschance bzw. Notwendigkeit im speziellen Fall für einen Laien nur schwer zu beurteilen, denn viele Krebsformen müssen operativ entfernt werden.

Quellen:

* Interleukin 2 treatment in colorectal cancer: current results and future prospects. European Journal Surg. Oncol. 20 (6): 622-629, 1994
* Perioperative immunomodulation in cancer surgery. American Journal Surg. 167 (1): 174-179, 1994
* Immune defects in patients with head and neck cancer. Anticancer Res. 13 (6B): 2507-2519, 1993
* Effects of alprazolam on cellular immune response to surgical stress in mice. Cancer Letter 73 (2-3): 155-160, 1993
* Morphine attenuates surgery-induces enhancement of metastatic colonization in rats. Pain 54 (1): 21-28, 1993
* Narcotic-induced suppression of natural killer cell activity in ventilated and nonventilated rats. Clinical Immunol. Immunopathol. 64 (2): 173-176, 1992
* The impact of surgery on natural killer cell cytotoxicity and tumor metastasis in rats. Diss. Abstr. International [B]; 53 (4): 1776, 1992
* Altered lymphocyte subsets and natural killer cells of patients with obstructive jaundice in perioperative period. Journal Tongji. Med. Univ. 11 (3): 145-149, 1991
* Hierarchical immunosuppression of regional lymph nodes in patients with head and neck squamous cell carcinoma. Otolaryngol. Head Neck. Surg.; 105 (4): 517-527, 1991
* Effects of alprazolam on t-cell immunosuppressive response to surgical stress in mice. Cancer Letter 58 (3): 183-187, 1991
* Blood transfusion and survival after laryngectomy for laryngeal carcinoma. Journal Laryngol. Otol. 105 (4): 293-294, 1991
* [The effect of surgical intervention on the state of the immune system in brain tumors] Klin. Khir. (12): 4-6, 1990
* [Dynamics of various indicators of immunity in relation to the type of anesthesia during surgical treatment of patients with lung cancer after irradiation] Vestn. Khir. Greek; 145 (8): 99-102, 1990
* Mechanism of surgical stress impairment of murine natural killer cell cytotoxicity. Diss. Abstr. International [B]; 51 (6): 2809, 1990
* Highly immunogenic regressor tumor cells can prevent development of postsurgical tumor immunity. Cell. Immunol. 119 (1): 101-113, 1989
* General concepts in cancer treatment. Surgical Oncology: A European Handbook, 121-305, 1989

* Effects of low dose perioperative interferon on the surgically induced suppression of antitumour immune responses. British Journal Surg. 75 (10): 976-981; 1988
* Lymphocyte subsets, natural killer cytotoxicity, and perioperative blood transfusion for elective colorectal cancer surgery. Cancer Detect. Prev. Supplement 1: 571-576, 1987
* Effect of surgical stress on murine natural killer cell cytotoxicity. Journal Immunol. 138 (1): 171-178, 1987
* Immune suppression: therapeutic alterations. Principles of Cancer Biotherapy, 93-162, 1987
* Suppression of natural killer cell activity by surgical stress in cancer patients and the underlying mechanisms. Acta Med. Okayama; 40 (2): 113-119, 1986
* Surgical stress-mediated suppression of murine natural killer cell cytotoxicity. Cancer Res. 44 (9): 3888-3891, 1984
* Surgery, trauma and immune suppression. Evolving the mechanism. Ann. Surg. 197 (4): 434-438, 1983
* Surgical essentials in the care of the elderly cancer patient. Aging; 24: 57-61, 1983
* [Postoperative treatment of malignant brain tumors with acnu and psk-particularly immunological follow-up research] Gan To Kagaku Ryoho; 9 (6): 1081-1090, 1982
* Principles of pathology in surgery. Principles of Pathology in Surgery, 453 pp., 1980
* Small cell carcinoma of the lung. Ann. Thorac. Surgery, 30 (6): 602-610, 1980
* Cancer and immunocompetence. Acta Chir. Scand. Supplement (498): 146-150, 1980
* Alteration of lymphocyte function due to anesthesia: in vivo and in vitro suppression of mitogen-induced blastogenesis by sodium pentobarbital. Surgery; 87 (5): 573-580, 1980
* A mechanism of suppression of antitumor immunity (lai reactivity) by surgery. Cancer Immunol. Immunother. 7 (4): 263-269, 1980
* [The state of immune responsiveness in various course of stomach cancer] Vopr. Onkol. 23 (4): 72-76, 1977
* Effects of operation on immune response in cancer patients: sequential evaluation of in vitro lymphocyte function. Surgery. 79 (1): 46-51, 1976
* [Surgery, hormone therapy, and irradiation in a patient with metastasizing mammary carcinoma] Forschr. Med. 92 (14): 615-616, 1974
* Renal impairment associated with the pre-operative administration of recombinant inerleukin-2. Clinical Science (Colch); 87 (5): 513-518, 1994

Quellenausdruck: 16 Seiten

Lateralsklerose, amyotrophische

Hierbei handelt es sich um eine Erkrankung, bei der bestimmte Muskeln ausfallen. Bei der Amyotrophischen Lateralsklerose (kurz „ALS“) kommt es zu einem Zusammenbruch der Nervenzellen, die vom Gehirn und vom Rückenmark zu den Muskeln führen. Die Folge ist ein zunehmender Muskelschwund, der binnen kurzer Zeit zum Tode führt, weil auch die Atemmuskeln in Mitleidenschaft gezogen werden.

Bislang gibt es noch keine anerkannte Heilmethode zur Behandlung von ALS, aber ein besseres Verständnis für den Ablauf der Zellzerstörung ermöglicht unter Umständen eine Verlangsamung der Krankheitsprozesse. Leider liegt hier gegenwärtig nur wenig praktische Erfahrung vor.

Carnitin | Wichtig zu wissen ist, daß die Degeneration der Myelinscheiden eine Schädigung der Nervenzellen nach sich zieht. Diese Myelinscheiden schützen die Signalbahnen und bestehen aus speziellen Fettschichten. Da die körpereigene Aminosäure Carnitin bisher bei weitgestreuten Nervenerkrankungen die bemerkenswerte Fähigkeit entwickelte, Nervenzellen zu schützen, empfiehlt man ALS-Patienten, täglich 3.000 mg Carnitin einzunehmen. Die Zufuhr von Omega-3- und Omega-6-Fettsäuren, wie sie vor allem in fetten Kaltwasserfischen (Lachs, Makrele, Hering) oder in Fischöl enthalten sind, kann hilfreich sein, um die Isolier-Funktion der Myelinscheiden aufrecht zu erhalten.

Pregnenolon und DHEA | Da beide Stoffe wichtige Rollen bei der Regulierung der Nervenfunktionen spielen, sollte eine Zufuhr von 3 x 50 mg Pregnenolon und/oder 3 x 25 mg DHEA erwogen werden. Gelegentlich wird „ALS"-Patienten zusätzlich 10 bis 20 mg Hydergin*, 40 mg Vinpocetin und Wachstumshormon zugeführt. Als Schutz gegen Atmungsdefekte werden 600 mg Cystein und 1.000 mg Vitamin C empfohlen.

Magnesium | Da Freie Radikale im „ALS"-Krankheitsprozeß eine wichtige Rolle zu spielen scheinen, sollten sich alle Maßnahmen auf die Zufuhr eines potenten Basisnährstoffs konzentrieren. Obgleich gute Basisnährstoffe zwar ohnehin Magnesium enthalten, wird eine zusätzliche Zufuhr von etwa 500 mg täglich angeraten.

Alphaliponsäure | Diese Substanz gilt als guter antioxidativer Schutz, vor allem bei Nervenschädigungen durch Diabetes (siehe auch Seite 122). Bei „ALS" wird daher von Experten 1.000 mg als Tagesdosis empfohlen.

Quellen:

* Free Radicals Appear to Fuel Lou Gehrig´s Disease. Family Practice News, Rockville, MD
* In vivo generation of hydroxyl radicals and MPTP-induced dopaminergic toxicity in the basal ganglia. Ann. N. Y. Acad. Science (USA) November 17, 1994, 738, 25-36
* Detection of point mutations in codon 331 of mitochondrial NADH dehydrogenase

subunit 2 in Alzheimer´s brains. Biochemical Biophysical Resolution Community (USA) Januar 15, 1992, 182 (1), 238-246
* Deprenyl enhances neurite outgrowth in cultured rat spinal ventral horn neurons. Journal Neurology Science (Netherlands) August 1994, 125 (1), 11-13
* Therapeutic trial with N-acetylcysteine in amyotrophic lateral sclerosis. Adv. Exp. Med. Biol. (USA) 1987, 209, 281-284
* Attempted treatment of motor neuron disese with N-acetylcysteine and dithiothreitol. Adv. Exp. Med. Biol. (USA) 1987, 209, 277-280
* Anti-Glutamate Therapy in Amyotrophic Lateral Sclerosis: A Trial Using Lamotrigine. Canadian Journal of Neurological Sciences, 1993; 20:297-301
* A Controlled Trial of Riluzole in Amyotrophic Lateral Sclerosis. New England Journal of Medicine, March 3, 1994; 330 (9) : 585-591
* Aluminum Deposition in Central Nervous System of Patients with Amyotrophic Lateral Sclerosis from the Kii Peninsula of Japan. Neurotoxicology, 1991; 615-620

Quellenausdruck: 3 Seiten

Leberzirrhose

Die Leber gilt als das wichtigste Stoffwechselorgan des Menschen. Sie reguliert praktisch den gesamten Nahrungs- und Hormonstoffwechsel, speichert Nährstoffe, entgiftet den Körper und bildet Gerinnungsfaktoren und Gallensekret. Entsprechend gravierend wirken sich Schädigungen an diesem Organ aus. Bei der Therapie von Leberschäden hängt demnach viel davon ab, daß rechtzeitig damit angefangen und nach Möglichkeit die Ursache (zum Beispiel Alkohol) beseitigt wird. Die konsequente Zufuhr einer oder mehrerer nachstehender Mikronährstoffe kann zumindest zu einer teilweisen Regenerierung der Leberfunktion führen. Bei der Leberzirrhose wird das gesunde Lebergewebe zunehmend zerstört und durch Bindegewebe ersetzt. Dadurch verhärtet die Leber allmählich und schrumpft, bis sie schließlich ihre Funktion einstellt. Prinzipiell kann sich aus jeder chronischen Hepatitis (siehe dort) eine Leberzirrhose entwickeln, die Krankheitsverläufe der chronischen Leberentzündung sind jedoch sehr uneinheitlich. Mit dem Begriff Leberzirrhose beschreibt man das Endstadium aller chronischen Leberentzündungen.

Die Leberzirrhose entwickelt sich oft aus der sogenannten Fettleber. Während bei der Fettleber durchaus Heilungschancen bestehen, ist die Aussicht auf Besserung bei einer Zirrhose sehr gering. Die Anfangsbeschwerden einer eingeschränkten Leberfunktion sind meist uncharakteristisch. Mögliche Symptome sind Müdigkeit, Appetitlosigkeit, Blähungen, unbestimmte Leibschmerzen usw., im fortgeschrittenen Stadium kann die Erkrankung schwere Stoffwechselkomplikationen (zum Beispiel ungenügende Ausscheidung von Giftstoffen) nach sich ziehen. Eine der häufigsten (und auch bekannten) Ursachen ist der übermäßige Alkoholkonsum. Schon 80 Gramm Alkohol pro Tag (entspricht etwa zwei Litern Bier oder einem Liter Wein) stellen einen großen Risikofaktor für den Ausbruch dieser Krankheit dar. Aber auch angeborene Stoffwechselstörungen, Medikamentenmißbrauch (zum Beispiel Schmerzmittel) schwere Herzschwächen und Erkrankungen des Immunsystems können zu Leberschädigungen führen.

Nährstofftherapien basieren vor allem auf der täglichen Zufuhr folgender Vitamine:

- Vitamin B_1: 500 mg
- Vitamin B_2: 75 mg
- Vitamin B_5:1.500 mg
- Vitamin B_6: 200 mg
- Cholin: 1.500 mg
- Folsäure: 1.600 mcg
- Vitamin C: 3 g
- Vitamine E: 800 IE
- Coenzym Q 10: 100 mg

Ferner empfiehlt die Fachliteratur 2 x 1.000 mg Carnitin und 600 mg Cystein täglich.

Wichtig: **Da Niacin, Vitamin A und Betakaroten von einer beschädigten Leber möglicherweise nicht verarbeitet werden können, sind diese Substanzen zu meiden.**

Grüner Tee | Da erhöhte (giftige) Eisenkonzentrationen zur vermehrten Bildung von Freien Radikalen in der Leber führen können, senkt man deren Vorkommen im Blut mit Grünem Tee. Wegen der besser kontrollierbaren Zufuhr zieht man Kapseln vor. Die wirksame Dosierung liegt zwischen 400 mg bis 1 g.

Arginin oder Ornithin | Sofern die Leber noch über mindestens 20 Prozent Reservekapazität verfügt, sollen 5 bis 10 g Arginin täglich gute Dienste leisten, um die meist erhöhten Blut-Ammoniakkonzentrationen zu senken. Die herkömmliche Medizin setzt hier übrigens Ornithin ein – ein physiologisches „Brüderchen"; der Effekt ist derselbe.

Langkettige Aminosäuren | Nach den Erkenntnissen einschlägiger Studien beträgt die Tagesdosis 1.200 mg Leucin, 600 mg Isoleucin und 600 mg Valin.

Silymarin und Kurkuma | Das Flavonoid Silymarin in einer Dosierung von 300 mg täglich und 1.500 mg Kurkuma haben ebenfalls günstige Effekte. Bitte beachten Sie: Kurkuma sollte bei Störungen des Gallenabflusses nicht eingenommen werden! Es liegt auf der Hand, daß die Wirksamkeit der diversen Therapievorschläge mittels entsprechender Blutanalysen überprüft werden sollte. Für spezielle antiviral wirkende Therapien wie bei *Hepatitis B* oder *C* siehe die entsprechenden Artikel ab Seite 152.

Leukämie und Lymphogranulomatose

Krebsformen derjenigen Organe, die für die Blutbildung zuständig sind, sprechen erfahrungsgemäß meist gut auf die herkömmliche Chemotherapie an. Ähnliches gilt für das Lymphgewebe. So liegt die Heilungsrate beim Hodgkin-Lymphom mit der Chemotherapie zwischen 70 und 80 Prozent. Alternative Therapien sind daher nur mit äußerster Vorsicht anzuwenden. Das gilt vor allem für solche Therapien, deren Schwerpunkt die Stärkung des Immunsystems ist – was bei der Nährstofftherapie der Fall ist. Die Verbesserung des Immunsystems könnte in diesen bestimmten Fällen das Wachstum der Leukämie- oder Lymphomkrebszellen sogar fördern.

Einige alternative Therapien können dennoch sinnvoll sein. Dazu gehört die Einnahme eines Vitamin A-Analogs namens *Vesanoid**; es hat sich vor allem bei der promylocytischen Leukämie bewährt.

Vitamin D3 | Unter dem Einfluß dieses Vitamins und seiner Verwandten (Analoge) können sich Leukämie- und Lymphomzellen wieder in normale Zellen verwandeln. Empfohlen werden 4.000 bis 6.000 IE täglich auf leeren Magen. Gleichzeitig müssen die Kalzium- und Parathyroidhormon-Konzentrationen monatlich überprüft werden.

Soja | Entsprechende Extrakte sind in der Lage, das Wachstum der Leukämie- und Lymphomzellen zu behindern. Sie hemmen nämlich das Enzym Tyrosinkinase, das von den Krebszellen zur eigenen Vervielfältigung benötigt wird. Man empfiehlt etwa zwei gehäufte Löffel eines Soja-Extrakts. Derzeit geht man davon aus, daß es die Kombination verschiedener Wirkstoffe des Soja ist, die für die Wirkung verantwortlich ist. Dazu gehören neben Genistein auch Saponin, Isoflavone und einige andere Substanzen.

Wichtig: **Wenn Sie bestrahlt werden, sollten Sie keine Soja-Extrakte einnehmen! Diese können möglicherweise die Effektivität einer Strahlentherapie mindern. Gegen eine ergänzende Anwendung vor oder nach einer Strahlentherapie bestehen jedoch keine Einwände (rechtzeitig ein paar Tage vorher absetzen!).**

Quellen:

* Retinoids in cancer treatment. Journal Clinical Pharmacology 1992 Oktober 32 (10), 868-888
* Induction of differentiation and enhancement of vincristine sensitivity of human erythroleukemia HEL cells by vesnarinone, a positive inotropic agent. Experience Hematol. 1996 Januar 24 (1), 37-42
* 1,25-dihydroxyvitamin D3 primes acute promyelocytic cells for TPA-induced monocytic differentiation through both PKC and tyrosine phosphorylation cascades. Experience Cell Res. 1996 Januar 10. 222(1), 61-69
* Probing the pathobiology of response to all-trans retinoic acid in cute promyelocytic leukemia: premature chromosome condensation/fluorescence in situ hybridization analysis. Blood. 1996 Jan 1. 87(1), 218-226
* Acute renal failure associated with the retinoic acid syndrome in acute promyelocytic leukemia. American Journal Kidney Diss. 1996 Jan 27 (1), 134-137
* [Synthesis of retinoids with a modified polar group and their antitumor activity. Report I] Bioorg. Khim. 1995 Dezember 21 (12), 941-949
* Induction of differentiation in murine erythroleukemia cells by 1 alpha, 25-dihydroxy vitamin D3. Cancer Letter 1995 April 14. 90(2), 225-230
* Synergistic differentiation of U937 cells by all-trans retinoic acid and 1 alpha, 25-dihydroxyvitamin D3 is associated with the expression of retinoid X receptor alpha. Biochem. Biophys. Res. Commun. 1994 August 30. 203(1), 272-280
* 1,25(OH)2-16ene-vitamin D3 is a potent antileukemic agent with low potential to cause hypercalcemia. Leuk. Res. (1994 Juni) 18(6):453-463
* Genistein enhances the ICAM-mediated adhesion by inducing the expression of ICAM-1 and its counter-receptors. Biochem. Biophys. Res. Commun. (1994 August 30) 203(1):443-449
* Induction of differentiation and dna breakage in human hl-60 and k-562 leukemia cells by genistein. Proc. Annu. Meet. American Assoc. Cancer Res. (1990) 31:A2605
* Tretinoin. A review of its pharmacodynamic and pharmacokinetic properties and use

in the management of acute promyelocytic leukaemia. Drugs 1995 November 50(5), 897-923
* [Treatment of acute promyelocytic leukemia with trans-retinoic acid. Experience of the Santa Maria Hospital, Medical School of Lisbon] Acta Med. Port. 1994 Dezember 7(12), 717-724
* Vitamin A preserves the cytotoxic activity of adriamycin while counteracting its peroxidative effects in human leukemic cells in vitro. Biochem. Mol. Biol. International 1994 September 34(2), 329-335
* In vitro all-trans retinoic acid (ATRA) sensitivity and cellular retinoic acid binding protein (CRABP) levels in relapse leukemic cells after remission induction by ATRA in acute promyelocytic leukemia. Leukemia. 1994 Juni 8(6), 914-917
* Mechanisms of protection of hematopoietic stem cells from irradiation. Leuk. Lymphoma. 1994 März 13 (1-2), 27-32
* In vitro all-trans retinoic acid (ATRA) and cellular retinoic acid binding protein (CRABP) levels in relapse leukemic cells after remission induction by ATRA in acute promyelocytic leukemia. Leukemia. 1994, 8 Supplement 2P, 16-19
* Treatment of mucositis with vitamin E during administration of neutropenic antineoplastic agents. Ann Med Interne (Paris) 1994, 145 (6), 405-408
* Effects of sodium ascorbate (vitamin C) and 2-methyl-1,4-naphthoquinone (vitamin K3) treatment on human tumor cell growth in vitro. II. Synergism with combined chemotherapy action. Anticancer Res. 1993 Januar-Februar 13 (1), 103-106
* Abnormal vitamin B6 status in childhood leukemia. Cancer 1990 Dezember 1, 66 (11), 2421-2428

Quellenausdruck: 11 Seiten

Lungenemphysem

Da die Lungen sehr gut durchblutete Organe sind, sind sie zugleich auch anfällig für die verschiedensten Erkrankungen. Im Alter verlieren die Lungen an Elastizität, was die Anfälligkeit von Infektionen erhöht und schlimmstenfalls zum Lungenemphysem („Luftgeschwulst"; von Griechisch „emphysein" = hineinblasen) führen kann. Beim Lungenemphysem (auch Lungenblähung genannt) sind Hohlräume oder Gewebslücken mit Luft oder Gas angefüllt. Man unterscheidet verschiedene Erscheinungsformen. Hier ist das mit zunehmenden Alter auftretende Emphysem gemeint. Nach heutigem Kenntnisstand entsteht die Erkrankung meist infolge einer jahrelangen Schädigung durch Freie Radikale, die zu einer degenerativen Veränderung in den Lungenbläschen (Alveolen) führt. Die Folge ist ein Funktionsverlust der Alveolen, das heißt, der Sauerstoff- bzw. Kohlensäureaustausch findet nicht mehr in ausreichender Form statt. Es liegt dann eine Lungeninsuffizienz (Lungenschwäche) vor: Die Atmung reicht nicht mehr aus, um das Blut genügend mit Sauerstoff zu sättigen und/oder die Atmungsabbauprodukte wie Kohlensäure über die Lungen auszuscheiden. Die Betroffenen leiden dann an Kurzatmigkeit, Husten und zunehmenden Atemschwierigkeiten.

In eine ähnliche Kerbe, jedoch mit anderen Symptomen, schlägt die chronisch obstruktive Lungenerkrankung (COPD). Hierbei handelt es sich um eine Erkrankung der Bronchien mit stark erhöhter Schleimproduktion. Der dicke Schleim kann in großen Mengen auftreten und zu heftigen Atemschwierigkeiten führen. Da man in beiden Fällen als Ursache übermäßige Attacken von Oxidantien (Freien Radikalen) sieht, sind die therapeutischen Maßnahmen ähnlich. Man empfiehlt unter anderem die Zufuhr von Antioxidatien:

Basisnährstoffe | Wie in vielen anderen Fällen empfiehlt sich auch hier eine hochwertige und hochdosierte Antioxidantien-Kombination. Ergänzen sollte man das Fundament aus Basisnährstoffen mit sogenannten Boostern – das sind meist zusätzliche Antioxidantien. Ziel ist eine möglichst optimale Versorgung mit antioxidativ wirkenden Substanzen.

Cystein | Die Aminosäure Cystein gilt als sehr gutes Lungenantioxidans und ist in Deutschland als Schleimlöser rezeptfrei in der Apotheke erhältlich. Zum Vergleich: In England und einigen anderen Staaten ist das Mittel gegenwärtig verschreibungspflichtig. Empfohlen werden 3 x 600 mg täglich. Idealerweise nehmen Sie zu jeder Cystein-Portion gleichzeitig 2 g Vitamin C ein, um die Wirkung zu verstärken.

Pulmozym* | Sollten obige Empfehlungen nicht zum Erfolg führen, kann man unter ärztlicher Aufsicht mit dem Medikament Pulmozym einen Versuch wagen. Es ist eigentlich für die Behandlung der schweren Stoffwechselkrankheit Mukoviszidose zugelassen, weswegen manche Ärzte vergessen, daß es auch hervorragende schleimlösende Wirkungen hat.

Da der Stoffwechsel in den beschädigten Zellen in Mitleidenschaft gezogen wurde, kann der Patient mit nachstehenden Substanzen versuchen, die Energieproduktion wiederherzustellen bzw. anzukurbeln. Bei folgender Dosierung ist in der Regel eine Wirkung zu erwarten:

- Coenzym Q 10: 3 x 100 mg täglich
- Forskolin: 10 bis 60 mg täglich (Achtung: nicht bei Prostatakrebs verwenden!)
- Carnitin: 2 x 1.000 mg täglich
- NADH: 2 x 5 mg täglich
- Taurin: 2 x 1.000 mg täglich
- Magnesium: bis zu 3 x 500 mg täglich
- Kalium: nach ärztlicher Anweisung

Quellen:

* Muscle and serum magnesium in pulmonary intensive care unit patients. Crit. Care Med. (USA) August 1988, 16 (8) 751-760
* Fluid and electrolyte considerations in diuretic therapy for hypertensive patients with chronic obstructive pulmonary disease. Arch. Intern. Med. (USA) Januar 1986, 146 (1) 129-133
* Safety and effectiveness of ticarcillin plus clavulanate potassium in treatment of lower respiratory tract infections. American Journal Med. (USA) November 29, 1985, 79 (5B) 78-80
* Frequently nebulized beta-agonists for asthma: effects on serum electrolytes. Ann. Emerg. Med. (USA) November 1992, 21 (11) 1337-1342
* Effect of nebulized albuterol on serum potassium and cardiac rhythm in patiens with asthma or chronic obstructive pulmonary disease. Pharmacotherapy (USA) November-Dezember, 1994, 14 (6) 729-733
* The intrabronchial microbial flora in chronic bronchitis patients: a target for N-acetylcysteine therapy? European Respir. Journal (Denmark) Januar 1994, 7 (1) 94-101
* [The influence of n-acetylcysteine on chemiluminescence of granulocytes in peripheral blood of patients with chronic bronchitis] Pneumonol. Allergol. Pol. (Poland) 1993, 61(11-12)
* Effects of coenzyme Q 10 administration on pulmonary function and exercise performance in patients with chronic lung diseases. Clinical Investig. (Deutschland) 1993, 71 (8 Supplement) 162-166
* Protection by N-acetylcysteine of the histopathological and cytogenetical damage produced by exposure of rats to cigarette smoke. Cancer Letter (Netherlands) Juni 15, 1992, 64/2), 123-131
* Investigation of the protective effects of the antioxidants ascorbate, cysteine, and dapsone on the phagocyte-mediated oxidative inactivation of human alpha-1-protease inhibitor in vitro. American Review Respir. Dis. (USA) November 1985, 132(5) 1049-1054
* The role of dornase alfa (Pulmozyme) in the treatment of cystic fibrosis. Annals of Pharmacotherapy (USA), 1996, 30/6, 656-661
* Inhalation therapy with recombinant human deoxyribonuclease I Gonda I (Pulmozyme). Advanced Drug Delivery Reviews (Netherlands), 1996, 19/1 (37-46)
* Aerosolized dornase alpha (rhDNase-Pulmozyme) in cystic fibrosis. Journal of Clinical Pharmacy and Therapeutics (United Kingdom), 1995, 20/6
* New pharmacologic approaches: rhDNase. Revue de Pneumologie Clinique (France), 1995, 51/3, 193-200

* Taurine and serine supplementation modulates the metabolic response to tumor necrosis factor alpha in rats fed a low protein diet. Journal Nutrition (USA), 1992, 122/7, 1369-1375
* L-Carnitine and its role in medicine: A current consideration of ist pharmacokinetics, ist role in fatty acid metabolism and its use in ischaemic cardia disease and primary and secondary L-carnitine deficiencies. Epitheorese Klinikes Farmakologias kai Famakokineties (Greece), 1996, 14/1, 11-64

Quellenausdruck: 9 Seiten

Makuladegeneration des Auges

Wird das Auge mangelhaft mit Blut versorgt, so spricht man von einer *trockenen Makuladegeneration*. Die dadurch bedingte schlechte Nährstoffversorgung des Auges kann zu Athropie und schleichendem Sehverlust führen. Die Verbesserung der Blutzirkulation in den kleinsten Blutgefäßen (Mikrokapillaren) steht demnach im Vordergrund. Ginkgo biloba (120 mg/täglich), Proanthocyanidine (Traubenkernextrakt, 150 mg/täglich) und Blaubeerenextrakt (150 mg/täglich) können in vielen Fällen zu einer besseren Blutversorgung beitragen.

Auch beim Medikament *Hydergin** ließen sich signifikante Erfolge nachweisen.

Grundsätzlich sollte ein allgemeiner oxidativer Schutz mit einem Basisnährstoff erwogen werden; zumindest ist auf eine ausreichende Aufnahme des Vitamin B-Komplexes und von Zink zu achten. Auch die Zufuhr von Selen (200 mcg/täglich), Alphaliponsäure (500 mg/täglich) und Glutathion (500 mg/täglich) gilt als sinnvoll.

Man geht mittlerweile davon aus, daß Personen mit einer trokkenen Makuladenegeration ein erhöhtes Risiko haben, eine *feuchte Makuladegenaration* zu entwickeln. Diese ist charakterisiert durch vermehrtes Wachstum der Blutgefäße in der Netzhaut. Diese Gefässe können reißen, was im Extremfall zur Erblindung führen kann.

Bemerkenswerterweise sind Personen, die viel Gemüse (vor allem Spinat) essen, wesentlich seltener betroffen. Man geht davon aus, daß die sekundären Pflanzeninhaltsstoffe Lutein und/oder Zeaxanthin eine Schutzfunktion haben. Daher empfiehlt man Patienten im Anfangstadium die Zufuhr lutein- und/oder zeaxanthinhaltiger Produkte. Dafür eignen sich bestimmte Basisnährstoffe. Auch das im Soja enthaltene Genistein wirkt hemmend auf das Wachstum der Blutgefäße in der Netzhaut: Man empfiehlt um die 15 mg Genistein täglich.

In der Literatur wird auch von Erfolgen mit zusätzlichen Zinkeinnahmen (30 mg/täglich) berichtet.

Migräne

Unter Migräne versteht man eine besondere Form des Kopfschmerzes. Der Begriff stammt ursprünglich aus dem Griechischen („Hemicrania" = Halbseitenkopfschmerz) bzw. Französischen („Migraine") und bezeichnet eine heftige, meist einseitige Kopfschmerzattacke, deren genaue Ursachen bis heute nicht genau geklärt sind. Migräneanfälle beginnen oft in den frühen Morgenstunden und können mehrere Stunden oder Tage andauern. Frauen sind wesentlich häufiger betroffen als Männer.

Migräneanfälle treten häufig zusammen mit folgenden Begleiterscheinungen auf:

- Erbrechen/Übelkeit
- Schwindel
- Gereiztheit
- Licht- und Lärmempfindlichkeit
- Sehstörungen (Flimmern vor den Augen)
- Lähmungserscheinungen

Während man früher annahm, daß Migräne eher ein Symptom sei, das auf eine andere Krankheit hindeute, neigt man heute dazu, dieses Leiden als eigenständige Krankheit zu sehen. Es gibt mittlerweile Hinweise, daß sich im Gehirn der Betroffenen eine Art „Schmerzgenerator" befindet. Die meisten Migräne-Patienten bemerken (schmerzfreie) Vorboten des eigentlichen Anfalls, zum Beispiel Sehstörungen. Noch vor dem Auftreten der Schmerzen verändert sich die Durchblutung in bestimmten Hirnbereichen und es tritt Sauerstoffmangel auf. Die Behandlung ist symptomorientiert, das heißt, sie richtet sich gegen den Schmerz. Eigenartigerweise sprechen viele Patienten anfänglich gut auf eine Therapie an, der Effekt läßt jedoch oft genauso schnell wieder nach.

Im Bereich der Vorbeugung werden heute Betablocker* und/ oder Kalziumantagonisten* eingesetzt. Diese Mittel sind jedoch wegen ihrer Nebenwirkungen nicht zum Dauergebrauch geeignet – schon gar nicht für Personen mit niedrigem Blutdruck oder Neigung zu Asthma.
Mit einigem Erfolg wird *Parthenolid* (600 mcg täglich) und Johanniskraut zur Vorbeugung eingesetzt. Auch Melatonin kann Migräne-Patienten helfen. Bei regelmäßiger Nutzung wird von nachlassenden Anfällen berichtet. Für Erwachsene über 40 Jahren empfiehlt man 3 bis 10 mg täglich (vor dem Schlafengehen); bei jüngeren Personen reichen 500 mcg bis 1 mg.

Als eines der effektivsten (und zugleich teuersten) Migränemittel gilt *Imigran**. Es ist in der Lage, einen Anfall bereits im Keime zu ersticken. Die Nebenwirkungen können jedoch erheblich sein.

Multiple Sklerose

Bei der Multiplen Sklerose (abgekürzt MS) handelt es sich um eine entzündliche Erkrankung des zentralen Nervensystems, bei der an bestimmten Erkrankungsherden die Isolationshülle der Nervenfasern zerstört wird. Da diese Herde Gehirn und Rückenmark an verschiedenen Orten befallen können, spricht man von der Multiplen Sklerose (von lateinisch „multiplex“ = vielfach). Die Krankheit beginnt zwischen dem 20. und 40. Lebensjahr und verläuft in Schüben. Muskelschwäche, Sehstörungen, Sensibilitätseinbußen, Schwindel, Blasenstörungen sind typische Symptome. Die Ursachen sind bislang nicht geklärt, allerdings kursieren diverse Theorien darüber.

Manche Wissenschaftler glauben, Anhaltspunkte für Autoimmundefekte gefunden zu haben; andere vermuten eine virale Infektion (slow virus). Mittlerweile spricht jedoch vieles dafür, daß exogene Faktoren eine große Rolle spielen, also auch chemische Einflüsse von außen, zum Beispiel Kohlenmonoxid (Autoabgase, Heizung, Zigaretten). Außerdem weisen viele MS-Patienten einen Mangel an Vitamin B_6 auf.

Wie erkennen Sie eine Multiple Sklerose?

Wenn Sie gelegentlich an unerklärlichen Sehstörungen (zum Beispiel Doppelbilder) und Gefühlsstörungen in den Extremitäten leiden, könnten dies erste Anzeichen der ausbrechenden Krankheit sein. Die endgültige Diagnose erfordert jedoch eine eingehende ärztliche Untersuchung mit verschiedenen Tests (zum Beispiel Finger-Nase-Versuch, Zickzack-Weg).

Aus den obengenannten Vermutungen über mögliche Entstehungsursachen läßt sich eine erste grundsätzliche Therapiemaßnahme ableiten: MS-Patienten sollten Kohlenmonoxid meiden, das heißt, auf jeden Fall das Rauchen aufgeben und „Passivrauch"-Situationen vermeiden. Ähnliches gilt für alle Situationen (zum Beispiel Straßenverkehr), bei denen sie vermehrt Kohlenmonoxid-Emissionen ausgesetzt sind. Darüber hinaus kann als gesichert angenommen werden, daß Freie Radikale die Ummantelungen der Nerven attackieren. Eine Therapie zur Heilung muß hier ansetzen – also direkt beim Oxidationschutz. Zur Wiederherstellung der durch den Entzündungsprozeß angegriffenen fetthaltigen Nervenummantelungen braucht der Organismus vermehrt essentielle Fettsäuren (Fischöl, Borretschöl).

Basisnährstoffe | In jedem Fall benötigen MS-Patienten hoch dosierte Basisnährstoffe. Da der Schutz vor Freien Radikalen von zentraler Bedeutung ist, empfiehlt man neben einem gängigen Basisnährstoff noch weitere Ergänzungen (sogenannte Booster). Ratsam ist ferner die Zufuhr von Mineralstoffen.

Essentielle Fettsäuren | Da die Myelinscheiden der Nervenfasern aus essentiellen Fettsäuren bestehen und diese bei MS angegriffen sind, empfiehlt man die Zufuhr von Fischöl und/oder Gammalinolen (Borretschöl), um deren Wiederherstellung zu fördern. Bewährt haben sich 5 bis 6 g Fischöl (bezogen auf die Fettsäuren EPS und/oder DHS) täglich und Gammalinolen. Die genannten Fettsäuren unterdrücken darüber hinaus Autoimmunreaktionen.

Vitamin-B-Komplex | Vor allem die B-Vitamine (B_6 und B_{12}) können sehr hilfreich sein. Bei Vitamin B_{12} wird eine tägliche Dosierung von 1 mg empfohlen, wobei die sublinguale Einnahme bevorzugt werden sollte (Kapseln öffnen und unter der Zunge zergehen lassen).

Weitere Mittel | Zusätzliche Therapiemaßnahmen umfassen die tägliche Einnahme von 2 x 1 g Carnitin und /oder 2 x 400 mg Alphaliponsäure und/oder 3 x 100 mg Coenzym Q10.

Muskeldystrohpie (Muskelschwund)

Bei der Muskeldystrophie (auch Muskelschwund) handelt es sich um einen krankhaften Abbau der Muskelmasse, der meist im jugendlichen Alter beginnt und sich mehr und mehr verschlechtert. Die nervliche Versorgung wird dabei jedoch nicht angetastet. Es gibt zahlreiche Varianten, auf die hier nicht näher eingegegangen werden soll. Als Ursache vermutet man eine Ernährungsstörung, die erblich bedingt sein kann.

Eine jüngere Studie zeigte bemerkenswerte Besserungen, wenn die Betroffenen hochdosiertes Coenzym Q10 zu sich nahmen. Die erforderliche Dosierung lag bei 3 x 100 mg Coenzym Q10. Nach neueren Erkenntnissen wird Coenzym Q10 zusammen mit Öl besser verwertet; daher sollt man, wenn möglich, ölhaltiges Coenzym Q10 verwenden.

Muskelermüdung, krankhafte (Myasthenia gravis)

Die Myasthenia gravis ist durch eine krankhaft rasche Ermüdung der Muskulatur charakterisiert. Dies macht sich vor allem bei der Sprech-, Kau- und Schluckmuskulatur bemerkbar. Die Kraft und das Ausmaß wiederholt ausgeführter Muskelkontraktionen läßt schnell nach und endet in völliger Bewegungsunfähigkeit. Anfangs kehrt die Beweglichkeit nach einer bestimmten Erholungsphase zurück. Bei fortschreitender Erkrankung jedoch findet keine „Erholung" mehr statt, so daß die Muskelpartie gelähmt bleibt. Die

Erkrankung endet bisweilen tödlich, weil oft auch die Atemmuskulatur betroffen ist.

Man geht davon aus, daß es sich bei dieser Krankheit um eine Reizleitungsstörung zwischen Nerv und Muskel handelt. Vermutlich werden die Botenstoffe der Nerven zu schnell zerstört, wobei man den „Übeltäter“ in einem zu sehr aktiven Enzym (Cholinsesterase) sieht. Diskutiert werden neuerdings auch Hormon- und Stoffwechselstörungen sowie bestimmte Autoimmunreaktionen. Bisher wurden die Zusammenhänge zwischen Nährstoffen und Erkrankungsverlauf wenig untersucht; eine eindeutige Aussage ist daher kaum möglich. Dennoch scheinen einige Nährsubstanzen eine wichtige Rolle bezüglich Funktion und Erhalt von Reizleitungen zu spielen.

Basisnährstoffe | Da Freie Radikale bevorzugt fetthaltige Strukturen (zu denen auch die Nervenummantelungen gehören!) attakkieren, ist ein grundsätzlicher Schutz mit Antioxidantien angebracht. Fortschreitende Zerstörungen können damit minimiert, möglicherweise sogar gestoppt werden.

Essentielle Fettsäuren | Die Ummantelungen der Nerven, die sogenannten Myelinscheiden, bestehen teilweise aus essentiellen Fettsäuren. Ihre isolierende Wirkung ist Voraussetzung für eine reibungslose Reizleitung. Bei dieser Erkrankung sind diese Myelinscheiden jedoch defekt und der Wiederaufbau ist für den weiteren Verlauf der Erkrankung von Bedeutung. Betroffene sollten daher eine Zufuhr essentieller Fettsäuren (Omega-Fettsäuren) erwägen. Die wichtigsten sind die Eicosapentaensäure (EPS), die Docosapentaensäure (DPS) und die Gammalinolensäure. Man empfiehlt 5 bis 6 g EPS/DHS und etwa 600 mg Gammalinolensäure (Omega-6-Fettsäure).

Cholin und Inositol | Beide Substanzen werden für die Einlagerung der essentiellen Fettsäuren benötigt. Darüber hinaus erhöhen sie die Konzentration des wichtigen Botenstoffs Acetylcholin und verbessern den Energiehaushalt der Zelle. Tägliche Dosierungen von etwa 1 bis 2 g Cholin und 1 bis 2 g Inositol gelten als sinnvoll.

Alphaliponsäure | Diese Substanz ist in der Lage, die Signalweiterleitung der Nerven zu verbessern. Sie wird in der Fachliteratur in Dosierungen von 400 mg täglich empfohlen.

Vitamin D3 | In der Fachliteratur werden tägliche Dosierungen von etwa 1.000 IE empfohlen.
An Medikamenten sollen sich *Hydergin** (5 bis 20 mg täglich) und/oder *Deprenyl** (5 mg zweimal in der Woche) bewährt haben.

Quellen:

* Humoral and cellular immunity to intrinsic factor in myasthenia gravis. Scand. Journal Haematol. 23 (5): 442-448, 1979
* Dietary precursors and brain neurotransmitter formation. Ann. Review Med. (USA) 1981, 32, 413-425
* [The role of nutrition in the synthesis of neurotransmitters and in cerebral functions: clinical implications] Schweizerische Med. Wochenschrift (Switzerland) September 26, 1981, 111 (39)

Quellenausdruck: 2 Seiten

Nägel

Finger- und Zehennägel bestehen aus verhornten Abkömmlingen der Haut. Ihr wesentlichster Bestandteil ist ein Eiweißstoff namens Keratin, der mit der schwefelhaltigen Aminosäure Cystein verwoben ist. Da die Hornplatte durchsichtig ist und die direkt darunter liegenden Blutgefäße (Kapillaren) gut sichtbar sind, kann die Farbe des Nagelbetts diagnostische Hinweise auf den Sauerstoffgehalt des Blutes geben.

Nägel sind ähnlich wie die Haare vom Stoffwechsel abhängig. Veränderungen können demnach Hinweis auf eine allgemeine innere Erkrankung sein. Wachstumsstörungen an den Nägeln können allerdings auch durch lokal begrenzte Geschehnisse verursacht werden.

Nagelerkrankungen können ganz verschiedene Ursachen haben. Folgende Ursachen sind denkbar:

- Allergien
- Krisen im Drüsen- und Hormonhaushalt
- Übermäßiger Kontakt mit Wasser, Seife, Spülmittel, Chemikalien
- Pilzerkrankung
- Nährstoffmangel

Vor allem ein Vitamin A- oder ein Kalziummangel kann zu trokkenen und spröden Fingernägeln führen. Ein Defizit an Vitamin B verursacht zerbrechliche Nägel mit horizontalen und vertikalen Furchen. Ein Vitamin-B_{12}-Mangel ist oft an runderen, gebogenen Nägeln erkennbar. Leicht kommt es nach langer streng vegetarischer Kost zu Mangelerscheinungen, da Pflanzen sehr wenig Vitamin B_{12} enthalten. Defizite an Folsäure und Vitamin C führen zu „hängenden" Nägeln. Einen Eisenmangel erkennt man an vertikalen Furchen. Sind Fuß- oder Fingernägel von einem Pilz befallen, kann das ein Hinweis darauf sein, daß der Organismus über zu wenig „freundliche Bakterien" (zum Beispiel Laktobazillus) verfügt.

Sofern keine bestimmte Ursache wie Überbeanspruchung durch Spülmittel, Pilzbefall, Wucherungen im Nagelbett (zum Beispiel Warzen) usw. erkennbar sind, liegt der Verdacht auf eine Mangelversorgung mit Nährstoffen nahe. In diesem Fall empfehlen sich folgende Ersatzstoffe:

Basisnährstoffe | Dieser allgemeine Schutz vermag in vielen Fällen die Dinge wieder ins Lot zu bringen. Schnelle Ergebnisse sollten Sie allerdings nicht erwarten, da Nägel nur langsam wachsen und Besserungen natürlich nur allmählich im nachwachsenden Nagel sichtbar werden können.

L-Cystein | Häufig liegt ein Mangel an dieser Aminosäure vor. Zur raschen Behebung des Mangels empfehlen Experten 1.000 mg täglich.

Biotin | Hierbei handelt es sich um das Vitamin zur Nagelbildung (früher: Vitamin H). Die sinnvolle Tagesdosis soll bei 2.000 mcg liegen.

Quellen:

* [Gelatin-cystine, keratogenesis and structure of the hair] Boll. Soc. Ital. Biol. Sper. (Italy) Januar 31, 1983, 59 (1)
* Nutrition – Miscellanea; Health – Miscellanea. Better Nutrition for Today´s Living, September 94, Vol. 56, Issue 9, p8, 1p, 1c
* Food – Health aspects. Better Nutrition for Today´s Living, September 94, Vol 56, Issue 9, p8, 1p, 1c
* Cosmetics – Marketing. Environmental Nutrition, März 96, Vol. 19, Issue 3, p1, 2p
* Silica – Physiological effect. Better Nutrition for Today´s Living, Dezember 95, Vol. 57, Issue 12, p30, 1p, 1c
* Biotin – Therapeutic use. Prevention, Dezember 94, Vol. 46, Issue 12, p122, 3p, 2c

Quellenausdruck: 2 Seiten

Nervenentzündung (Neuropathie)

Unter dem Begriff Neuropathie faßt man alle Arten von Nervenentzündungen zusammen. Neuropathien können durch ganz verschiedene Ursachen ausgelöst werden. Mögliche Ursachen sind:
- Stoffwechselkrankheiten, zum Beispiel Diabetes
- Vergiftungen
- Viren/Bakterien
- Nebenwirkungen (auch zugelassener!) Medikamente
- Nährstoffmangel

Derzeit geht man davon aus, daß vor allem Oxidationsvorgänge an den Myelinscheiden dem Nerv zusetzen und ihn erkranken lassen. Diese fetthaltigen Scheiden umgeben jeden einzelnen Nervenstrang wie einen isolierenden Mantel. Ist dieser Schutz nicht (mehr) vollständig intakt, kann es zu diversen Störungen in der Reizübertragung kommen. Da Fette besonders anfällig gegen Oxidationen sind und darüber hinaus noch zu Kettenreaktionen neigen (Peroxidationen), können aggressive Substanzen diesen empfindlichen Strukturen schnell und nachhaltig zusetzen. Man setzt daher den therapeutischen Akzent auf einen allgemeinen Oxidationsschutz zum Beispiel mit hochdosierten Basisnährstoffen. Dies ist allerdings nur der erste Schritt, der zum Zweck hat, die Fette der Myelinscheiden vor weiteren Angriffen Freier Radikale zu schützen. Dabei darf es allerdings nicht bleiben.

In einem nächsten Schritt müssen die angegriffenen bzw. teilweise bereits zerstören Strukturen wieder aufgebaut werden. Hierbei kommt es vor allem darauf an, die verbrauchten bzw. zerstörten Fette wieder zu ersetzen. Für diesen Ersatz müssen dem Organismus verstärkt essentielle Fettsäuren zugeführt werden. Man empfiehlt daher:
- Fischölkonzentrat (EPA): 5 bis 8 Kapseln täglich
- Borretschöl (GLA): 4 bis 5 Kapseln täglich

Für den Wiederaufbau der Myelinscheiden:
- Carnitin: 2 x 1.000 mg
- Alphaliponsäure: 2 x 400 mg

Hinweis: **In einigen Fällen hat sich auch der Einsatz von DHEA als hilfreich erwiesen (Vorsichtsmaßnahmen auf Seite 284 beachten!).**

Nierenleistung, verminderte

Die beiden Nieren sind lebenswichtige Ausscheidungsorgane mit jeweils ca. 1,5 Millionen Nierenkanälchen (Nephronen). Bei Entfernung oder Ausfall einer Niere kann die verbleibende Niere deren Funktion übernehmen und gewinnt dann stark an Volumen. Die Nebennieren gehören im eigentlichen Sinne nicht zu den Harnorganen, sondern sind Drüsen, die die unentbehrlichen Kreislaufhormone Adrenalin und Noradrenalin, die Sexualhormone und die Kortikoide (lateinisch „Cortex" = Rinde) bilden. Das wichtigste Hormon, das in den Nebennieren produziert wird, ist das Pregnenolon. Es wird vom Körper in Östrogen, Progesteron und Testosteron umgewandelt, die unter anderem diverse Alterungsprozesse bremsen. Die normale Alterung führt zu einer verminderten Hormonproduktion in den Nebennieren. Da es sich hier um einen komplexen Regelkreis handelt, sollte jedweder Eingriff in den Hormonhaushalt äußerst behutsam und nur unter qualifizierter ärztlicher Anleitung geschehen.

Die Einnahme von Pregnenolon kann mithelfen, die normale Hormonbalance eines alterungsbedingten Nebennieren-Defizits wieder herzustellen. Erkrankungen der Nebenniere und damit einhergehende Einschränkungen in der Funktion können zu lebensbedrohlichen Hormon-Ungleichgewichten führen. Eine dieser Dysbalancen führt zur Überproduktion des Hormons Cortison – es wird gelegentlich auch „Todeshormon" genannt, weil es verantwortlich gemacht wird für die Unterdrückung des Immunsystems.

Pregnenolon | Während Pregnenolon und DHEA (siehe Seite 236) vor den Auswirkungen der Cortison-Überproduktion schützen können, verhindern Vitamin C und Acetylsalicylsäure die exzessive Cortisonproduktion selbst. Um der verminderten Hormonproduktion der Nebennierenerkrankung zu begegnen, empfiehlt man eine allmähliche Dosissteigerung. Das heißt: In der ersten Woche nimmt man 50 mg Pregnenolon täglich, in der zweiten 100 mg und in der dritten Woche 150 mg täglich ein. In der vierten Woche sollte man den DHEA/Sulfat- und Cortison-Status vom Arzt klären lassen; das gibt Aufschluß über die Funktion der Nebennieren. Wenn die Cortisonwerte noch immer zu hoch sind, empfiehlt man die zusätzliche Einnahme geringer Mengen (um die 250 mg) Acetylsalicylsäure *(Aspirinâ)* und etwa 3 g Vitamin C täglich. Beides kann die Cortisonwerte senken helfen.

Procain (KH3) | Das in Deutschland frei verkäufliche (aber in den USA verbotene!) KH3 vermag Zellschädigungen durch Cortison aufzufangen: Um der Giftwirkung des Cortisons zu begegnen, rät man zu zwei bis vier KH3-Kapseln (morgens auf nüchternen Magen und am späten Nachmittag).

Achtung: **Manche Nebennierenerkrankungen (z. B. Morbus Addison) zeichnen sich durch eine krankhafte Unterproduktion von Cortison aus. Dies kann lebensbedrohlich werden und erfordert ärztliche Hilfe. Bei Morbus Addison verschreibt man in der Regel Glucocorticoide und Mineralcorticoide. Lesen Sie auch den Artikel *Autoimmunkrankheiten* auf Seite 88.**

Quellen:

* Adrenocortical insufficiency. Clinical Enocrinology Metabolism (England) November 1995, 14 (4), 947-976
* Changes in serum concentrations of conjugated and unconjugated steroids in 40- to 80-year-old men. Journal Clinical Endocrinology Metabolism (USA) Oktober 1994, 79 (4), 1086-1090
* Ovarian supression with triptorelin and adrenal stimulation with adrenocorticotropin in functional hyperadrogenism: role of adrenal and ovarian cytochrome P450c17 alpha. Fertil. Steril. (USA) September 1994, 62 (3), 521-530
* Pattern of plasma dehydroepiandrosterone sulfate levels in humans from birth to adulthood: evidence for testicular production. Journal Clinical Endocrinology Metabolism (USA) September 1978, 47 (3), 572-577
* Adrenal function and ascorbic acid concentrations in elderly women. Gerontology (Switzerland) 1978, 24 (6), 473-476

Quellenausdruck: 3 Seiten

Osteoporose

Die Osteoporose (auch Knochenbrüchigkeit genannt) ist gekennzeichnet durch einen Verlust an Knochendichte, so daß leicht kleinere Löcher im Knochen entstehen können (von griechisch „os“ = Knochen; „poros“ = Loch). Frauen sind häufiger betroffen als Männer. Bei der fortschreitenden, nicht behandelten Osteoporose kommt es häufig zu anhaltenden Rückenschmerzen. Weitere Folgen sind häufige Knochenbrüche und -deformationen. Man geht heute davon aus, daß hormonelle Störungen (zum Beispiel während der Wechseljahre) die Hauptursache der Erkrankung sind.

Die knochenbildenden Zellen, die sogenannten Osteoblasten, haben die Aufgabe, aus Kalzium, Magnesium und Phosphor Knochenmasse zu bilden. Sie benötigen hierfür das Hormon Progesteron. Die Hormone Pregnenolon, DHEA, Melatonin, Parathyroid und das Wachstumshormon führen ebenfalls zu einer erhöhten Aktivität der Osteoblasten.

Nach derzeitigem Kenntnisstand benötigt der Organismus rund 1.000 bis 1.500 mg Kalzium sowie 600 bis 1.000 mg Magnesium und 1.000 IE Vitamin D3, um ausreichend Knochenmase im Alter zu bilden. Ein guter Basismikronährstoff und zusätzliche Mineralkombinationen für Frauen sichern meist die erforderliche Zufuhr.

Progesteron | Um die jugendliche Funktion der Osteoblasten zu erhalten, wird Frauen während und nach der Menopause oft eine Progesteron-Ersatz-Therapie empfohlen. Die wahrscheinlich effektivste Therapie dürfte eine Progesteron-Creme sein. Frauen vor der Menopause sollten ¼ bis ½ Kaffeelöffel täglich auf verschiedene Körperstellen auftragen – und zwar vom 15. Tag des Menstruationszyklus bis zum Zyklusende. Frauen nach der Menopause wird die gleiche Dosis empfohlen – allerdings ohne Unterbrechung. In schwereren Fällen rät man den Betroffenen, anfangs je ½ Kaffelöffel morgens und abends aufzutragen, um danach zu je ¼ Kaffeelöffel morgens und abends überzugehen. Die Progesteron-Creme sollte an verschiedenen Hautstellen aufgetragen werden, wobei eine Übersättigung der einzelnen Stellen (Hautfettzellen) zu vermeiden ist. Handgelenke, Gesicht, Brüste, Unterarme und Hüften sollten bevorzugt werden.

Pregnenolon | Diese Substanz wird im Organismus zu DHEA, Östrogen, Testosteron und dem bereits erwähnten Progesteron umgebaut. Um die Östrogen-/DHEA-/Testosteron-Ersatz-Therapie zu fördern, kann die zusätzliche Einnahme von 50 bis 200 mg Pregnenolon täglich angebracht sein. Die Zunahme des Östrogens gilt ebenfalls als sinnvolle Unterstützung. Da DHEA die Östrogenkonzentration anhebt und damit die Funktion der Osteoblasten fördert, nehmen viele Frauen 3 x 15 mg DHEA täglich zu sich. Bei der Einnahme von DHEA und/oder Pregnenolon sollten die allgemeinen DHEA-Vorsichtsmaßnahmen beachtet werden (Seite 284).

Melatonin | Frauen über 40 Jahre sollten die Einnahme von täglich 500 mcg bis 6 mg Melatonin (abends) erwägen. Dies senkt das Osteoporoserisiko und reduziert das mit der Östrogen-Ersatz-Therapie möglicherweise verknüpfte Krebsrisiko (siehe hierzu auch das Protokoll Östrogen-Ersatz-Therapie). Bei schwereren Osteoporose-Erkrankungen können höhere Kalzium- und Vitamin D_3-Dosierungen zusammen mit einer sechsmonatigen Einnahme des Wachstumshormons angebracht sein. Ärztliche Überwachung (Parathyroid-Test) ist erforderlich, um einer eventuellen Demineralisation gegensteuern zu können.

Östrogen-Ersatz-Therapie

Die hormonellen Umstellungen in der Menopause verursachen bei vielen Frauen mannigfaltige Beschwerden. Dazu gehören so ernsthafte Gesundheitsstörungen wie Osteoporose, beschleunigte Alterungsprozesse, Herzerkrankungen und neurologische Einschränkungen, um nur einige zu nennen. Als Ursache ist vor allem die nachlassende Hormonproduktion, besonders des Östrogens, zu nennen. Östrogene sind Steroidhormone, die für die jugendliche Zellteillung mitverantwortlich sind. Die Zufuhr von Hormonen kann in diesen Fällen sehr wirkungsvoll sein, sofern die korrekte Dosierung gefunden wird. Zu den Vorteilen der Östrogenzufuhr gehören folgende Effekte:

- Verbesserung der Hautbeschaffenheit
- Erhöhte Feuchtigkeit der Haut und Schleimhaut

- Verbesserung des Muskeltonus
- Zunahme der Sexuallust
- Abnahme typischer Wechseljahresbeschwerden wie Hitzewallungen, Depressionen usw.
- Geringeres Risiko für Osteoporose, Herzerkrankungen und Dickdarmkrebs
- Verbesserte Gedächtnisleistung und verbessertes Nervensystem
- Alzheimer-Vorbeugung
- Verbesserung der Immunabwehr
- Besseres Allgemeinbefinden

Diesen Vorteilen stehen die Nachteile bzw. Nebenwirkungen einer Östrogen-Ersatz-Therapie gegenüber, zum Beispiel erhöhtes Risiko für Brustkrebs. Hierbei ist zu berücksichtigen, daß das Hormon Östrogen in unterschiedlichen Formen zugeführt werden kann:

- Oestradiol
- Oestron
- Oestriol

Oestradiol-Östrogen und Oestron-Östrogen gelten zwar als die effektiveren Varianten, sollen jedoch auch das Krebsrisikio erhöhen. Oestriol-Östrogen hingegen wird bisher kaum mit einem erhöhten Krebsrisiko in Zusammenhang gebracht, ist jedoch weniger wirksam. Oestradiol und Oestron sind demnach umstrittene Östrogenvarianten: wirkungsvoll, aber möglicherweise bedenklich.

In den USA werden diese beiden Medikamente bevorzugt, in Deutschland hingegen wird das sanftere Oestriol bevorzugt. Da bislang noch nicht eindeutig geklärt ist, ob und inwiefern Östrogene tatsächlich das Krebsrisiko erhöhen, ist in jedem Fall Vorsicht angebracht. Manche Ärzte versuchen die Krebsgefahr durch zusätzliche Gaben von Progesteron (Gelbkörperhormon) zu minimieren.

The *New England Journal's of Medicine* berichtete über die bekannte Nurses' Health Study (Harvard Medical School), deren Aussage alleine schon wegen der ungeheurer großen Anzahl von Testpersonen (725.550) und aufgrund der langen Dauer (über Jahre hinweg) viel

Gewicht zukommt. Es wurde festgestellt, daß Frauen, die nur Östrogen oder die Kombination Östrogen/synthetisches Progesteron nahmen, ihr Brustkrebsrisiko um 32 bis 46 Prozent erhöhten. Bemerkenswert ist, daß Frauen, die die angeblich sicherere Kombination Östrogen/Progesteron nahmen, sogar noch schlechter abschnitten als Frauen, die nur Östrogen zu sich nahmen. Die Autoren der Studie schlußfolgerten:
„Die zusätzliche Gabe von Progesteron zur Östrogentherapie hat das Risiko für Frauen, nach der Menopause an Brustkrebs zu erkranken, nicht reduziert. Die erhebliche Zunahme des Brustkrebsrisikos bei älteren Frauen, die Hormone zuführen, weist darauf hin, daß eine sorgfältige Abwägung zwischen Risiko und Nutzen vorgenommen werden muß."
Der *American Journal of Epidemiology* berichtete über eine 7-Jahres-Studie an 240.073 Frauen während der Prä- oder Postmenopause. Es wurde nachgewiesen, daß langfristige Einnahmen von Östrogen das Eierstockkrebsrisiko um 40 bis 70 Prozent (!) erhöhten. Bei Frauen, die über sechs bis acht Jahre Östrogen zuführten, erhöhte sich das Risiko um 40 Prozent, bei Frauen mit elfjähriger oder längerer Einahmedauer steigerte sich das Risikopotential gar auf bis zu 70 Prozent. In Anbetracht dessen, daß es sich beim Eierstockkrebs um eine sehr bösartige Form handelt, ist dieser Befund erschreckend.

In den USA tauchen die typisch weiblichen Krebsarten (Brust, Ovarium) mit 41 Prozent in den Statistiken aller Krebsfälle auf. Brustkrebs hat dabei enorm zugenommen. Das Risiko, daran zu erkranken, lag vor 1960 bei 1 : 30 und stieg bis heute auf 1 : 8. Wenn man weiß, daß es die Hormonsubstitution und die Antibabypille in den USA ebenfalls seit 1960 gibt, kann jeder seine eigenen Schlüsse ziehen.

Die Nebenwirkungen einer Östrogen/Progesteron-Therapie beinhalten jedoch noch weitere unangenehme Effekte:

- Gewichtszunahme
- Erhöhte Thrombosegefahr
- Erhöhtes Risiko für Gallensteine und Migräne

Das Problem liegt auf der Hand: Einerseits ist Östrogen ein körpereigener Stoff, der auch dann Krebs hervorrufen kann, wenn er nicht zusätzlich zugeführt wird. Andererseits ist das Hormon zuständig für die jugendliche Zellteilung und damit ein sehr potentes Mittel gegen vorzeitige Alterung.

■ *Wichtig:* **Auf keinen Fall sollten Sie hier eine Eigenbehandlung versuchen. Der Arzt muß Nutzen und Schaden sehr sorgfältig gegeneinander abwägen.**

Durch die Auswahl der Hormonvarianten kann man das Risiko zu begrenzen versuchen. Man sollte daher nach Möglichkeit Östron und Östradiol meiden und Oestriol bevorzugen. Die Wirkungen dieses Mittels sind jedoch eng begrenzt, da zum Beispiel bei der Osteoporose-Prophylaxe Oestriol zu schwach ist und eventuell Oestradiol eingesetzt werden muß. Das grundsätzliche Dilemma eines Therapeuten wird hierbei sehr deutlich. Auf der einen Seite der Waage steht die Gefahr der Invalidität (Hüft-, Wirbelfrakturen = Rollstuhl) – bedingt durch Osteoporose –, auf der anderen Seite steht das höhere Krebsrisiko.

Tatsache ist, daß die Pharmaindustrie mit diesen (Hormon-) Medikamenten sehr viel Geld verdient. Natürlichere Ansatzpunkte (zum Beispiel Unterstützung durch pflanzliche Mittel) scheinen der risikolosere und sanftere Weg zu sein. Es sollte zudem kritisch hinterfragt werden, ob die normalen körperlichen Umstellungen im Zusammenhang mit der Menopause überhaupt eine behandlungsbedürftige Erkrankung darstellen. Die Hormonumstellung während der Pubertät gilt schließlich auch nicht als krankhaft.

Nachstehend aufgeführte Hinweise zu Therapie und Vorbeugung zielen darauf ab, für eine höhere Oestriol- und niedrigere Oestradiol- und Oestron-Konzentration im Blut der Frau zu sorgen, ohne „chemische Keulen“ einzunehmen. Hierbei sind die individuell starken Schwankungen der Verwertung zu berücksichtigen. So kann ein- und dasselbe Mittel bei der einen Frau zur Anhebung von Oestriol, bei der anderen hingegen zur Anhebung von Oestradiol und Oestron führen. Bluttests zur Überprüfung des tatsächlichen Geschehens im Organismus sind daher notwendig.

DHEA und Pregnenolon | Hier handelt es sich um Steroidhormone, die die Konzentration von Oestriol anzuheben vermögen. Sie gelten daher als sicherer, preiswerter Östrogenersatz. Der Vorteil von Pregnenolon soll in den natürlichen Umwandlungsformen liegen. Es wird im Organismus zu Östrogen, Testosteron und Progesteron umgebaut, womit die Betroffene mit der gesamten Phalanx defzitärer Hormone versorgt wird. DHEA ist zweifellos eine sicherere und natürlichere Art, die Östrogenfunktion zu stabilisieren, als herkömmliche synthetische Medikamente. Man empfiehlt Frauen 3 x 15 mg täglich. Die DHEA-Vorsichtsmaßnahmen (siehe Seite 284) sollten beachtet werden. Bluttests können angebracht sein, da manche Frauen auf DHEA-Gabe mit Oestriol- und andere mit Oestradiol-Produktion reagieren.

Soja (Genistein) | Die Zufuhr von Sojaprodukten ist eine weitere gute Möglichkeit, die Östrogenkonzentration auf eine natürliche Weise zu erhöhen. In Soja sind sogenannte Phytoöstrogene enthalten, die mild gegen Krebs und bestimmte Alterungserscheinungen wirken. Um die tägliche Einnahme zu erleichtern, werden Sojaextrakte (Puder) oder standardisierte Soja-Wirkstoffkonzentrate (Genistein-Tabletten, -Kapseln) angeboten.

Phytosubstanzen Kreuzblütler (Cruciferae) wie Brokkoli oder Kohl schützen vor Krebsarten, die unter anderem durch Östrogen verursacht werden. Viele Frauen nehmen daher täglich einen Eßlöffel getrockneter Phytosubstanzen zu sich, um die regelmäßige Zufuhr der vorbeugenden Wirkstoffe zu sichern. Besonders gut wird das Gemüse vom Körper im frischem Zustand aufgenommen.

Vitamin E erhöht die Oestriol-Konzentration im Organismus, während **B-Komplex-Vitamine** vor einigen toxischen Wirkungen des Östrogens zu schützen vermögen. Östrogen neigt dazu, Vitamin B_6 an sich zu binden, und verursacht daher einen Mangel an diesem Vitamin. Ob die hier genannten Therapievorschläge im Einzelfall wirklich den gewünschten Effekt haben, kann im Zweifel eine Blutuntersuchung klären. Liegt die Summe der Effekte noch immer nicht im angestrebten Bereich, wird man eventuell noch Oestriol zuführen müssen. Zusätzlich 1 bis 10 mg Melatonin mindert in diesem Fall die Nebenwirkungen.

Parkinsonsche Schüttellähmung (Morbus Parkinson)

Der Begriff Parkinsonsche Schüttellähmung faßt eine Reihe von verschiedenen Erkrankungen zusammen, die letztlich alle auf dieselben Störungen des zentralen Nervensystems zurückzuführen sind. Sie wurden erstmals 1817 von dem englischen Landarzt James Parkinson beschrieben. Die Häufigkeit dieser Erkrankung nimmt ab dem 50. Lebensjahr stark zu. Es handelt sich im weitesten Sinne um eine Stoffwechselstörung des Gehirns, die man sich wie folgt vorstellt:

Vermutlich werden durch jahrelange oxidative Prozesse jene Hirnzellen zerstört, die für die Produktion von Dopamin verantwortlich sind. Dopamin ist die Vorstufe von Noradrenalin und kann in Adrenalin umgesetzt werden. Diese drei Stoffe werden auch recht anschaulich als die Hormone für Furcht, Flucht und Kampf (frigth, flight, fight) bezeichnet. Da das menschliche Nervensystem von zwei grundsätzlichen Impulsen (anregen, dämpfen) gesteuert wird, nämlich dem *dopaminergen* und dem *cholinergen* System, gerät dieses Gefüge durch Dopamin-Mangel aus dem Gleichgewicht – mit der Konsequenz, daß das cholinerge System überhand nimmt.

Die Parkinsonsche Schüttellähmung gilt als häufigste Nervenerkrankung des fortgeschrittenen Lebensalters. Man geht davon aus, daß der Mensch ab dem 40. Lebensjahr in jeder weiteren Lebensdekade etwa zehn Prozent der dopaminproduzierenden Zellen verliert. Erreicht dieser Verlust 80 Prozent, dann kommt es manchmal zum Ausbruch der Parkinsonschen Schüttellähmung. Die häufigsten Symptome sind folgende typische Krankheitszeichen:

- Aki- oder Hypokinese: Störungen im Bewegungsablauf, Bewegungsarmut (sogenanntes „Maskengesicht“)
- Rigor: zunehmende Muskelsteifigkeit
- Tremor: Zittern

Diese Symptome können unterschiedlich stark ausgeprägt sein. Hinzu kommen häufig auch noch eine labile Stimmungslage und

Melancholie. Haben sich die Schäden erst mal manifestiert, dann ist der weitere Krankheitsverlauf kaum noch mit einfachen Mitteln zu verlangsamen oder zu stoppen. Eine Heilung ist derzeit nicht möglich.

Aus diversen Untersuchungen geht hervor, daß Personen, die während des größten Teils ihres Lebens Antioxidantien zuführten, im Alter erheblich seltener an der Parkinsonschen Schüttellähmung erkranken.

Die hier aufgeführten Behandlungsvorschläge beruhen auf der Beobachtung, daß es sinnvoller ist, mehrere Substanzen in etwas niedrigerer Dosierung einzunehmen, als eine Substanz in sehr hoher Dosierung.

Bromocriptin* | Dieses Medikament wird bei der Parkinsonschen Krankheit mit am häufigsten verschrieben. Leider sind die Nebenwirkungen bei den meisten Patienten erheblich. Viele Fachleute empfehlen, das marktübliche Dosierungsangebot (zum Beispiel von der Firma *ratiopharm*) von 2,5 bzw. 5 und 10 mg noch zu unterschreiten und mit nicht mehr als der niedrigsten Dosis, die noch wirkt, anzufangen. Normalerweise liegt diese um 1,25 mg täglich.

Sinemet* | Bei diesem US-Medikament handelt es sich um eine Kombination aus L-Dopa und einem Dopa-Decarboxylase-Hemmer. Auch hier fängt man mit der niedrigstmöglichen Dosierung an.

Amantadin* | Das Medikament gilt weltweit als gängiges Parkinson-Therapeutikum und sollte ebenfalls in einer möglichst niedrigen Dosierung eingenommen werden (um die 300 mg täglich).

Deprenyl* | Dieses Medikament wird zur Unterstützung von dopaminhaltigen Präparaten eingesetzt. Man empfiehlt Dosierungen zwischen 1,25 und 5 mg täglich. Neuere Studien schlagen eine Dosisreduzierung auf 1,25 mg vor, da sich größere Mengen negativ auf den weiteren Krankheitsverlauf ausgewirkt haben.

Hydergin* | Dieses Medikament ist kein spezielles Anti-Parkinson-Mittel; es ist in den verschiedensten Formen und Dosierungen erhältlich. Empfohlen werden 10 bis 20 mg täglich.

Um den oxidativen Prozessen Einhalt zu gebieten – die übrigens auch durch Medikamente erhöht werden können – und weiteren Schädigungen vorzubeugen, empfehlen viele Experten einen breitgefächerten Schutz mit Antioxidantien. Manche Hersteller haben hochwertige Produkte in ihrem Angebot, die mit speziellen Ergänzungsprodukten (oft Booster genannt) kombiniert werden können. Folgende Substanzen sind wichtig:

- Carnitin: 2 x 1.000 mg täglich
- Phosphatidylserin: 2 x 200 mg täglich (meist Bestandteil von Kombinationsprodukten, kaum als Einzelsubsanz erhältlich)
- NADH: 2 x 5 bis 10 mg täglich
- DHEA: 3 x 100 mg täglich (und/oder Pregnenolon 3 x 50 mg täglich)
- Coenzym Q 10: 3 x 100 mg
- Melatonin: 3 bis 10 mg täglich.
- Wachtumshormon: 2 IE täglich (in der Regel als Injektion)

Wichtig: **Die Einnahme der Medikamente und eventuell auch der Hormone (wie DHEA, Wachstumshormon) muß ärztlich überwacht werden.**

Prämenstruelles Syndrom

Die Regelblutung geht bei vielen Frauen mit mehr oder weniger unbequemen Symptomen wie Kopfschmerzen, Mattigkeit, Gereiztheit usw. einher. Bei manchen Frauen setzen diese Symptome jedoch schon 2 bis 14 Tage vorher ein und können mitunter sehr heftig sein. Man spricht hier von einem Syndrom, weil das Beschwerdebild uneinheitlich ist und die wiederkehrenden Symptome von psychischen Verstimmungen über Migräne bis hin zur Epilepsie reichen können. Welche konkreten Ursachen das prämenstruelle Syndrom hat, ist bislang noch nicht geklärt. Als sicher gilt lediglich, daß Streß, eine schlechte Hormonsituation, Ernährungsfehler und psychovegetative Störungen eine Rolle spielen können.

Viele Ärzte vermuten, daß (zusätzliche) Hormone (zum Beispiel die Antibabypille) den natürlichen Ablauf durcheinanderbringen und von daher Beschwerden auftreten. Da möglicherweise auch die versteckten Hormone in der Nahrung eine Rolle spielen, empfiehlt es sich für betroffene Frauen, alle tierischen Produkte aus Massentierhaltung (hier werden der Tiernahrung oft Hormone und Antibiotika zugesetzt!) zu meiden. Auch Milch kann unter Umständen Hormone enthalten.

Des weiteren wirkt sich eine Umstellung auf flüssigkeits-, fett- und salzarme Kost mit vielen Kohlenhydraten oft günstig aus. Folgende Substanzen sollten betroffene Frauen nach Expertenmeinung vermehrt zu sich nehmen:

Soja | Die Phytoproteine des Soja sind eine sinnvolle Alternative zum Fleischkonsum. Insbesondere Frauen profiteren von den Inhaltsstoffen, da diese zu Hormonen umgewandelt werden können, die der Körper braucht (im Gegensatz zu jenen, die er nicht braucht, aber zuviel erhält). Nimmt man die nötigen Stoffe in natürlicher Form zu sich, dann läßt man dem Organismus quasi die Wahl, sie zu nutzen oder auch nicht.

Essentielle Fettsäuren | Zwar wird der übermäßige Fettkonsum berechtigterweise von Ernährungswissenschaftlern immer wieder kritisiert, doch ist Fett bekanntlich nicht gleich Fett. Zahlreiche Ernährungsstudien belegen, daß wir meist die falschen Fette zu uns nehmen und von den „richtigen" Fetten zu wenig haben – die richtigen Fette: das sind die ungesättigten essentiellen Fettsäuren, die unser Körper nicht herstellen kann, aber für viele verschiedene Stoffwechselvorgänge dringend benötigt. Die bekanntesten essentiellen Fettsäuren sind die Eicosapentaensäure und die Docosapentaensäure des Fischöls. Wer sich konsequent fettarm ernährt, muß diese Fettsäuren regelmäßig ergänzen – zum Beispiel durch Lachsölkapseln. Allerdings ist hierbei darauf zu achten, daß diese einer strengen Qualitätskontrolle unterliegen und keine Schadstoffrückstände enthalten.

B-Vitamine | Mittlerweile räumen immer mehr amtliche und halbamtliche gesundheitliche Institutionen ein, daß auch eine noch so „ausgewogene Ernährung" meist nicht die benötigten Mengen an Nährstoffen zu liefern vermag. Frauen benötigen zum Beispiel besonders viele B-Vitamine – und zwar möglichst kombiniert mit Kalzium und Magnesium.

Prostataerkrankungen

Die Prostata, oft auch Vorsteherdrüse genannt (von lateinisch „prostare“ = vorstehen), ist ein festes Organ, das die Harnröhre kurz unterhalb der Blase faustartig umfaßt. Es hat ungefähr die Größe einer Kastanie und wiegt ca. 25 g; bei einer gutartigen Vergrößerung kann das Organ auf das fünf- bis sechsfache anschwellen und den Umfang eines Apfels erreichen.

Die Prostata besteht aus Bindegewebe, Muskelzellen und zahlreichen Einzeldrüsen, die mit etwa 17 Gängen in die Harnröhre münden, wo sie mit den Spritzkanälchen der Samenbläschen zusammentreffen. Umschlossen wird das Organ von einer Kapsel, in der die für die Erektion notwendigen Nerven und Blutgefäße verlaufen.

Hauptaufgabe der Prostata ist es, ein dünnflüssiges, milchiges Sekret zu produzieren, das dem Samen bei der Ejakulation, dem Samenerguß, beigemischt wird, um die Beweglichkeit der Spermien zu fördern. Etwa 15 bis 30 Prozent der beim Samenerguß herausgeschleuderten Samenflüssigkeit stammen aus der Prostata. Außerdem verschließt die Prostata bei der Ejakulation die Harnröhre in Richtung Harnblase, um zu verhindern, daß die Samenflüssigkeit in die falsche Richtung gespritzt wird.

Das Organ ist von derber Konsistenz, da viel Muskeln in ihr enthalten sind. Leider wird diese Drüse mit zunehmendem Alter Quelle mancher Unannehmlichkeiten und sollte bei Routineuntersuchungen im Auge behalten werden. Beim Betasten der Prostata kann Druckempfindlichkeit oder Schmerz ein frühes Anzeichen für eine Erkrankung sein.

Hinweis: **Diese kleine Kontrolle kann man übrigens auch selbst durchführen, indem man einen Finger in den After einführt. Tastet man zur Bauchseite hin, so kann man dieses feste Organ fühlen.**

Prostatakrebs

Der Unterschied zwischen einer im Alter „normal" vergrößerten Prostata und einem Prostatakrebs im Frühstadium ist erheblich. Bei einem entsprechenden Verdacht wird man die Zellaktivitäten mittels dem PSA-Test (Prostataspezifisches Antigen) überprüfen. Das Wachstum der Krebszellen der Prostata wird durch das Hormon Testosteron gefördert. Im Gegensatz zu anderen Tumoren läßt sich die krankhafte Entwicklung an der Prostata daher mit der sogenannten Testosteronblockierung oft völlig stoppen. Voraussetzung ist jedoch eine frühzeitige Diagnose. Obwohl die Prognosen bei einer Blockade des Testosteronhormons gut sind, setzt nur ein kleiner Anteil der Urologen diese Therapie ein. Man empfiehlt in der Regel eine Hormonblockade von neun bis zwölf Monaten. Diese Therapie kann man maximal vier Jahre fortführen. Danach werden die Zellen gegenüber dieser Therapie unempfindlich und nehmen ihr Wachstum möglicherweise wieder auf.

Studien haben bewiesen, daß die Hormonblockade im Frühstadium die Chance einer Heilung signifikant erhöht. Patienten mit einem Prostatakrebs im Anfangsstadium können – zusätzlich zur Hormonblockade – auch die Vorschläge aus dem Artikel *Krebs* (Seite 190) berücksichtigen.

Eine natürliche Testosteron-Blockade stellt die Heilpflanze Saw Palmetto (Sägepalme) dar.

Prostatakrebs-Patienten sollten die Hormone DHEA und Pregnenolon vermeiden, da sie sich zu Testosteron umwandeln können. Prostatakrebs-Patienten, die Melatonin zu sich nehmen, sollten nicht mehr als 3 mg täglich zuführen, da nicht ganz klar ist, wie sich diese Substanz auf das Zellwachstum der Prostatadrüse auswirkt.

Prostatavergrößerung (Prostatahyperplasie)

In der medizinischen Fachsprache hieß die „Altersprostata" lange Zeit auch „Prostata-Adenom", heute spricht man gleichbedeutend von *Benigner Prostata-Hyperplasie (BPH)*. Der Begriff stammt aus dem Lateinischen bzw. Altgriechischen und bedeutet wörtlich „gutartige Vorsteherdrüsen-Überausdehnung". Anders gesagt: BPH meint eine Vergrößerung der Prostata, die dazu führen kann, daß die Harnröhre eingeengt wird und Restharn in der Harnblase zurückbleibt.

Wichtig: **Eine solche Prostata-Vergrößerung hat *nichts mit Krebs* zu tun! Hier liegt ein gutartiges Drüsenwachstum vor. Tochterzellen (Metastasen) werden *nicht* gebildet. Allerdings kann sich manchmal ein Prostatakrebs aus ihr entwickeln.**

Die Prostata-Vergrößerung verläuft in der Regel in drei Phasen:

Phase 1:

- Vermehrtes Wasserlassen (Pollakisurie)
- Erschwertes/schmerzhaftes Wasserlassen (Dysurie)
- Vermehrter nächtlicher Harndrang (Nykturie)
- Zwanghafter Harndrang, oft nur Tröpfeln (Strangurie)
- Verzögerter Beginn des Wasserlassens
- „Harnstottern": mehrfach unterbrochenes Wasserlassen
- Nachträufeln

Phase 2:

- Restharnbildung
- Urin nicht mehr ganz klar, die Blase behält einen Restharn zurück

Stadium 3:

- Überlaufblase mit unkontrolliertem, tropfenweisen Harnabgang („Harnträufeln")
- Nur noch tropfenweise trüber Urin
- Harnverhaltung/Harnsperre (Anurie)

Die Vermutung, daß eine erhöhte Konzentration des Hormonmetaboliten Dihydrotestosteron (DHT) für viele Männerkrankheiten verantwortlich sein könnte, stammt bereits aus den siebziger Jahren, scheint sich aber in neueren Studien zu bestätigen. Männer mit niedrigen DHT-Konzentrationen hatten eine normale Muskelmasse, eine normale Libido und eine kleine Prostata. Männern mit einer „normalen" oder erhöhten DHT-Konzentration litten indes unter einer vergrößerten Prostata, frontalem Haarausfall, diffusem Bartwuchs und Akne.

Nun muß man wissen, daß das Enzym 5-Alpha-Reductase Testosteron in DHT umwandelt. Bei älteren Männern wird dieses Enzym vermehrt produziert, was erhöhte DHT-Werte nach sich zieht. Blockt man die 5-Alpha-Reductase ab, sinken auch die DHT-Werte. Bei Männern mit vergrößerter Prostata normalisieren sich dadurch das Prostatavolumen und die Harnablaßfunktion. Darüber hinaus kann sich die DHT-Senkung vorteilhaft auf Haar- und Bartwuchs sowie Akne auswirken. Seit einigen Jahren wird hierfür ein standardisiertes Extrakt aus der Frucht der Sägepalme eingesetzt. Es wirkt auf zwei Ebenen:

1. Es blockt das Enzym 5-Alpha-Reductase und verhindert damit die Umwandlung von Testosteron zu DHT.
2. Es blockiert die Rezeptoren bösartiger Zellen, die DHT und Testosteron aufnehmen.

Durch die DHT-Senkung wird das Wachstum bösartiger Zellen verhindert und das Prostatavolumen verringert.

Klinische Studien mit standardisiertem Saw Palmetto-Extrakt zeigten bereits nach sechs Wochen in 60 bis 88 Prozent der Fälle eine Wirkung.
Erfreulicherweise wurden keine nennenswerten Nebenwirkungen berichtet. Das – stark beworbene – amerikanische Produkt *Proscar* zeigte wesentlich weniger Wirkung, wobei mit erheblich mehr Nebenwirkungen (nachlassende Libido, Ejakulationsprobleme, Impotenz, Brustvergrößerung, Knoten, Milchbildung) zu rechnen ist. Der Einsatz von Saw Palmetto zog folgende Effekte nach sich:

- **Verringerung des nächtlichen Harndrangs**
- **Verbessertes Harnablassen**
- **Vermindertes Resturin in der Blase**
- **Verbesserung der Symptome beim Urinieren**

Eine belgische Studie über Saw Palmetto (*Current Therapies, Research, Clinical Experiences*) an 505

Männern mit Prostatavergrößerung bestätigte die erwähnten Erleichterungen und verbesserte nach 45 Behandlungstagen die Lebensqualität der Betroffenen erheblich. Nach 90 Tagen hielten 88 Prozent der Patienten die Behandlung für effektiv. Das Urteil der Untersucher: „Das Extrakt der Sägepalme scheint eine effektive, gut verträgliche pharmakologische Substanz hinsichtlich der Behandlung des Urintraktes bei Prostatavergrößerungen zu sein.“

Grundsätzliche Entscheidung

Bei der Betrachtung von Prostataproblemen ist dringend zu unterscheiden zwischen Vorsorge, vergrößerter Prostata und Prostatakrebs. Im Bereich der Vorsorge rät man Männern über 40 Jahren zu 300 bis 600 mg Saw Palmetto-Extrakt täglich, Männer über 50 Jahren sollten laut Literaturempfehlung 600 mg täglich zu sich nehmen. Bei einer vorhandenen Prostatavergrößerung werden meist 600 mg empfohlen. Wenn dies keine Erleichterung nach sich zieht, ist zusätzlich 100 mg Pygeum angebracht. Pygeum behindert ebenfalls den DHT-Stoffwechsel, wirkt ferner gegen Ödeme (Wasseransammlungen) und vermag zu einer erheblichen Prostataverkleinerung beizutragen. Für diese Fälle gibt es oft entsprechende Kombinationspräparate aus Saw Palmetto/Pygeum.

Sojaextrakt enthält wirkungsvolle Mengen an Phytoöstrogenen, die gegen die schädlichen Wirkungen von DHT angehen. Zwei gehäufte Eßöffel täglich werden empfohlen.

Sollten diese Substanzen noch immer keine Erleichterung bringen (bei 10 bis 20 Prozent der Männer ist dies der Fall), kann es notwendig sein, auf synthetische Medikamente zurückzugreifen. Gelegentlich wird es erforderlich sein, mittels einer vorübergehenden medikamentösen Testosteronblockade das Prostatavolumen zu vermindern. Die sogenannte Transurethale Resektion sollte vermieden werden, weil dieser chirurgische Eingriff schmerzhafte Nebenwirkungen nach sich ziehen kann. Neuerdings gibt es eine effektive Behandlung mit Mikrowellen.

Möglichkeiten, eine Prostatavergrößerung wirkungsvoll zu behandeln, gibt es viele. Als Patient kann man dabei den Arzt unterstützen, indem man einige wichtige Punkte beachtet. Als weitere begleitende Maßnahmen bieten sich unter anderem physikalische Maßnahmen, pflanzliche Mittel und eventuell eine Ernährungsumstellung an.

Das können Sie selbst tun

Physikalische Maßnahmen:

- Warme Fuß- und Sitzbäder
- Lokale Wärmeanwendungen im Bereich des Kreuzbeines (zum Beispiel Heublumensack)
- Fangopackungen

Pflanzliche Mittel:

- Kürbissamen (Cucurbitae Semen) – täglich eine Handvoll: Die darin enthaltenen eiweißspaltenden Enyzme sowie Vitamin E entspannen den Schließmuskel und steigern die Spannung der Blasenmuskulatur.
- Heiltees (Brennessel, Liebstöckel)
- Pflanzliche Mittel aus der Apotheke, zum Beispiel Fertigpräparate mit den krampflösenden Wirkstoffen der Zwergpalme

Diätetische Maßnahmen:

- Vermeiden von Übergewicht
- Vermeiden von Alkohol, Kaffee und schwarzem Tee
- Vermeiden von fetten, blähenden Speisen
- Vermeiden von Gewürzreizstoffen (Paprika, Cayennepfeffer, Meerrettich, Curry)
- Evtl. Durchführung einer Reduktionsdiät

Sonstiges:

- Nicht auf kaltem Untergrund sitzen
- Vermeiden von Zugluft
- Geregelten Stuhlgang beachten
- Möglichst viel Bewegung

Quellen:

* The extract of serenoa repens in the treatment of benign prostatic hyperplasia: A multicenter open study. Curr. Ther. Res. Clinical Experience (USA), 1994, 55/7 (776-

785)
* Prostaserene (R). Treatment for BPH. Druds Future (Spain), 1994, 19/5 (452-453)
* The effect of Permixon on androgen receptors. Acta Obstet. Gynecol. Scand. (Sweden), 1988, 65/6
* Pharmacological combinations in the treatment of benign prostatic hypertrophy. Journal Urol. (France), 1993, 99/6 (316-320)
* Inhibition of androgen metabolism and binding by a liposterolic extract of "Serenoa repens B" in human foreskin fibroblasts. Journal Steroid Biochem. (England), 1984, 20/1 (515-519)
* Testosterone metabolism in primary cultures of human prostate epithelial cells and fibroblasts. Journal Steroid Biochemical Molecular Biology (England) Dezember 1995, 55 (3-4), 375-383
* The effect of Permixon on androgen receptors. Acta Obstet. Gynecol. Scand. (Sweden) 1988, 67 (5), 397-399
* Binding of Permixon, a new treatment for prostatic benign hyperplasia, to the cytosolic androgen receptor in the rat prostate. Journal Steroid Biochemical (England) Januar 1984, 20 (1), 521-523
* Inhibition of androgen metabolism and binding by a liposterolic extract of "Serenoa repens B" in human foreskin fibroblasts. Journal Steroid Biochemical (England) Januar 1984, 20 (1) 515-519
* Testosterone metabolism in primary cultures of human prostate epithelial cells and fibroblasts. Journal of steroid Biochemistry and Molecular Biology (United Kingdom), 1995, 55/3-4 (375-383)
* Testosterone metabolism in primary cultures of human prostate epithelial cells and fibroblasts. Journal of Steroid Biochemistry and Molecular Biology (United Kingdom), 1995, 55/3-4 (375-383)
* Human prostatic steroid 5alpha-reductase isoforms. A comparative study of selective inhibitors. Journal of Steroid Biochemistry and Molecular Biology (United Kingdom) 1995, 54/5-6 (272-279)
* The lipidosterolic extract from Serenoa repens interferes with prolactin receptor signal. Journal of Biomedical Science (Switzerland), 1995, 2/4 (357-365)
* Lack of effects of a lyposterolic extract of Serenoa repens on plasma levels of testosterone, follicle-stimulating hormone, and luteinizing hormone. Clinical Ther. (USA), 1988, 10/5 (585-588)
* Serenoa repens capsules: A bioequivalence study. Acta Toxicology Ther. (Italy), 1994, 15/1 (21-39)
* Rectal bioavailability and pharmacokinetics in healthy volunteers of serenoa repens new formulation. Arch. Med. Interna (Italy), 1994, 46/2 (77-86)
* Clinical controlled trial on therapeutical bioequivalence and tolerability of Serenoa repens oral capsules 160 mg or rectal capsules 640 mg. Arch. Med. Interna (Italy), 1994, 46/2 (61-75)
* Evidence that serenoa repens extract displays an antiestrogenic activity in prostatic tissue of benign prostatic hypertrophy patients. European Urol. (Switzerland), 1992, 21/4 (309-314)
* Liposterolic extract of Serenoa Repens in management of benign prostatic hypertrophy. Urologia (Italy), 1988, 55/5 (547-552)
* Lack of effects of a lyposterolic extract of Serenoa repens on plasma levels of testosterone, follicle-stimulating hormone, and luteinizing hormone. Clinical Ther. (USA), 1988, 10/5 (585-588)
* Binding of permixon, a new treatment for prostatic benign hyperplasia, to the cytosolic androgen receptor in the rat prostate. Journal Steroid Biochem. (England), 1984, 20/1 (521-523)

* Effect of Pygeum africanum extract on A23187-stimulated production of lipoxygenase metabolites from human polymorphonuclear cells. Journal Lipid. Mediat. Cell. Signal. 1994 Mai, 9 (3), 285-290
* Combined extract of Urtica dioica and Pygeum africanum in the treatment of benign prostatic hyperplasia: double-blind comparison of two doses. Clinical Ther. 1993 November-Dezember 15(6), 1011-1020
* [Urological and sexual evaluation of treatment of benign prostatic disease using Pygeum africanum at high doses] Arch. Ital. Urol. Nefrol. Androl. 1991, September 63(3), 341-345
* [Efficacy of Pygeum africanum exttract in the medical therapy of urination disorders due to genign prostatic hyperplasia: evaluation of objective and subjective parameters. A placebo-controlled double-blind multicenter study] Wiener Klinische Wochenschrift 1990 November 23, 102 (22), 667-673

Quellenausdruck: 11 Seiten

Retinopathie

Bei der Retinopathie (früher auch als Retinitis bezeichnet) handelt es sich um eine nicht-entzündliche Netzhauterkrankung. Sie tritt oft im Zusamenhang mit anderen Erkrankungen auf, wobei sich die Retinopathia diabetica besonders hervorhebt. Dabei kommt es zu sogenannten Mikroaneurysmen (kleinste Ausbuchtungen der Blutgefäße), zu Blutungen und zu bindegewebigen Wucherungen der Gefäßwände. Wie schnell sich die diabetische Netzhauterkrankung entwickelt, hängt vor allem von der Regulierung des Zuckerspiegels ab. Nach etwa zehn Jahren leidet etwa die Hälfte der Diabetiker darunter, nach etwa 20 Jahren betrifft es praktisch alle. Diese Erkrankung hat in den letzten Jahrzehnten zwangsläufig zugenommen, denn durch die heutige Therapie wird das Leben von Diabetes-Patienten erheblich verlängert. Es erreichen also immer mehr dieses Stadium der Retinopathie, das früher kaum erreicht wurde.

Man ist sich heute fast sicher, daß sowohl die diabetische Retinopathie als auch der Altersstar durch einen Mangel an Antioxidantien verursacht werden. Bei der diabetischen Retinopathie gehen viele Experten heute von einem Mangel an Vitamin B6 aus. Man empfiehlt daher, vorsorglich einen Nährstoffmangel mittels Basisnährstoffen auszugleichen. Eine Einnahmezeit von zehn Wochen zur Abklärung sollte eingehalten werden. Der Basisnährstoff sollte natürlich alle Vitamine der B-Reihe in ausreichender Dosierung aufweisen. Die Vorbeugung ist praktisch das einzige Mittel gegen die Retinopathie, denn es gibt bisher keine wirksame Therapie, mit der sie zu heilen wäre.

Quellen:

* A deficiency of vitamin B6 is a plausible molecular basis of the retinopathy of patients with diabetes mellitus. Biochem Biophys Res Commun. 1991, August 30, 179 (1), 615-619
* Pharmacological prevention of diabetic microangiopathy. Mecanismes Pathogeniques. Diabetes Matabol. (France), 1994, 20/2 BIS (219-228)
* Clinical study of vitamin influence in diabetes mellitus. Journal of the Medical Society of Toho University (Japan), 1996, 42/6
* Erythrocyte and plasma antioxidant activity in type I diabetes mellitus. Presse Medicale (France), 1996, 25/5 (188-192)
* Lipid peroxidation in insulin-dependent diabetic patients with early retina degenerative lesions: Effects of an oral zinc supplementation. European Journal of Clinical Nutrition (United Kingdom), 1995, 49/4 (282-288)
* Angioid streaks associated with abetalipoproteinemia. Ophtalmic. Genet. (Netherlands), 1994, 15/3-4 (151-159)
* Comparison of gamma-glutamyl transpeptidase in retina and cerebral cortex, and effects of antioxidant therapy. Curr. Eye Res. (United Kingdom), 1994, 13/12 (891-896)
* Status of antioxidants in patients with diabetes mellitus with and without late complications. Aktuelle Ernährungs-Medizin Klinische Praxis (Deutschland), 1994, 19/3 (155-159)
* Vitamins for seeing. Compr. Ther. (USA), 1990, 16/4 (62)
* The regional distribution of vitamins E and C in mature and premature human retinas. Investigation Ophtalmol. Visual. Science (USA), 1988, 29/1 (22-26)
* Oral vitamin E supplements can prevent the retinopathy of abetalipoproteinaemia. British Journal Ophtalmol. (UK), 1986, 70/3 (166-173)
* The role of taurine in developing rat retina. Ophtalmologie (France), 1995, 9/3 (283-286)
* Taurine: Review and therapeutic applications (Part I). Journal Farm. Clinical (Spain), 1990, 7/7 (580-600)
* Supplemental taurine in diabetic rats. Effects on plasma Glukose and triglycerides. Biochem. Med. Metabol. Biol. (USA), 1990, 43/1 (1-9+8)
* Taurine deficiency retinopathy in the cat. Journal Small Anim. Pract. (England), 1980, 21/10 (521-534)
* [Clinical experimentation with pyridoxylate in treatment of various chorioretinal degenerative disorders (50 cases)] Experimentation clinique du piridoxilate dans le traitement de quelques affections degeneratives de la chorio-retine (a propos de 50 observations) Bulletin Soc. Ophtalmol. Fr. 1969 Dezember 69 (12), 1145-1150 (no abstract)
* Rationales for micronutrient supplementation in diabetes. Med. Hypotheses. 1984 Februar 13(2), 139-151
* Magnesium and potassium in diabetes and carbohydrate metabolism. Review of the present status and recent results. Magnesium. 1984, 3(4-6), 315-323

Quellenausdruck: 7 Seiten

Schildddrüsenstörungen

Schilddrüsenvergrößerung

Die Schilddrüse ist ein kleines schmetterlingförmiges Organ im Halsbereich, das für die Herstelllung wichtiger Hormone zuständig ist; diese regeln den Energie-Grundumsatz, gewissermaßen den „Leerlauf" des Organismus. Sind die hierfür erforderlichen Hormone Trijodthyronin und Thyroxin in (zu) großer Menge vorhanden, dann verbraucht der Körper (zu)viel Energie – und umgekehrt. Reguliert wird die Hormonproduktion von der Hirnanhangdrüse, einer Art „Meßstelle". Wird zuwenig Trijodthyronin oder Thyroxin gebildet, dann erhält die Schilddrüse von der Hirnanhangdrüse die „Anweisung", die Produktionskapazitäten zu erhöhen. Die Drüse vergrößert sich, und es kommt zu einer mehr oder weniger sichtbaren Kropfbildung (Struma). Eine solche Drüsenvergrößerung ist anfangs kaum sicht- oder tastbar.

Üblicherweise – aber nicht immer – ist ein chronischer Jodmangel der Auslöser für die Vergrößerung der Schilddrüse. Das notwendige Jod wird normalerweise über die Nahrung aufgenommen. Es gibt jedoch Mangelgebiete. Vor allem in Gebirgsgegenden fehlt es oft an Jod, und die Schilddrüse reagiert mit einer krankhaften Vergrößerung. Lediglich am Meer ist die Versorgung halbwegs gewährleistet (Meersalz, Fisch). Jodhaltiges Meersalz ist daher grundsätzlich zu empfehlen. Viele Personen über 40 Jahren haben einen Jodmangel, ohne es zu wissen. Die üblichen Bluttests reichen leider nicht aus, um Defizite in jedem Fall nachzuweisen. Aber bereits kleinste Mängel können zu einer Gewichtszunahme führen, Störungen im Immunsystem nach sich ziehen, Altersdiabetes und vorzeitige Alterungserscheinungen auslösen. Die genannten Symptome können demnach ein Hinweis auf Jodmangel bzw. Schilddrüsenunterfunktion sein. Die Vergrößerung der Schilddrüse kann entweder zu einer Einstellung der Hormonproduktion in fest umrissenen Bereichen, den sogenannten „kalten Knoten", führen. Hieraus kann sich Krebs entwickeln. Oder aber es geraten bestimmte Teile außer Kontrolle, die unabhängig vom Bedarf „heiße Knoten" produzieren.

Eine der Methoden, um einen Schilddrüsenhormonmangel nachzuweisen, ist die Temperaturmessung. Hierbei wird über sieben Tage hinweg die Körpertemperatur jeweils 30 Minuten vor dem Mittagessen gemessen. Ist die Körpertemperatur konstant unter 37 Celsius, dann könnte ein Mangel vorliegen. Für genaue Ergebnisse sollte rektal gemessen werden.

Die konsequente und langfristige Änderung von ungesunden Lebensgewohnheiten (zum Beispiel Vermeidung von Streß und Hektik, mehr Schlaf, gesunder Lebensrhythmus) gehört zu den wirkungsvollsten und wichtigsten Maßnahmen, die jeder Betroffene selbst ergreifen kann. Auch Kneippsche Wasseranwendungen (zum Beispiel Waschungen, kalte Wickel) können sehr zur Unterstützung der Behandlung und zur Linderung der Beschwerden beitragen. Personen, die herkömmliche Schilddrüsenmedikamente einnehmen, bedürfen wegen möglicher Nebenwirkungen der ärztlichen Aufsicht. Natürliche Therapien sind erheblich sicherer. Dazu gehören folgende Mittel:

- Jod: 100 bis 200 mcg
- Tyrosin: 500 bis 1.000 mg
- Melatonin: 3 mg
- Sojaextrakt: 10 g
- DHEA: 3 x 25 mg Männer/3 x 15 mg Frauen

Quellen:

* Soy protein, thyroid regulation and cholesterol metabolism. Journal of Nutrition (USA), 1995, 125/3 Supplement. (619-623)
* Comparative pharmacology of the thyroid hormones. Ann. Thorac. Surg. (USA), 1993, 56/1 Supplement (2-8)
* Primary hypothyroidism in an adult patient with protein-calorie malnutrition: A study of its mechanism and the effect of amino acid deficiency. Metabolism Clinical Experience (USA), 1988, 37/1 (9-14)
* Preferential formation of triiodothyronine residues in newly synthesized (14C)tyrosine-labeled thyroglobulin molecules in follicles reconstructed in a suspension culture of hog thyroid cells. Mol. Cell. Endocrinology (Ireland), 1988, 59/1-2 (117-124)
* Importance of the content and localization of tyrosine residues for thyroxine formation within the N-terminal part of human thyroglobulin den. European Journal of Endocrinology (Norway), 1995, 132/5 (611-617)
* Melatonin and the endocrine role of the pineal organ. Argentina Curr. Topics Experience Endocrinology (USA), 1974, Vol. 2 (107-128)
* Brief report: Circadian melatonin, thyroid-stimulating hormone, prolactin, and cortisol levels in serum of youn adults with autism. Israel Jounal of Autism and Developmental Disorders (USA), 1995, 25/6 (641-654)
* Effects of melatonin and thyroxine replacement on thyrotropin, luteinizing hormone,

and prolactin in male hypothyroid hamsters. Endocrinology (USA), 1985 117/6 (2402-2407)

* Influence of phytogenic substances with thyreostatic effects in combination with iodine on the thyroid hormones and somatomedin level in pigs. Experience Clinical Endocrinology (Deutschland), 1985, 85/2 (183-190)
* Importance of the content and localization of tyrosine residues for thyroxine formation within the N-terminal part of human thyroglobulin. European Journal of Endocrinology (Norway), 1995, 132/5 (611-617)
* Preferential formation of triiodothyronine residues in newly synthesized (14C) tyrosine-labeled thyroglobulin molecules in follicles reconstructed in a suspension culture of hog thyroid cells. Mol. Cell. Endocrinology (Ireland), 1988, 59/1-2 (117-124)
* Primary hypothyroidism in an adult patient with protein-calorie malnutrition: A study of its mechanism and the effect of amino acid deficiency. Metabolism Clinical Experience (USA), 1988, 37/1 (9-14)
* Comparative pharmacology of the thyroid hormones. Ann. Thorac. Surg. (USA), 1993, 56/1 Supplement (2-8)

Quellenausdruck: 6 Seiten

Schilddrüsenüberfunktion (Hyperparathyreoidismus)

Wenn durch einen Labortest ein zu hoher Gehalt des Schildrüsenhormons Parathyroid im Blut festgestellt wird, liegt Hyperparathyreoidismus (von griechisch „hyper" = über) vor. Die Überfunktion der Schilddrüse wird durch erhöhte Körpertemperatur, Herzjagen, Zittern, Unruhezustände und manchmal hervortretende Augen charakterisiert. Eine Schilddrüsenüberfunktion kann verschiedene Ursachen haben, die der Arzt abklären muß. Nur so ist die richtige Behandlung gewährleistet. Der Mechanismus ist jedoch im wesentlichen gleich: Der Überschuß an Parathormonen zieht Kalzium aus den Knochen und reichert damit das Blut an, Skelettänderungen (Frakturen) können folgen; auch die Nieren können in Mitleidenschaft gezogen werden.

Die Erkrankung entwickelt sich zunächst oft unbemerkt vom Betroffenen. Anfangs verläuft sie symptomarm und ist meist nur durch eine entsprechende Blutuntersuchung feststellbar. Viele Patienten werden daher erst bei den Folgeerscheinungen aufmerksam, das heißt, wenn plötzlich ein Knochen bricht, Nierensteine auftreten oder die Nieren gar völlig versagen.

In weitergehenden Untersuchungen (Blutanalysen, Röntgen, Sonographie usw.) wird der Therapeut die Ursache zu klären versuchen. Falls ein Tumor vorliegt, muß dieser entfernt werden. Viel häufiger ist jedoch ein Mangel an Vitamin D_3 und/oder Kalzium.

In dem Fall wäre die (zu) häufig praktizierte Operation überflüssig. Eine entsprechende Zufuhr dieser Substanzen kann hier Klarheit bringen.

Die Einnahme von Kalzium und Vitamin D3 hat sich bei Hyperparathyreoidismus in jedem Fall als sinnvoll erwiesen. Man empfiehlt meist um die 4.000 IE Vitamin D3 und 2.000 mg Kalzium täglich. Der gestiegene Kalziumspiegel im Blut kann als Signal an die hormonproduzierenden Drüsen wirken, ihre übermäßige Hormonherstellung zu stoppen.

Vereinfacht ausgedrückt: Die Schilddrüse erhält die Mitteilung, daß ausreichend Kalzium im Blut vorhanden ist und sie den Mineralstoff nicht aus den Knochen entnehmen muß. Man geht derzeit davon aus, daß durch diese einfache Maßnahme etliche Operationen vermieden werden könnten.

Quellen:

* Kalzium, phosphate, vitamin D, and the parathyroid. Pediatr Nephrology (Deutschland), 1996, 10/3 (364-367)
* Vitamin D metabolism in chronic childhood hypoparathyroidism: Evidence for a direct regulatory effect of Kalzium. Journal Pediatr. (USA), 1990, 116/2 (252-257)
* Determinants for serum 1,25-dihydroxycholecalciferol in primary hyperparathyroidism. Bone Miner. (Netherlands), 1989, 5/3 (279-290)
* Magnesium hormonal regulation and metabolic interrelations.Regulation hormonale et interrelations metaboliques du magnesium. Presse Med. (France), 1988, 17/12 (584-587)
* Treatment with active vitamin D (alphacalcidol) in patients with mild primary hyperparathyroidism. Acta Endokrinol. (Denmark), 1989, 120/2 (250-256)
* Intravenous 1,25(OH)2 vitamin D3-therapy in haemodialysis patients: Evaluation of direct and Kalzium-mediated short-term effects on serum parathyroid hormone concentration. Nephrology Dial. Transplantant. (Deutschland), 1990, 5/6 (457-460) (no abstract)

Quellenausdruck: 3 Seiten

Schlafstörungen

Fast jeder vierte Deutsche leidet unter Schlafstörungen. Schlaflosigkeit kann viele Ursachen haben. Schlafstörungen können sich auch sehr verschieden äußern. Generell unterscheidet man folgende Formen:

- Einschlafstörungen
- Durchschlafstörungen
- Vorzeitiges Erwachen

Die meisten Schlafstörungen sind nicht organisch bedingt, ihre Ursachen liegen in seelischen Belastungen, unbewältigtem Streß und einer Vielzahl äußerer störender Einflüsse. Die Wissenschaftler sind sich darüber einig, daß Schlafstörungen – ganz gleich, um welche Variante es sich handelt – Folgen von Aufregungen (positiver wie negativer Art) sind. Folgende Faktoren können eine Rolle spielen:

- Streß
- Schichtarbeit
- Zu langes Fernsehen/aufwühlende Filme
- Probleme in der Partnerschaft/im Beruf/mit Freunden
- Alkoholmißbrauch
- Üppige Mahlzeiten nach 20 Uhr
- Schlechter Schlafplatz
- Elektrosmog (Stromkreise in der Nähe des Bettes)

Nach einer gründlichen Betrachtung der Hintergründe für die Schlafprobleme sollten die eigentlichen Ursachen angegangen werden. Starke Schlafmittel sind gefährlich, weil sie nur vordergründig die Symptome bekämpfen, die Situation auf längere Sicht gesehen jedoch verschlimmern, da sie häufig in die Abhängigkeit führen.

Melatonin | Wir wissen heute, daß das Hormon Melatonin eine wichtige Rolle beim Ein- und Durchschlafen spielt. Die Pinealdrüse im Gehirn produziert nachts das Melatoninhormon und versetzt den Organismus damit in Schlafbereitschaft. Die Pinealdrüsen jüngerer Menschen fangen mit ihrer Produktion schon an, wenn das Tageslicht weniger wird, und setzen die Melatoninausschüttung etwa fünf Stunden fort. Sie ermöglichen damit den Eintritt in verschiedene Schlafstadien, sorgen für einen durchgehenden Schlaf und geben damit vor allem jüngeren Menschen das Gefühl, am nächsten Morgen frisch und tatkräftig aufzuwachen. Mit zunehmendem Alter läßt die Funktion der Pinealdrüse nach, mit der Folge, daß der erholsame Schlaf nicht mehr ganz so selbstverständlich, wie zum Beispiel bei Kindern, ist. Um besser einschlafen zu können, empfehlen sich bestimmte körpereigene „Müdmacher" – allen voran Melatonin.

Hinweis: **Besonders in Deutschland wird gerne darauf hingewiesen, daß mit Melatonin (angeblich) keine Langzeiterfahrungen vorliegen. Dieser Behauptung stehen allerdings zahlreiche wissenschaftliche Fakten gegenüber. Viele internationale Untersuchungen erbrachten den Nachweis, daß es sich bei Melatonin um eine sehr sichere und effektive Therapie handelt. Gäbe es eine Nutzen-Risiko-Kosten-Hitliste, dann stünde Melatonin vermutlich auf Platz eins, verschiedene andere handelsübliche Produkte wie Valium, Librium und andere würden wesentlich weiter hinten rangieren.**

Melatonin wird abends vor dem Zubettgehen eingenommen. Wann die Wirkung genau einsetzt, ist von mehreren Faktoren abhängig. Neueste Daten lassen vermuten, daß die Effektivität von Melatonin am größten ist, wenn man es zwischen 22 und 24 Uhr einnimmt. Dann fällt die Zeit der Hauptwirkung zusammen mit der maximalen Melatoninproduktion im Körper (etwa 2 Uhr nachts). Ein Vergleich diverser Verabreichungsformen (Kapseln, Tabletten, retard, sublingual usw.) ergab keine besonderen Unterschiede. Die gängige Dosierung beträgt 3 mg, kann jedoch von Fall zu Fall erheblich abweichen. Mit der 3 mg-Dosierung ist dem Gros der Betroffenen ausreichend geholfen. Etliche Personen schlafen dadurch zwar gut ein, aber nicht durch, eben weil Melatonin im Organismus als körpereigene Substanz rasch verarbeitet wird. Inzwischen wurde in den USA ein Produkt entwickelt, das sowohl für die rasche Zufuhr als auch für die verzögerte Abgabe (retard, sustained release) geeignet ist. Mit der raschen Zufuhr von 2,5 mg Melatonin wird schnell die erwünschte Einschlafmüdigkeit erreicht, während der Anteil der verzögerten Darreichungsform von ebenfalls 2,5 mg das Durchschlafen garantieren soll. Weitere schlaffördernde Substanzen sind:

Pyridoxal-5-Phosphat | Bei dieser Substanz handelt es sich um einen (nicht-stimulierenden) Vertreter der Vitamin B_6-Familie. Es wandelt das im Organismus vorhandene Tryptophan in (einschläferndes) Serotonin um.

Vitamin B_{12} | Dieses Vitamin wird für das Wachstum und die

Teilung der Zellen, besonders für die roten Blutkörperchen benötigt. Mangelerscheinungen führen zu Blutarmut und Störungen des Nervensystems. Besonders bei langer streng vegetarischer Ernährung kann es zu Mangelerscheinungen kommen, da Pflanzen sehr wenig Vitamin B_{12} enthalten. Das Vitamin unterstützt den Schlaf, indem es zur Regulierung des zikardianen Rhythmus beiträgt.

Chrompicolinat und Chrompolynicotinat | Beide Mittel normalisieren die Blutzuckerwerte. Erhöhte Serumkonzentrationen sind dem Schlaf nämlich hinderlich.

Niacinamid, Ascorbat, Inositol | Sie gelten als „Müdmacher".

Alle hier genannten Substanzen gelten in den üblichen Dosierungen als gesundheitlich völlig unbedenklich; auch bei Langzeitanwendung sind keine Schäden zu erwarten. Ein Produkt aus einem oder mehrerer dieser Inhaltsstoffe kann über mehrere Jahrzehnte hinweg genommen werden.

Wichtig: **Vor gängigen synthetischen Schlafmitteln, die Benzodiazepin, Barbiturate usw. enthalten, raten wir dringend ab. Sie fördern zwar das Einschlafen, aber der Schlaf ist nicht erholsam, sondern narkotisierend. Hinzu kommt die schnelle Gewöhnung mit der Notwendigkeit einer Dosiserhöhung (Suchtgefahr!).**

Gerade bei Schlafstörungen kann man mit Heilpflanzen viel bewirken. Folgende Heilpflanzen fördern einen ruhigen, erholsamen Schlaf:

Baldrian | Diese sanft wirkende Heilpflanze wird in unzähligen Produkten verwendet. Baldrian wirkt auf das zentrale Nervensystem ähnlich wie Benzodiazepin (zum Beispiel Valium). Die Valerensäure des Baldrian wirkt krampflösend und sorgt dafür, daß auch die körperliche Anspannung nachläßt, die oft ein Einschlafen unmöglich macht. Diverse Untersuchungen lassen den Schluß zu, daß gegen eine vorübergehende Verwendung von Baldrian nichts einzuwenden ist, aber die angebliche Harmlosigkeit verführt zum Dauergebrauch. Ähnlich wie Valium kann der häufige Gebrauch von Baldrian zur Gewöhnung führen. Auch kann die häufige Einnahme von Baldrian Leberschäden und Einschränkungen im zentralen Nervensystem hervorrufen.

Hopfen und Passionsblume | Der Hopfen enthält die Bitterstoffe Humulon und Lupulon. Diese wirken spannungsausleitend und fördern das Einschlafen insbesondere bei Nervosität. Für diese Heilpflanzen gelten die gleichen Einschränkungen wie für Baldrian. Sie sind im Dauergebrauch keineswegs so harmlos, wie man allgemein annimmt. Dennoch sind sie chemischen Mitteln in jedem Fall vorzuziehen.

Einschlaffördernd wirken auch Johanniskraut, Melisse und Lavendel. Sie sind auch bei Dauergebrauch völlig harmlos.

Kräuterkissen: Eine gute Einschlaf- bzw. Durchschlafhilfe ist ein Schlafkissen mit einer Heilpflanzenmischung als Füllung. Folgende Mischung ist empfehlenswert:

- Hopfen: 30 g
- Johanniskraut: 20 g
- Lavendelblüten: 20 g

Einschlaffördernde Kräuterteemischung:

- Johanniskraut: 30 g
- Weißdornblüten: 20 g
- Melissenblätter: 20 g
- Kamillenblüten: 10 g
- Hopfenzapfen: 5 g
- Baldrian: 10 g

Quellen:

* Melatonin replacement therapy of elderly insomniacs. Sleep (USA), 1995, 18/7 (598-603)
* Improvement of sleep quality in elderly people by controlled-release melatonin. Lancet (United Kingdom), 1995, 346/8974 (541-544)
* Sleep-inducing effects of low doses of melatonin ingested in the evening. Clinical Pharmacology and Therapeutics (USA), 1995, 57/5 (552-558)
* Light, melatonin and the sleep-wake cycle. Journal Psychiatry NeuroScience (Canada), 1994, 19/5 (345-353)
* Melatonin rhythms in night shift workers. Sleep (USA), 1992, 15/5 (434-441)
* Effect of melatonin replacement on serum hormone rhythms in a patient lacking endogenous melatonin. Brain Res. Bulletin (USA), 1991, 27/2 (181-185)
* Melatonin administration in insomnia. Neuropsychopharmacology (USA), 1990, 3/1 (19-23)
* Melatonin replacement therapy of elderly insomniacs. Sleep (USA), September 1995, 18 (7), 598-603
* Melatonin replacement corrects sleep disturbances in a child with pineal tumor.

Neurology (USA), 1996, 46/1 (261-263)
* Use of melatonin in circadian rhythm disorders and following phase shifts. Acta Neurobiologiae Experimentalis (Poland), 1996, 56/1 (359-362)
* Treatment of delayed sleep phase syndrome. General Hospital Psychiatry (USA), 1995, 17/5 (335-345)
* Nutritional factors in the etiology of the premenstrual tension syndromes. Journal Reprod. Med. (USA) Juli 1983, 28 (7), 446-464
* Effects of intravenously administered vitamin B12 on sleep in the rat. Physiol. Behav. (USA) Juni 1995, 57 (6), 1019-1024
* Treatment of persistent sleep-wake schedule disorders in adolescents with methylcobalamin (Vitamin B12). Sleep (USA) Oktober 1991, 14 (5), 414-418
* Vitamin B12 treatment for sleep-wake rhythm disorders. Sleep (USA) Februar 1990, 13 (1), 15-23
* [Folate and the nervous system (author´s transl)] Folates et systeme nerveux. Sem. Hop. (France) September 18-25, 1979, 55 (31-32), 1383-1387
* The effects of nicotinamide upon sleep in humans. Biol. Psychiatry (USA) Februar 1977, 12 (1), 139-143 (no abstract)

Quellenausdruck: 8 Seiten

Schwerhörigkeit (Gehörverlust, teilweiser)

Zu Hörstörungen kann es in allen drei Abschnitten des Ohres kommen: im äußeren Gehörgang, im Mittelohr und im Innenohr. Generell unterscheidet man die (recht häufige) Altersschwerhörigkeit und die in den letzten Jahren immer häufiger auftretenden Einschränkungen der Hörfähigkeit bei Jugendlichen und jungen Erwachsenen. Bei jungen Leuten führt man den Hörverlust vor allem auf zu laute Musik zurück. Speziell die Jüngeren, die das Wochenende gerne in Diskotheken verbringen, müssen über kurz oder lang mit Höreinschränkungen rechnen. Die Cilien (Hörhärchen) im Ohr können nicht jeder mechanischen Beanspruchung durch Schallwellen standhalten. Ab einer bestimmten Dezibel-Anzahl werden sie irreversibel geschädigt.

Darüber hinaus kennt man noch Hörverluste, die zum Beispiel auf bestimmte Erkrankungen und/oder Nebenwirkungen von Medikamenten zurückzuführen sind. So können hohe Antibiotikagaben im Kleinkindalter zu Einbußen des Hörvermögens führen. Auch Mittelohrentzündungen bei Kleinkinder ziehen oft einen (teilweisen) Hörverlust nach sich. Leider ist in all diesen Fällen nicht bekannt, wie man die Schäden mildern oder gar rückgängig machen kann.

Lediglich bei der Altersschwerhörigkeit können therapeutisch gegenwärtig gewisse Besserungen erreicht werden. Mit zunehmendem Lebensalter reduziert sich bekanntlich die Fähigkeit, Töne und Geräusche wahrzunehmen. Dies sind „normale" Alterungserscheinungen. Folgende Substanzen können helfen:

Hydergin* | Dieses Medikament kann in manchen Fällen das Hörvermögen bessern. In den USA sind lediglich Dosierungen um die 3 mg täglich zugelassen. Einige Untersuchungen lassen jedoch den Schluß zu, daß Dosierungen von 12 bis 20 mg täglich notwendig wären. Problematisch könnte hierbei die blutdrucksenkende Wirkung werden.

Ginkgo biloba | Dieses Naturprodukt weist ein erstaunliches Wirkspektrum auf. Grundsätzlich verbessert es die neurologischen Funktionen und hilft sogar in manchen Fällen bei Tinnitus (siehe Seite 262). Zur Verbesserung des Hörvermögens empfiehlt sich eine tägliche Dosis von 120 mg.

Quellen:

* [Hydergine in pathology of the inner ear] Hydergina en patologia del oido interno Ann. Otorrinolaringol. Ibero American (Spain) 1990, 17 (1), 85-98
* [Ginkgo extract Egb 761 (tenobin)/HAES versus naftidrofuryl. A randomized study of therapy of sudden deafness] Laryngorhinootologie (Deutschland), März 1994, 73 (3), 149-152
* [Therapeutic trial in acute cochlear deafness. A comparative study of Gikgo biloba extract and nicergoline] Presse Med. (France) September 25, 1986, 15 (31), 1559-1561
* [The influence on sound damages by an extract of gikgo biloba] Arch. Otorhinolaryngol. (USA) Juli 8, 1975, 209 (3), 203-215
* Results of combined low-power laser therapy and extracts of Ginkgo biloba in cases of sensorineural hearing loss and tinnitus. Adv. Otorhinolaryngol. (Switzerland) 1995, 49, 101-104
* Trial of an extract of Ginkgo biloba (EGB) for tinnitus and hearing loss [letter]. Clinical Otolaryngol. (England) Dezember 1988, 13 (6), 501-502

Quellenausdruck: 2 Seiten

Sodbrennen

Der Begriff Sodbrennen bezeichnet ein brennendes Gefühl in Magen und Speiseröhre, das entsteht, wenn Magensäure in den unteren Teil der Speiseröhre aufsteigt. Vereinfacht ausgedrückt,

wird dieses Brennen durch ein unvollständiges Schließen des Sphinkter-Muskels am Ende des Ösophagus (Speiseröhre) verursacht. Dadurch kann es in bestimmten Situationen zu einem Aufsteigen der Magensäure kommen. Diese schwemmt dann gegen die recht empfindliche Haut der Speiseröhre, was zu dem bekannten Brennen bzw. Unwohlsein führt. Von den meisten Betroffenen wird das Sodbrennen eher als unangenehmer „Schönheitsfehler" empfunden. Dabei wird oft übersehen, daß die permanente Irritation durch die Magensäure ein erhöhtes Risko für Speiseröhrenkrebs in sich birgt. Darüber hinaus kann es zu einem unangenehmen Reizhusten führen.
Die konventionelle Therapie umfaßt unter anderem die folgenden Maßnahmen:

- Schlafen mit erhöhtem Kissen, um die Magensäure nachts daran zu hindern, in die Speiseröhre zu fließen.
- „Antacida"-Mittel – also Substanzen, die die Magensäure verringern
- Verbot bestimmter Nahrungsmittel
- Verbot der Nahrungsaufnahme vor dem Zubettgehen
- Medikamente, die die Magen-Darm-Peristaltik anregen

Häufiges Sodbrennen sollte stets zum Anlaß genommen werden, einen Schutzschild aus Antioxidantien aufzubauen, da diese gegen Entzündungen der Speiseröhre schützen und mögliche Spätfolgen wie Magengeschwüre oder Krebs verhindern können. Wenn Sie kein reines Vitamin C vertragen, das zusätzlich „säuert", empfiehlt es sich, die Tabletten/Kapseln nach den Mahlzeiten zu nehmen. Gegebenenfalls wird man auf Produkte umsteigen müssen, die weniger säurebildend wirken.

Quellen:

* Prevention of esophageal cancer: the nutrition intervention trials in Linxian, China. Linxian Nutrition Intervention Trials Study Group. Cancer Res. 1994 April 1, 54 (7 Supplement), 2029-2031
* Effects of vitamin/mineral supplementation on the proliferation of esophageal squamous epithelium in Linxian, China. Cancer Epidemiol Biomarkers Prev. 1994 April-Mai. 3 (3), 277-279
* [Preliminary report on the results of nutrition prevention trials of cancer and other common diseases among residents in Linxian, China] Chung Hua Chung Liu Chih, 1993 Mai. 15 (3), 165-181

* Chemoprevention of oral leukoplakia and chronic esophagitis in an area of high incidence of oral and esophageal cancer. Ann Epidemiol. 1993 Mai 3 (3), 225-234
* [Clinical aspects, diagnosis and treatment of esophageal spasm] Grud Serdechnososudistaia Khir. 1991 Juni (6) 57-60
* Association of esophageal cytological abnormalities with vitamin and lipotrope deficiencies in populations at risk for esophageal cancer. Anticancer Res. (Greece), 1988, 8/4, 711-716
* The effect of gamma-linolenic acid on clinical status, red cell fatty acid composition and membrane microviscosity in infants with atopic dermatitis. SO: Drugs Exp. Clin. Res. 1994 20(2) 77-84
* Fatty acid compositions of plasma lipids in atopic dermatitis/asthma patients. SO: Arerugi. 1994 Januar 43 (1) 37-43
* Possible immunologic involvement of antioxidants in cancer prevention. American Journal Clinical Nutrition 1995 Dezember 62 (6 Supplement) 1477-1482

Quellenausdruck: 5 Seiten

Trauma

Der Begriff Trauma bezeichnet jede Form der Wunde oder Verletzung durch Gewalteinwirkung von außen. Im allgemeinen Sprachgebrauch ist meist ein Unfall gemeint; im biologischen Sinne gehören jedoch auch Operationen dazu. Die Umschreibung dient zur klaren Abgenzung von gesundheitlichen Schäden durch Erkrankungen.

Die möglichen Spätfolgen von Verletzungen (von bleibenden Narben bis hin zum Tod) sind zu einem sehr großen Teil der Wirkung von Freien Radikalen zuzuschreiben, die auf die geöffnete Körperstelle bzw. Wunde einwirken. Dieses Geschehen kann vor allem an Rückenmarksverletzungen beobachtet werden. Die unmittelbar nach dem Trauma auftretenden Schädigungen durch Freie Radikale sind erheblich und können zu endgültigen Zerstörungen führen. Man empfiehlt daher bei traumatischen Vorfällen die sofortige Erhöhung des Antioxidantien-Gehalts, zum Beispiel mit Hilfe eines hochdosierten Basisnährstoffes.

Wichtig: **Verzichten Sie während oder nach massiven Blutungen auf blutverdünnende Nährstoffe wie zum Beispiel Ginkgo biloba!**

Bei Traumata des Schädels/Hirns raten Experten zur sofortigen Zufuhr von 10 mg *Hydergin** (sublingual) zusammen mit weiteren 10 mg *Hydergin** (oral). Zusätzlich kann man die Zufuhr von *Piracetam** (4,8 g) erwägen. In Tierstudien konnte nachgewiesen werden, daß hohe Vitamin C-Dosierungen (Stuhlgangstoleranz beachten!) das Risiko, an einem Trauma oder dessen Folgen zu sterben, deutlich verringern. Bei Rückenmarksverletzungen scheint das Hormon Pregnenolon einen wirksamen Schutz zu bieten; jedenfalls lassen Tierversuche diese Schlußfolgerung zu. Es ist daher möglicherweise ratsam, sofort 400 mg Pregnenolon (eventuell zusammen mit 800 IE Vitamin E) zu verabreichen.

Tinnitus

Das andauernde Klingeln oder Pfeifen im Ohr ist eine typische Erkrankung älterer Personen, betrifft zunehmend aber auch jüngere Menschen. Über die Ursachen sind sich die Experten nicht einig, möglicherweise spielen Lärmschädigung und psychische Probleme eine Rolle. Einige Studien wiesen nach, daß diesem Zustand manchmal mit hochwertigem *Ginkgo biloba* abgeholfen werden kann. Benutzt werden Dosierungen um die 120 bis 240 mg täglich. Falls Ginkgo nicht wie gewünscht Hilfe bringt, versucht man es mit den Medikamenten *Hydergin** oder *Vinpocetin* (je 20 bis 40 mg täglich). Auch *Piracetam** soll bereits zahlreichen Patienten geholfen haben.

Quellen:

* Hydergin* a en patologia del oido interno. Ann. Otorrinolaringol. Ibero American (1990), 85-98, Spanien.
* Tinnitus rehabilitation in sensorineural hearing loss. Based on 400 patients. Otorinolagologia, 1994, 44/5, 227-229, Italien.
* The value of rheological, vasoactive and metabolically active substances in the initial treatment of acute acoustic trauma. HNO, 1986, 34/10, 424-428, Deutschland.
* Trental and Cavinton in the therapy of cochleovestibular disorders. Cesk. Otolaryngol.. 1980, 33/4, 264-267, Tschechien.
* Results of combined low-power laser therapy and extracts of Ginkgo biloba in cases of sensorineural hearing loss and tinnitus. Adv. Otorhinolaryngol. 1995, 49/101-4.

Quellenausdruck: 2 Seiten

Trisomie (Mongolismus, Down-Syndrom)

Beim Mongolismus handelt es sich um eine angeborene Krankheit mit einem Chromosomendefekt: Bei der Duplikation der Erbmasse tritt ein Chromosom dreifach (deshalb „Tri-somie") statt maximal zweifach auf. Betroffene haben 47 Chromosome statt normalerweise 46. Dieses überzählige Chromosom läßt die charakteristischen Fehlbildungen entstehen:

- Ungewöhnlich plumpe Ohrmuscheln
- Kleine Sattelnase
- Clownhafte rote Flecken auf den Wangen
- Starker Speichelfluß
- Auftreibung des Bauches
- Übermäßige Biegsamkeit der Gelenke
- Vierfingerfurche auf dem Handteller
- Kürze und Plumpheit der Finger
- In vielen Fällen angeborener Herzfehler

Teilweise Hilfe möglich

Bis vor kurzem galt der Geburtsfehler als unbehandelbar, die Betroffenen starben in der Regel recht früh. Eine Durchsicht der wissenschaftlichen Literatur ergibt jedoch Hinweise, daß hohe Vitaminergänzungen zusammen mit dem Medikament *Piracetam** zumindest teilweise helfen können. Die vorliegenden Beobachtungen lassen den Schluß zu, daß den betroffenen Kindern mit hohen Dosierungen eines guten Nährstoffes geholfen werden kann. Man empfiehlt dabei eine Dosierung, die nur geringfügig unter der eines Erwachsenen liegen sollte (was für gesunde Kinder nicht ratsam ist).

Cholin | Ergänzend wird ein Teelöffel Cholin täglich empfohlen, um eine neurologisch-verstärkende Wirkung zu bekommen.

Piracetam* | Dieses Medikament kann verschrieben werden. Piracetam* zeichnet sich durch eine sehr gute Verträglichkeit auch bei hoher und langfristiger Dosierung aus. Zuverlässige Zahlen liegen jedoch nur für Erwachsene vor. Man fängt meist mit einer Dosierung von 800 mg täglich an und steigert diese auf 4.800 mg täglich. Kleinen Kindern sollte man entsprechend weniger geben!

■ *Besonderer Tip:* **Das eigentliche Problem bei den hier genannten Mitteln dürfte die konsequente Verabreichung sein. Die Substanzen entsprechen allesamt kaum den geschmacklichen Vorstellungen von Kindern. Hier wird man etwas trickreich verfahren und zum Beispiel feste Tabletten pulverisieren oder Kapseln öffnen müssen, um dann das Pulver mit Saft oder Fruchtsirup aufzubereiten.**

Quellen:

* Vitamin E and Alzheimer´s disease in subjects with Down´s syndrome. Journal of Mental Deficiency Research 1988 Dezember Vol. 32 (6) 479-484
* Behavioral disorders, learning disabilities and megavitamin therapy. Adolescence 1987 Fal. Vol. 22 (87) 729-738
* Macrocytosis and cognitive decline in Down´s syndrome. British Journal of Psychiatry 1986 Dezember Vol. 149 797-798
* Treatment approaches in Down´s syndrome: A review. Australia & New Zealand Journal of Developmental Disabilities.
* A double blind study of vitamin B-sub-6 in Down´s syndrome infants: I. Clinical and biochemical results. Journal of Mental Deficiency Research 1985 September Vol. 29 (3) 233-240
* Xylose absorption in Down´s syndrome. Journal of Mental Deficiency Research 1985 Juni Vol 29 (2) 173-177
* Nutritional aspects of Down´s syndrome with special reference to the nervous system. British Journal of Psychiatry 1984 August Vol. 145 115-120
* Children´s mental retardation study is attacked: A closer look. International Journal of Biosocial Research 1982 Vol. 3 (2) 75-86
* Effects of nutritional supplementation on IQ and certain other variables associated with Down syndrome. American Journal of Mental Deficiency 1983 September Vol. 88 (2) 214-217
* Vitamin A and carotene values of institutionalized mentally retarded subjects with and without Down´s syndrome. Journal of Mental Deficiency Research 1997 März Vol. 21 (1) 63-74
* Sodium-dependent glutamate binding in senile dementia. Neurobiology of Aging 1987 Mai-Juni Vol. 8 (3) 219-223
* Alzheimer-like neurotransmitter deficits in adult Down´s syndrome brain tissue. Journal of Neurology, Neurosurgery & Psychiatry 1987. Juni Vol. 50 (6) 775-778
* A report on phosphatidylcholine therapy in a Down Syndrome child. Psychological Reports 1986 Februar Vol. 58 (1) 207-217

Quellenausdruck: 4 Seiten

Übergewicht

Ist Übergewicht an sich schon eine Krankheit? Die Meinungen der Ärzte gehen in dieser Frage stark auseinander. Die Gewichtszunahme, vor allem die mit den Lebensjahren zunehmende Korpulenz, gehört zweifellos zu den grundlegendsten Gesundheitsproblemen der Industrienationen. Das Übergewicht ist ein ständiger Risikofaktor für Bluthochdruck, Altersdiabetes, Herzerkrankungen, Herzinfarkt und verschiedene andere Krankheiten. Darüber hinaus gilt es als Hauptursache für die von vielen Betroffenen empfundenen Antriebs- bzw. Energieverluste.

Obwohl schon lange bekannt ist, daß Diätprogramme wegen des „Jojo-Effekts" (stärkere Gewichtszunahme nach der Diät) wenig Sinn machen, werden die Medien, insbesondere die Frauenzeitschriften, nicht müde, immer wieder angeblich neue Programme anzupreisen. Grundkenntnisse über die Nahrungsverwertung sind offenbar noch immer kein Allgemeingut.

Viele Menschen leiden wegen bestimmter Stoffwechseleigenarten unter Übergewicht, weswegen Diätprogramme auch kaum Sinn machen. Diäten können wenig wirkungsvoll sein, weil sie mit bestimmten Anpassungsmechanismen des Organismus kollidieren.

So berechnet man das Normalgewicht

Die altgediente sogenannte Broca-Formel mit der allgemein verständlichen Fausregel „Körpergröße in Zentimeter minus 100 ergibt Normalgewicht" wurde zwischenzeitlich eingemottet. Heute gilt die Berechnung der Körpermasse oder der sogenannte „Body-Mass-Index" (BMI). Die Berechnung erfolgt folgendermaßen:

$$\text{BMI} = \frac{\text{Körpergewicht in kg}}{\text{Körpergröße in m}^2}$$

Das heißt in der Praxis: Wer 70 kg wiegt und 1,70 m mißt, weist einen BMI von 24,2 kg/m^2 auf und gilt hiermit gerade noch als normalgewichtig. Das Normalgewicht liegt bei einem BMI zwischen 20 und 24,9 kg/m^2.

Beispiel:

$$\text{BMI} = \frac{70}{1{,}7 \times 1{,}7} = \frac{70}{2{,}89} = 24{,}2$$

Ein BMI von 25 bis 29,9 kg/m^2 bedeutet Alarm und signalisiert Übergewicht. Von 30 bis 39,9 stehen alle Ampeln auf Rot – der Betreffende leidet an Adipositas (= Fettsucht). Nach Angaben des Statistischen Bundesamtes sind rund 40 Prozent aller Deutschen übergewichtig und 16 Prozent (extrem) fettsüchtig.

Die Gewichtsreduktion

Während der Mensch ein Übergewicht relativ leicht angegessen hat, stellt die Gewichtsreduktion hingegen ein massives Problem dar. Hier greifen komplexe Mechanismen. Bei der Gewichtsabnahme haben wir es jedoch mit der komplexen Verteidigungsstrategie des gesamten Organismus zu tun, der sich sozusagen bis zur letzten Faser gegen den Verlust von Kalorien = Energie wehrt. Es gehört zu seinem genetischen Auftrag, zum Überleben keine Kalorie ohne weiteres herzugeben.

Die Nahrungsverwertung

Die mit der Nahrung aufgenommenen Kalorien werden vom Organismus erst mal in verwertbare Grundbausteine zerlegt. Beim Kohlenhydratstoffwechsel wird zum Beispiel der eigentliche Energieträger, die Glukose (Zucker), gebildet. Um die Körperzellen zur Aufnahme des Zuckers im Blut zu bewegen, schüttet die Bauchspeicheldrüse das Hormon Insulin aus. Reagiert die Zelle darauf, dann wird die Glukose aufgenommen und daraus Energie hergestellt. Die nicht verwertete Glukose wandert mit dem Blut in die Leber- und Muskeldepots und wartet dort sozusagen auf ihren Abruf. Eine weitere Glukosezufuhr überlädt diese Lagerungsmöglichkeiten, die Glukose wird nunmehr als Körperfett gespeichert. Die Zellen können jedoch auch eine Resistenz gegenüber Insulin entwickeln, das heißt, sie akzeptieren den Befehl zur Glukoseverwertung nicht mehr. Mit zunehmendem Alter verliert nicht etwa die Bauchspeicheldrüse die Fähigkeit, Insulin zu produzieren, vielmehr sind es die Zellen, die diesen Hormonbefehl nicht mehr ausführen. Das nennt sich dann Insulinresistenz.

Der Körper verfügt also über die Fähigkeit, die „Energie-Briketts" (zum Beispiel Glukose) entweder ohne Umwege in den diversen Zell-Hochöfen zu verbrennen oder (in den Fettdepots) zu speichern – ein natürlicher (und auch sinnvoller) Mechanismus, denn ursprünglich war es wichtig, in Zeiten karger Nahrungsaufnahme den Energieverbrauch zu drosseln, bis wieder Nahrung zugeführt werden konnte. Wurde demnach weniger Nahrung gefunden, dann legte der Organismus den Akzent auf Erhaltung der Energie und stellte die Kalorien in geringerem Umfang zur Verfügung.

„Winterschlaf-Stoffwechsel"

Der Winterschlaf mancher Tiere verdeutlicht dies: In Zeiten mit geringem Nahrungsangebot drosselt der Körper seine Energiebereitstellung und zwingt einige Spezies zum Schlaf, bei dem sogar der Herzschlag extrem heruntergefahren werden kann. Der Mensch reagiert ähnlich: Forcierte Kalorienrestriktion führt demnach lediglich zu einem veränderten Verwertungsfahrplan im Körper, das heißt, der Organismus stellt sich auf die geringeren Mengen ein und drosselt die Verbrennung bzw. Energiebereitstellung. Diese Fähigkeit des „Winterschlaf-Stoffwechsels" war ursprünglich lebensnotwendig, läßt jedoch Diäten meist in einem Teufelskreis enden. Die ersten Kilos sind zwar oft schnell runter – weswegen praktisch jede Diät zunächst gut zu funktionieren scheint. Nach einer gewissen Zeit hat sich der Organismus jedoch umgestellt, schaltet gewissermaßen auf „Winterfahrplan", und jede weitere Gewichtsreduktion wird sehr mühsam. Beim Beenden der Diät bzw. wenn auch nur geringfügig

mehr gegessen wird, tritt ein unangenehmer Effekt ein: Denn die jetzt vermehrt zugeführte Energie wird verstärkt gespeichert. Der Mensch bringt anschließend mehr Gewicht auf die Waage als vorher.

Mit zunehmendem Alter verschiebt sich die Verwertung der Kalorien in Richtung „Speicherung", das heißt: Es wird immer weniger Sofort-Energie zur Verfügung gestellt.

Gegen diesen an sich sehr sinnvollen Stoffwechselmechanismus kommt kein Diätprogramm an. Diätmaßnahmen sollten daher immer an mehreren Punkten ansetzen. Man geht heute davon aus, daß zum Beispiel die geringere Kohlehydratverwertung auf einen Mangel an bestimmten Stoffen, allen voran des Thyroid-Hormons, zurückzuführen ist. Man nimmt an, daß die meisten Personen über 40 Jahre unter einem subklinischen (mit herkömmlichen Methoden kaum nachweisbar!) Thyroid-Mangel leiden. Bestätigt wird dies durch die Beobachtung, daß Menschen, die unter einer Überproduktion des Thyroid-Hormons (Hyperthyroidismus) leiden, Gewicht verlieren.

Klinische Tests zeigten wiederholt einen Zusammenhang zwischen Kalorienrestriktion und nachlassender Thyroidkonzentration. Dadurch werden die Zellen veranlaßt, weniger Glukose aufzunehmen, also auch weniger Energie zu produzieren. Die Glukose wird stattdessen gespeichert. Die scheinbar naheliegende Maßnahme, nämlich das Thyroidhormon zuzuführen, um die Zellen wieder zur Verbrennung anzuregen, verbietet sich wegen möglicher Nebenwirkungen (zum Beispiel gefährliche Zunahme der Herzfrequenz). Zur Gewichtsreduktion ist die Zufuhr von Thyroidhormon also ungeeignet – zumal davon ausgegangen werden sollte, daß dieses Hormon zwar eine, aber keineswegs die einzige Ursache ist.

Nach derzeitigem Kenntnisstand lassen sich hinsichtlich Diätprogrammen folgende Fakten festhalten:

1. Jede „Diät" führt auf längere Sicht eher zum Gegenteil und sollte daher unterlassen werden. (Lassen Sie sich von angeblich revolutionären Diät-Methoden nicht in die Irre führen!). Dauerhafte Gewichtsreduktion verlangt vom Betroffenen ebenso dauerhafte Änderungen in den Lebens- und Ernährungsgewohnheiten.
2. Um den „Winterschlaf-Mechanismus" erst gar nicht zu aktivieren, rät man heute von forschen Diäten generell ab. Als Faustregel gelten Gewichtsabnahmen von 500 g pro Woche – mehr nicht! Das klingt nach wenig, kann mit Ausdauer aber 52 Pfund im Jahr bringen.
3. Entscheidend ist hierbei nicht ein bestimmtes tägliches/wöchentliches Pensum, sondern die dauerhafte Richtung. Es ist unwichtig, ob mal „gesündigt" wurde oder nicht. Viel wichtiger ist es, „am Ball zu bleiben" und den eingeschlagenen Weg kontinuierlich zu verfolgen.
4. Diverse Substanzen können die sanften Maßnahmen zur Kalorienreduktion lediglich unterstützen, aber nicht ersetzen. Ob man die Gewichtsabnahme (500 g) nur durch geringere Nahrungszufuhr oder auch durch vermehrte Aktivität erreicht, ist letztlich eine persönliche Entscheidung.

Folgende Substanzen sollten vermehrt zugeführt werden:

Sojaproteine | Sie verringern die LDL-Konzentration (Cholesterin) und die Triglyceride (vgl. unter anderem *The New England Journal of Medicine, 3. August 1995).* Soja enthält einen Aminsosäurenkomplex, der bei einer forcierten Diät leider ebenfalls abgebaut wird (Muskeln). Sojaproteinextrakte gelten inzwischen sogar als wirksame Vorbeugung gegen Krebs. Man empfiehlt 6 bis 30 g Sojapuder oder mindestens 7 g Sojaextrakt (Tabletten, Kapseln) täglich.

Magnesium | Dieser Mineralstoff spielt bei der Glukoseaufnahme durch die Zelle eine wichtige Rolle. Außerdem ziehen Diäten fast automatisch ein Magnesiumdefizit nach sich, was zu einer schlechten Glukoseverwertung führt. Es empfiehlt sich daher, bei Diäten für einen Übergangszeitraum um die 1.500 mg Magnesium täglich zuzuführen.

DHEA | Versuche zeigten, daß Tiere, denen man zusätzliches DHEA verabreichte, so viel fressen konnten, wie sie wollten, und dennoch schlank blieben. Zwar läßt sich ein solches Ergebnis natürlich nur mit Einschränkungen auf den Menschen übertragen, aber DHEA ist ein wichtiges Hormon, daß bei der Glukoseverwertung hilft.

Carnitin | Die Substanz gilt als wichtiger Fettsäureschlepper in die Zelle; sie fördert somit die Verbrennung der angeführten Fette.

Ephedra | Dies ist eine Pflanze, die die sogenannte Thermogenese verbessert. Mit anderen Worten: Die zugeführte Energie wird beschleunigt und verbrannt.

ATP Citrat Lyase (ATP = Adenosintriphosphat) | Dieses Enzym wandelt Blutzucker in Körperfett um. Die Fachliteratur empfiehlt 250 mg zusammen mit jeder Mahlzeit; möglichst kombiniert mit 200 mcg Chrom.

Gymnea silvestri | Diese Heilpflanze hilft mit, den Heißhunger auf „leere" Kohlenhydrate (Glukose/Zucker) zu stillen. Empfohlen werden 3 x 50 mg täglich.

Ballaststoffe | Bei einem Übermaß an Fett sind spezielle Ballaststoffe angebracht. Sie sind in der Lage, das Fett an sich zu binden. Als derzeit effektivster Stoff gilt Chitosan. Es wurde von norwegischen Wissenschaftlern in den Schalen von Meerestieren entdeckt. Ein Versuch sollte sich allemal lohnen.

Klinische Studien zeigten: Nach fünf Wochen wurde das LDL-Cholesterin um 32 Prozent gesenkt, HDL um 7 Prozent erhöht, die Triglyceride um 18 Prozent reduziert. Man empfiehlt, vor fetthaltigen Mahlzeiten etwa 1.000 bis 2.000 mg Chitosan (in Kapseln) zu sich zu nehmen.

Außerdem wurde kürzlich entdeckt, daß eine ganz bestimmte Sorte von Meeresalgen zu einer Gewichtsabnahme führt. Aus dieser speziellen Algensorte konnte ein – nebenwirkungsarmes – Pflaster entwickelt werden. Dieses Pflaster sorgt für eine langsame Gewichtsabnahme und kann zeitlich unbegrenzt benutzt werden. Das Algenpflaster soll das Cholesterin senken, den Herzrhythmus stabilisieren und zum allgemeinen Wohlbefinden beitragen. Gelegentlich wurden Einschlafstörungen in den ersten Tagen beobachtet, was man auf die allgemeine Energieanhebung zurückführt. Weitere Nebenwirkungen sind nicht bekannt.

Das Pflaster wird vorzugsweise in der Hüftgegend angebracht und alle drei Tage gewechselt.

Es existieren auch Kombinationspräparate auf obiger Basis, die Chitosan, Pektin, Psyllium, Chrom, Gymnea silvestri usw. in ausgewogener Form anbieten – und sicherlich preiswerter sind, als wenn man die erforderlichen Substanzen einzeln kauft.

- Sojaproteine
- Chromium
- Magnesium
- DHEA
- Cartinin
- Ephedra
- Hydroxycitricsäure
- Gymnea silvestri
- Chitosan
- Meeresalgenpflaster

Quellen:

* Magnesium and carbohydrate metabolism. Therapie (France), 1994, 49/1 (1-7)
* Disorders of magnesium metabolism. Endocrinology and Metabolism Clinics of North America (USA), 1995, 24/3
* Magnesium deficiency produces insulin resistance and increased thromboxane synthesis. Hypertension (USA), 1993, 21/6 II (1024-1029)
* Magnesium and Glukose homeostasis. Diabetologia (Deutschland), 1990, 33/9 (511-514)
* Effect of thyroxine supplementation on the response to perfluoro-n-decanoic acid (PFDA) in rats. Journal Toxicology Environment Health (USA), 1988, 24/4 (491-498)
* The role of thyroid hormones and insulin in the regulation of energy metabolism. American Journal Clinical Nutrition (USA), 1983, 38/6 (1016-1017)
* The effect of triiodothyronine on weight loss and nitrogen balance of obese patients on a very low calorie liquid formula diet. International Journal Obesity (England), 1981, 5/3 (279-282)
* The effect of a low-calorie diet alone and in combination with triiodothyronine therapy on weight loss and hypophyseal thyroid function in obesity. International Journal Obesity (England), 1983, 7/2 (123-131)
* The effect of triiodothyronine on weight loss, nitrogen blance and muscle protein catabolism in obese patients on a very low calorie diet. Nutrition Report International (USA), 1981, 24/1 (145-151)
* Effect of triiodothyronine on some metabolic responses of obese patients. American Journal Clinical Nutrition (USA), 1973, 26/7 (715-721)
* The variability of weight reduction during fasting: Predictive value of thyroid hormone measurements. International Journal Obesity (England), 1982, 6/1 (101-111)
* The effects of triiodothyronine on energy expenditure, nitrogen balance and rates of

weight and fat loss in obese patients during prolonged caloric restriction. International Journal Obesity (England), 1985, 9/6 (433-442)
* Desiccated thyroid in a nutritional supplement. Journal Pract. (USA), 1994, 38/3 (287-288)
* Factors determining energy expenditure during very-low-calorie diets. American Journal Clinical Nutrition (USA), 1992, 56/1 Supplement (224-229)
* Resting metabolic rate, body composition and thyroid hormones. Short term effects of very low calorie diet. Horm. Metabolism Res. (Deutschland, Federal Republic of), 1990, 22/12 (632-635)
* Decrease in resting metabolic rate during rapid weight loss is reversed by low dose thyroid hormone treatment. Metabolism Clinical Experience (USA), 1986, 35/4 (289-291)
* Relationship between the changes in serum thyroid hormone levels and protein status during prolonged protein supplemented caloric deprivation. Clinical Endocrinology (Oxford) (England), 1985, 22/1 (1-15)
* Thyroid hormone changes in obese subjects during fasting and a very-low-calorie diet. International Journal Obesity (England), 1981, 5/3 (305-311)
* The role of Tsub 3 and its receptor in efficient metabolisers receiving very-low-calorie diets. International Journal Obesity (England), 1981, 5/3 (283-286)
* Effects of total fasting in obese women. II. Response of serum thyroid hormones to thyroxine and triiodothyronine administration. Endokrinologie (Deutschland), 1979, 73/2 (221-226)
* Thyroidal hormone metabolism in obesity during semi-starvation. Clinical Endocrinology (Oxford) (England), 1978, 9/3 (227-231)
* Clinical characteristics of hyperthyroidism. A study of 100 patients. Review Cuba. Med. (Cuba), 1973, 12/1 (39-52)
* The effect of triiodothyronine on protein turnover and metabolic rate. International Journal Obesity (England), 1985, 9/6 (459-463)
* Soy protein, thyroid regulation and cholesterol metabolism. Journal of Nutrition (USA), 1995, 125/3 Supplement
* Overview of proposed mechanisms for the hypocholesterolemic effect of soy. Journal of Nutrition (USA), 1995, 125/3 Supplement
* Endocrinological response to soy protein and fiber in mildly hypercholesterolemic men. Nutrition Res. (USA), 1993, 13/8 (873-884)
* Response of hormones modulating plasma cholesterol to dietary casein or sopy protein in minipigs. Journal Nutrition (USA), 1990, 120/11 (1387-1392)
* Dietary protein effects on cholesterol and lipoprotein concentrations: A review. Journal American Collection Nutrition (USA), 1986, 5/6 (533-549)
* Comparison of dietary casein or soy protein effects on plasma lipids and hormone concentrations in the gerbil (Meriones unguiculatus). Journal Nutrition (USA), 1986, 116/7 (1165-1171)
* Hypolipidemic effect of casein vs. soy protein in the hyperlipidemic hypothyroid chick model. Nutrition Report International (USA), 1980, 21/4 (497-503)
* Characterization of the insulin resistance of Glukose utilization in adipocytes from patients with hyper- and hypothyroidism. Acta Endocrinology (Copenh) (Denmark) Oktober 1988
* Thyroid hormone action on intermediary metabolism. Part I: respiration, thermogenesis and carbohydrate metabolism. Klinische Wochenschrift (Deutschland) Januar 2, 1984
* Relative roles of the thyroid hormones and noradrenaline on the thermogenic activity of brown adipose tissue in the rat. Journal Endocrinology (England) Juni 1995, 145
* Age-related differences in body weight loss in response to altered thyroidal status. Experience Gerontology (England) 1990, 25 (1)

* Long-term weight regulation in treated hyperthyroid subjects. American Journal Med. (USA) Oktober 1995, 44 (10)
* Enhancing central and peripheral insulin activity as a strategy for the treatment of endogenous depression – an adjuvant role for chromium picolinate? Med. Hypotheses (England) Oktober 1994, 43 (4)
* Homologous physiological effects of phenformin and chromium picolinate. Med. Hypotheses (England) Oktober 1993, 41 (4)
* Chromium in human nutrition: a review. American Journal Nutrition (USA) April 1993, 123 (4)
* Use of the artificial beta cell (ABC) in the assessment of peripheral insulin sensitivity: effect of chromium supplementation in diabetic patients. Gen. Pharmacology (England) 1984, 15 (6)

Quellenausdruck: 17 Seiten

Unterzuckerung (Hypoglykämie)

Bei einem Blutzuckerspiegel (Glukose) unter 50 mg/ml spricht man von Unterzuckerung oder Hypoglykämie (Normwert: 100 mg). In geringerem Umfang und vorübergehend kann ein solcher Zustand bei jedem Menschen vorkommen, der zum Beispiel längere Zeit nichts gegessen hat, denn mit Glukose ist nicht (nur) der Haushaltszucker gemeint, sondern der Baustein der Kohlenhydrate. Eine Untzerzuckerung kann gelegentlich auch bei erhöhter körperlicher Belastung auftreten, zum Beispiel bei der Arbeit oder beim Sport. Im Normalfall reicht es, etwas zu essen. Da Glukose der Brennstofflieferant ist, kann der gesamte Organismus in eine Energiekrise mit vielseitigen klinischen Symptomen geraten, wenn der Glukosemangel länger anhält: Die Folgen reichen von einer vorübergehenden Schwäche, Hungergefühl, Schweißausbrüche und Zittern, in krankhaften Fällen über Bewußtlosigkeit bis hin zum Tod (hypoglykämischer Schock).

Vor allem bei Diabetikern kann es wegen der nicht immer genauen Insulinverabreichung zu hypoglykämischen Symptomen kommen. Allerdings gibt es auch einige Erkrankungen, die mit einer ständigen Hypoglykämie einhergehen und behandelt werden müssen. In jedem Fall muß durch einen Arzt in einer gründlichen Untersuchung abgeklärt werden, ob es sich bei der Hypoglykämie um einen Insulinüberschuß oder eine gestörte Glukoseverwertung handelt.

Sofern es sich um ein Übermaß an Insulin handelt, haben sich Cystein, Vitamin B_1 und Vitamin C bewährt. Diese Substanzen können hypoglykämische Attacken mindern. Bei folgender Dosierung ist eine Wirkung zu erwarten:

- Cystein: 500 mg
- Vitamin B_1: 250 mg
- Vitamin C: 1.500 mg

Diese Mengen gelten für sieben Tage. In der zweiten Woche steigert man die Dosierung auf zweimal täglich, in der dritten Woche auf dreimal täglich. Auch eine individuell höhere Dosierung ist möglich.

- *Sonderfall:* **Ein Abfallen des Blutzuckers kann auch daran liegen, daß in der Leber gespeicherter Zucker (Glykogen) nicht verstoffwechselt wird. Dies trifft vor allem bei Leberparenchymschäden zu. Man vermutet dahinter einen Mangel am Vitamin B_6 und Chrom. Manchen Betroffenen ist bereits mit 100 bis 250 mg Vitamin B_6 und 200 mcg Chrom täglich geholfen. Falls Erfolge ausbleiben, kann die Dosis auch erhöht werden.**

Quellen:

* Preventing Hypoglycemia. Anti-Aging News, Januar 1982, Vol. 2, 1/6-7.
* Glutathion protects against hypoxic/hypoglycemic decreases in 2-deoxy-Glukose uptake and presynaptic spikes in hippocampal slices. European Journal Pharmacology, Netherlands, Januar 24 1995, 273 (1-2), 191-195

Quellenausdruck: 1 Seite

Verdauungsprobleme

Im Magen-Darm-Trakt wird die Nahrung zu verwertbaren Stoffen zerlegt. So werden zum Beispiel aus einem Fleischbrocken Aminosäuren, aus Kohlenhydraten Glukose, aus Fetten Fettsäuren. Diese molekulare Zerkleinerungsarbeit übernehmen Säuren, bestimmte Bakterien und spezielle Enzyme. Durch schlechte

Ernährungsgewohnheiten, wie sie bei uns leider gang und gäbe sind, kann es sowohl bei den Säuren als auch bei den Bakterien und Enzymen zu Störungen kommen. Mit zunehmendem Alter werden zudem immer weniger Enzyme produziert. Als Folge davon läßt die Effizienz der Nahrungsverwertung (Energieausbeute) nach. Dieses Defizit belastet wiederum Leber und Bauchspeicheldrüse und verursacht eventuell Organschäden.

Es ist demnach durchaus verständlich und sehr sinnvoll, daß viele Personen über 40 Jahren regelmäßig Verdauungsenzyme während einer Mahlzeit zu sich nehmen. Diese Bauchspeicheldrüsen-Enzyme können in der Tat die Verdauungprozesse beschleunigen und verhindern somit oft Völlegefühl und Müdigkeit nach einer Mahlzeit.

Manche Enzympräparate beanspruchen einen Wirkkreis, der wissenschaftlich kaum belegt ist. Nur in Sachen Verdauung ist die Wirkung hinreichend belegt – dort sind bestimmte Enzyme für die jeweiligen Nahrungsgruppen erforderlich. Dazu gehören unter anderem Amylase, Protease, Lipase, Pepsin, Bromelain (Ananas) und Papain (Papaya).

Natürlich kann man sich seine eigene Mischung zusammenstellen, aber sinnvoller und preiswerter sind Kombinationsprodukte, die diese Wirkstoffe bereits fertig enthalten. Sollten Enzyme allein nicht den gewünschten Erfolg haben, können Sie auch im Artikel *Sodbrennen* auf Seite 259 nachlesen.

Quellen:

* Digestive processes in the human colon. American Journal of Nutrition (USA), 11/1, 37-45.
* The ileum and carbohydrate-mediated feedback regulation of postprandial pancreaticobiliary secretion in normal humans. Pancreas (USA), 1991, 6/5, 495-505.
* Factors influencing carbohydrate digestion: Acute and long-term consequences. Diabetes Nutrition Metabolism Clinical Experience (Italy), 1990, 3/3, 251-258.
* Two distinct adaptive responses in the synthesis ox exocrine pancreatic enzymes to inverse changes in protein and carbohydrate in the diet. American Journal Physiol. (USA), 1984, 10/6, 611-616,
* Carbohydrate absorption. Med. Clinical American (USA), 1974, 58/6, 1387-1395.
* Dietary carbohydrates. Their indications and contraindications in clinical medicine. Practitioner (England), 1974, 212/1270, 448-453.
* An analysis on fat digestion in the upper small intestine after intragastric infusion of a test meal in patients with exocrine pancreatic insufficiency. Japanese Journal Gastroenterol. (Japan), 1995, 92/8, 1169-1177.
* Pancreatic triglyceride lipase und colipase: Insights into dietary fat digestion. Gastroenterology (USA), 1994, 107/5, 1524-1536.

* Role of nonpancreatic lipolytic activity in exocrine pancreatic insufficiency. Gastroenterology (USA), 1987, 92/1, 125 - 129.
* Rat lingual lipase: Effect of proteases, bile, and pH on enzyme stability. American Journal Physiol. (USA), 1985, 12/4, 496-500.
* Fat digestion by lingual lipase: Mechanism of lipolysis in the stomach and upper small intestine. Pediatr. Res. (USA), 1984, 18/5, 402-409.
* Fat digestion in the stomach: Stability of lingual lipase in the gastric environment. Pediatr. Res. (USA), 1984, 18/3, 248-254.
* Colipase and lipase secretion in childhood-onset pancreatic insufficiency. Delineation of patients with steatorrhea secondary to relative colipase deficiency. Gastroenterology (USA), 1984, 86/1, 1-7.
* New results about the role of lipase, colipase and bile acids in the fat digestion. Deutsche Zeitschrift für Verdauungs- und Stoffwechselkrankheiten (Deutschland), 1980, 40/6, 246-252.
* Lipases, bile salts and fat digestion: New insights. Ital. Journal Gastroenterol. (Italy), 1980, 12/2, 140-145.
* Congenital pancraetc lipase deficiency. Journal Pediatr. (USA), 1980, 96/3, 412-416.
* Controlled, double-blind multicenter trial of alyophilizid total pancreas preparation against placebo in functional digestive disorders. France Med. Chir. Dig. (France), 1987, 16/2, 137-141.

Quellenausdruck: 9 Seiten

Verstopfung

Schätzungsweise leidet jeder zweite Europäer mehr oder weniger regelmäßig an Verstopfung. Viele greifen dann zu Medikamenten. Vor allem mit den gängigen Arzneien kommt man jedoch schnell vom Regen in die Traufe, weil der Darm so zur Trägheit „erzogen" und dadurch eine Abhängigkeit von Abführmitteln entwickelt wird. Aber auch ballaststoffreiche Produkte sind nicht unbedingt der Wahrheit letzer Schluß, da viele Personen mit chronischer Verstopfung darauf nur unbefriedigend reagieren.

Bekanntlich entstehen im Darm viele Erkrankungen. Nicht von ungefahr sagt der Volksmund, daß "der Tod im Darm lauere". Dies wird leicht verständlich, wenn man sich vor Augen hält, daß der Nahrungsbrei bis zu 50 Stunden brauchen kann, um die Darmpassage hinter sich zu bringen. In dieser Zeit kann allerhand passieren, wenn der Organismus mit Nährstoffen unterversorgt ist. Dies gilt umso mehr, weil die Aktivität der Freien Radikale mit der Aufenthaltsdauer des Nahrungsbreies zunimmt. Die logische Folge: An anderer Stelle dringend benötigte Antioxidantien müssen hier zum Schutz des Organismus eingesetzt werden.

Ab wann eine Verstopfung vorliegt, darüber sind sich die Experten nicht ganz einig. Manche Fachleute behaupten, daß Personen, die nur einmal Stuhlgang haben, bereits an einer (latenten) Verstopfung leiden; andere Fachleute sehen dies als eine vollkommen ausreichende Stuhlgangsfrequenz an. Weitgehend einig ist man sich hingegen über die Ursache: nämlich eine allzu einseitige Ernährung mit schleimbildenden Lebensmitteln, die im Laufe der Zeit zu einer Art Verklebung/Verschlackung der Darmwände führt.

Wer an chronischer Verstopfung leidet, sollte eine Darmsanierung durchführen. Dabei müssen stuhlgangsfördernde Massebildner mit einer speziellen Kräutermischung, die die Darm-Rückstände lösen soll, kombiniert werden. Des weiteren sind Lymphmassagen zur Anregung des Lymphflusses und die Einnahme von Lactobakterien zur Wiederherstellung der natürlichen Bakterienbesiedlung im Darm anzuraten.

Vitamin C und Magnesium | Diese beiden Nährstoffe können eine gesunde Kolonperistaltik herbeiführen und einen trägen Darm wieder „in Bewegung“ bringen. Empfohlen wird eine Kombination aus 4 bis 8 g Vitamin C und 1.500 mg Magnesium-Oxid – zusammen mit dem Saft einer frisch gepreßten Grapefruit (Apfelsaft aus der Flasche oder ein Glas Wasser tun es auch!). Beim fliegenden Personal (Stewardessen, Piloten) gilt dieses Rezept übrigens schon seit Jahren als Insider-Tip.

Besonderer Tip: **Falls Ihnen dieses Getränk zu sauer sein sollte, können Sie auch beide Substanzen in fertigen (oder selbstgefertigten) Kapseln zu sich nehmen. Passen Sie die Menge Ihrem individuellen Bedarf an. Vorsicht: Bei Überdosierung riskiert man Durchfall.**

Vitamin B5 | Auch dieses Vitamin kann in einer Dosis von 3.000 mg auf leeren Magen zu einer raschen Entleerung des Darminhaltes führen. Kombinationen aus Vitamin C, Vitamin B5, Arginin und Cholin – wie *Pearson/Shaw* sie zum Beispiel für ihren *Powermaker II* verwenden – können beträchtliche peristaltische Aktivitäten herbeiführen, vor allem, wenn man nüchtern ein oder zwei Eßlöffel davon einnimmt.

Quellen:

* Comparison of the effects of magnesium hydroxide and a bulk laxative on lipids, carbohydrates, vitamins A and E, and minerals in geriatric hospital patients in the treatmentof constipation. Journal International Med. Res. (England), September-Oktober 1989, 17/5, 442-454.
* Magnesium; current concepts of ist physiospathology, clinical aspects and therapy. Acta Vitaminol. Enzymol. (Italy), 1982, 4 (1-2), 87-97.
* Treatment of constipation with vitamin B5 or dexpanthenol. Med. Chir. Dig. (France), 1979, 8 (7), 671-674.
* Endogenous nitric oxide modulates morphine-induced constipation. Biochem. Biophys. Res. Commun. (USA), Dezember 16., 1991, 181 (2), 889-893.
* Effectiveness of bran supplement on the bowel management of elderly rehabilitation patients. Journal Gerontol. Nurs. (USA), Oktober 1995, 21 (10), 21-30.
* Mechanisms of constipation in older persons and effects of fiber compared with placebo. Journal American Geriatr. Soc. (USA), Juni 1995, 43 (6).

Quellenausdruck: 2 Seiten

Wundheilung

Die Beschäding der schützenden Körperhülle, also der Haut, öffnet Tür und Tor für Erreger aller Art. Mangelnde Hygiene kann zu eiternden Wunden mit häßlichen Narben, Wundbrand und im Extremfall zur Amputation eines Gliedes oder zur Tetanie mit eventuell tödlichem Ausgang führen. Sogar kleine, scheinbar harmlose Verletzungen (Schrammen) können zu bedrohlichen Infektionen ausufern.

Erst in den letzten Jahren hat man darüber hinaus die Folgen der Einwirkung von Freien Radikalen auf offene Wunden wissenschaftlich erforscht. Auch einwandfreie Hygiene bei Operationen ändert nichts an den Schädigungen durch zum Beispiel Oxidationen. Nicht umsonst setzt der Organismus sein Immunsystem in Alarmbereitschaft und bemüht sich, eine Wunde schnellstmöglichst zu verschließen. Die Unterstützung, die der Betroffene seinem Körper dabei gibt, entscheidet über den weiteren Heilungsverlauf. Es versteht sich von selbst, daß die Wundhygiene (Keimfreiheit) an erster Stelle stehen sollte. Gleichzeitig sollte man den gefährlichen Oxidationsprozessen begegnen und das Wachstum neuer Zellen fördern. Dazu eignen sich folgende Substanzen:

Basisnährstoffe | Wie so oft, bildet die ausreichende Zufuhr von Antioxidantien eine sinnvolle Grundlage, um den Körper mit dem erforderlichen Schutz auszurüsten.

Arginin | Diese Aminosäure spielt bei der Wundheilung eine wichtige Rolle. Mit der üblichen Nahrung aus Fleisch, Fisch und Milchprodukten nehmen wir etwa 5 g Arginin täglich auf. Wie wir heute wissen, ist diese Menge viel zu gering, um dem Körper bei einer Wundheilung effektiv helfen zu können. Die Erkenntnis, daß der Organismus nach einer Verletzung erheblich mehr Arginin braucht, gilt heute als gesichert. Der Stoffwechselweg des Arginin ist weitgehend bekannt. Arginin wird für die Zellteilung benötigt. Es fördert ferner die Kollagensynthese an der Wunde und verbessert die „Immunantwort".

Wie wir heute wissen, verliert die Thymusdrüse durch Alterungsprozesse, aber auch durch Verletzungen an Volumen (und Funktion). Da diese Drüse eine zentrale Stellung im Immunsystem hat, fällt die „Immunantwort" auf Verletzungen mit zunehmendem Alter demnach entsprechend schlechter aus. Arginin ist in der Lage, die Funktion der Thymusdrüse zu fördern, das heißt, letztlich die Immunreaktion zu verbessern. Daher gehört die Argininzufuhr bei vielen Menschen zur standardmäßigen Vorsorge. In verschiedenen Versuchen mit Patienten konnte die positive Wirkung von zusätzlichem Arginin belegt werden. Die verwendeten Dosierungen schwanken von 15 g bis 25 g täglich.

Kupfer | Seit längerem ist bekannt, daß Kupfer zur Knochenheilung benötigt wird und zusätzliche Gaben (8 mg) die Heilung von Brüchen beschleunigen. Vorsicht: Bei längerer Einnahme kann Kupfer – ähnlich wie Eisen – überdosiert werden und dann nachteilig wirken, weil es die Aktivität der Freien Radikale erhöht. Die tägliche Zufuhr von Kupfer im Rahmen einer Vorsorge ist daher nicht zu empfehlen. Die kurzfristige Gabe bei Knochenbrüchen ist jedoch in jedem Fall ratsam und sinnvoll.

Vitamin C und Zink | Beide Mikronährstoffe gelten als wichtige Standardtherapie bei Verletzungen aller Art. Man empfiehlt meist um die 90 mg Zink. Vitamin C muß individuell dosiert werden; die Stuhlgangstoleranz erlaubt gegebenenfalls Rückschlüsse auf die tatsächlich benötigte Menge.

Quellen:

* Nutritional intake and status of clients in the home with open surgical wounds. Journal Community Health Nurs. (USA) 1990, 7 (2)
* High-dose vitamin C therapy for extensive deep dermal burns. Burns (England) April 1992, 18 (2)

Quellenausdruck: 1 Seite

Zahnfleischentzündung (Gingivitis)

Bei der Gingivitis handelt es sich um eine Entzündung des Zahnfleisches. Ursachen können sein: Reizung durch Schmutz und Zahnstein (insbesondere untere Schneidezähne), Infektion (Zahnstocher, unsauberes Besteck, schmutzige Bürste), nachlässige Mundpflege oder Mangel an Vitamin C. Betroffene bemerken zuerst ein schmerzhaft geschwollenes Zahnfleisch und eine Rötung. Die Erkrankung ist recht häufig, wobei junge Erwachsene zwischen 20 bis 30 Jahren besonders anfällig zu sein scheinen. Darüber hinaus tritt sie verstärkt während der Pubertät, der Schwangerschaft und der Monatsblutung auf; außerdem ist sie ein typisches Symptom bei Diabetes, Leukämie und allgemeinem Vitaminmangel.

Die (unbehandelte) Zahnfleischentzündung gilt als die Hauptursache für vorzeitigen Zahnverlust. Diese Komplikation ist völlig unnötig, da die moderne Zahntherapie in den meisten Fällen erfolgreich helfen kann. Es versteht sich von selbst, daß der Vorbeugung in diesem Zusammenhang ein besonderer Stellenwert zukommt. Neben täglicher gründlicher Reinigung der Zähne zählt dazu vor allem der regelmäßige Zahnarztbesuch (alle sechs Monate!), um zum Beispiel rechtzeitig Zahnstein zu entfernen.

Coenzym Q10 | Für die Therapie empfiehlt man neben einer vernünftigen Mundpflege vor allem eine allgemeine Vitaminergänzung mit einem Basisnährstoff. Neuere Untersuchungen zeigen, daß auch Coenzym Q10 sehr hilfreich sein kann. Bei Gingivitis werden in der Regel Dosierungen zwischen 100 bis 400 mg/täglich angewendet.

Grüner Tee | Er wirkt bakterientötend und hemmt die Plaquebildung. Bewährt haben sich ein bis drei standardisierte Kapseln mit grünem Tee (Wirkstoff: 200 mg Polyvenol täglich).

Zink, Folsäure, Vitamin E, Aloe vera | Studien bewiesen die lokale Wirksamkeit dieser Stoffe, was wiederum Hersteller dazu veranlaßt hat, diese natürlichen Produkte in einem speziellem Mundwasser zusammenzufassen. Geeignete Mundwässer können daher bei chronischer Gingivitis sehr hilfreich sein.

Quellen:

* Vitamin C, oral scurvy and periodontal disease. S.-Afr. Med. Journal (South Africa) Mai 26, 1984, 65 (21)
* [Anticalculus dentifrices. A new era in preventive dentistry?] Ned. Tijdschr. Tandheelkd (Netherlands) Dezember 1989, 96 (12)
* Effect of tea polyphenols on glucan synthesis by glucosyltransferase from Streptococcus mutans. Chem. Pharm. Bulletin (Tokyo) (Japan) März 1990, 38 (3)
* Green Tea to prevent dental caries. Chung Hua Kou Chiang Hsueh Tsa Chih (China) Juli 1993, 28 (4), 197-199 54
* [Management of gingival inflammation with active ingredients in toothpaste] Deutsche Zahnärztliche Zeitung (Deutschland) Juni 1975, 30 (6), 382-284
* Evidence for enhanced treatment of periodontal disease by therapy with coenzyme Q. International Journal Vitam Nutrition Res. (Switzerland) April 1973, 43 (4), 537-548
* Zinc in etiology of periodontal disease. Med. Hypotheses (England) März Stomatological Clinic, Medical 1993, 40 (3), 182-185
* Diabetes and periodontal diseases. Possible role of vitamin c deficiency: an hypothesis. Journal Periodontol (USA) Mai 1981, 52 (5), 251-254
* Relationship of mineral status and intake to periodontal disease. American Journal Clinical Nutrition (USA) Jul 1976, 29 (7)
* Comparative In Vitro Activity of Sanguinarine Against Oral. Antimicrobial Agents and Chemotherapy, April 1985, 663-665 Vol. 27, No. 4
* Zinc and Sanguinaria. Journal Periodontology 61 (6): 352-358, 1990
* Supplementation or local application Mai reduce gingival exudate from inflammed and infected gums - which suggests improved tissue health. (Folate mouthwash appears to be more effective than oral folate.) Journal Clinical Periodontology 14 (6): 315-319, 1987

Quellenausdruck: 5 Seiten

ANHANG I

Vorsichtsmaßnahmen

Bei der regelmäßigen und hochdosierten Einnahme der hier aufgezählten Substanzen sind bestimmte Vorsichtsmaßnahmen zu beachten. In jedem Fall empfiehlt es sich, in bestimmten Abständen Blutanalysen durchführen zu lassen.

DHEA und Pregnenolon | Die Produktion verschiedener Hormone wie Melatonin, DHEA usw. nimmt mit zunehmendem Alter ab. Inzwischen konnte man deutliche Zusammenhänge zwischen der *Abnahme* dieser Hormone und der *Zunahme* vieler Alterungserscheinungen nachweisen. Die Zufuhr dieser Hormone kann einen Großteil der mit dem Alter verbundenen negativen Begleiterscheinungen stoppen oder mildern. Allerdings ist Hormon nicht gleich Hormon – von daher sollte jede hormonelle Zufuhr stets mit Bedacht erfolgen.

Grundsätzlich ist eine DHEA-Blutanalyse zwar nicht preiswert, aber unter Umständen macht es sich bezahlt, wenn dadurch die Dosierung vermindert werden kann. Wer sich dazu entschließt, sollte vorliegende Erfahrungen berücksichtigen:

1. Eine Analyse vor Therapiebeginn ist nicht unbedingt zu empfehlen, da praktisch alle Personen über 40 Jahren einen Mangel aufweisen. Drei bis sechs Wochen nach Beginn der DHEA-Einnahme ist ein erster Bluttest sinnvoll. Das Blut hierfür sollte zwischen der 2. und 3. Tagesdosis abgenommen werden. Ziel der Substitution ist es, „jugendliche" DHEA-Werte zu erreichen. Empfohlen wird ferner ein Basisnährstoff (Antioxidantien) nach jeder DHEA-Einnahme.

2. Männer mit Prostatakrebs oder -vergrößerung sollten DHEA nicht einnehmen, da das Hormon in die Metabolite Testosteron und Dehydrotestosteron umgewandelt werden kann. Diese Verstoffwechselung kann die Zellvermehrung in der Prostata begünstigen.

3. Männer über 40 Jahren, die DHEA zuführen, sollten daher vorsorglich etwa 300 mg/täglich Sägepalmenextrakt oder einen anderen 5-Alpha-Reduktase-Hemmer einnehmen, um die Umwandlung Testosteron in Dehydrotestosteron zu reduzieren. Ferner wird empfohlen, regelmäßig (jährlich!) einen sogenannten PSA-Test

(Prostataspezifisches Antigen) durchführen zu lassen, um einen eventuellen Prostatakrebs rechtzeitig zu entdecken.

4. Frauen: Da DHEA die Serumwerte für Östrogen erhöhen kann, könnte der weitere Bedarf (Östrogen-Ersatz-Therapie) an Östrogenen sinken. Generell empfiehlt man Frauen, neben DHEA auch noch 1 bis 10 mg Melatonin zu nehmen, um eine denkbare (Brust-)zellvermehrung vorsorglich zu unterbinden. Ob Frauen mit östrogenabhängigem Tumor DHEA meiden sollten, ist unter Experten umstritten. Manche Ärzte sehen Vorteile in der DHEA-Therapie auch bei östrogenabhängigen Krebsarten, andere raten davon ab. Im Einzelfall können nur entsprechende Blutanalysen Klarheit verschaffen.

5. In einigen Tierstudien fand man Hinweise, daß hohe DHEA-Dosierungen zu Schäden durch Freie Radikale in der Leber führen können. Ähnliche Folgen sind beim Menschen nicht bekannt, aber eine gewisse Vorsorge mag angebracht sein. Vor allem Patienten, die ohnehin schon einen Leberschaden haben, wird geraten, DHEA sublingual einzunehmen. Leber-Enzym-Werte regelmäßig kontrollieren lassen! Eben wegen der denkbaren Leberschädigung durch Freie Radikale rät man zu einer gleichzeitigen Einnahme von Basisnährstoffen (Antioxidantien).

Phenylalanin | Manche Personen vertragen die Aminosäure Phenylalanin gar nicht oder nur schlecht. Dazu gehören jene Menschen, die an einem genetischen Defekt namens Phenlyketonurie leiden: Sie sind nicht in der Lage, die Substanz zu verarbeiten. Darüber hinaus sollten Patienten mit Bluthochdruck vorsichtig sein. Krebspatienten wird von der Einnahme abgeraten, da Phenylalanin die Krebszellteilung fördern kann. Siehe auch Seite 307.

Nahrungsbestandteile

Kohlenhydrate (Gemüse, Getreide), Proteine (Fleisch, Fisch) und Fette bilden mengenmäßig den Hauptanteil der Nahrung. Sie liefern die für das Leben notwendige Energie und damit die Bausteine für neues Gewebe. Diese Nahrungsbestandteile sind allerdings in der über die Nahrung zugeführten Form für den Organismus nicht verwertbar. Praktisch alle mit der Nahrung aufgenommenen Substanzen müssen im Magen-Darm-Trakt in kleinere Einheiten zerlegt werden. So werden große Proteinmoleküle in „handliche" Aminosäuren gespalten, komplexe Kohlenhydrate werden zu kleinen Glukosemolekülen zerlegt.

Verantwortlich für die Nahrungsumwandlung im Verdauungskanal sind Säuren (sie nehmen eine erste Zersetzung vor), Bakterien (sie zerlegen die Rohstoffe), Ballaststoffe und Flüssigkeit. Damit die Nahrungsbestandteile (Aminosäuren, Glukosen, Fettsäuren) im Organismus weiter verarbeitet werden können, bedarf es noch weiterer Substanzen. Sie werden unter dem Begriff Mikronährstoffe zusammengefaßt und beinhalten Vitamine, Mineralien usw. Ihre Anwesenheit ermöglicht es überhaupt erst, daß zum Beispiel Glukose oder Fettsäuren zu Energie umgewandelt und Aminosäuren „eingebaut" werden können. Mengenmäßig fallen diese Mikronährstoffe nicht ins Gewicht, aber ohne sie ist kein Leben möglich; und wenn sie nicht in ausreichender Menge vorhanden sind, geraten die komplexen Stoffwechselzyklen aus ihrer Balance – mit zum Teil unangenehmen Folgen für die Gesundheit.

Proteine

Nach der klassischen Definiton sind Proteine mehr oder weniger komplexe Moleküle aus Aminosäuren. Insgesamt kennt man über 260 verschiedene Aminosäuren, allerdings sind nur etwa 25 davon für den Menschen von Bedeutung.

Die allermeisten dieser notwendigen Aminosäuren kann der menschliche Stoffwechsel selbst herstellen, sie müssen also nicht über die Nahrung zugeführt werden. Mindestens acht Aminosäuren sind jedoch essentiell, das heißt, sie müssen zugeführt werden: Isoleucin, Leucin, Lysin, Methionin, Phenylalanin, Threonin, Tryptophan und Valin. Neuere Quellen rechnen noch Histidin und Arginin dazu.

Vor allem bei Kraftsportlern stehen Proteine bzw. deren Bausteine, die Aminosäuren, hoch im Kurs. Die speziellen Mix-Drinks kosten viel Geld, bringen jedoch unter dem Strich wenig. Denn die mit der Nahrung aufgenommen Proteine reichen normalerweise völlig aus. Nur wenige Aminosäuren werden unter bestimmten Umständen vermehrt benötigt.

Kohlenhydrate

Kohlenhydrate (auch Saccharide) sind vor allem im Gemüse enthalten. Es handelt sich – im weitesten Sinne – um Kohlenstoffketten mit Wasser: $Cn(H_2O)n$. Man unterscheidet unter anderem nach der Zahl der Kohlenstoffatome Triosen, Tetrosen, Peptosen usw. Bezüglich ihrer Molekülgröße differenziert man nach Mono-, Oligo- oder Polysacchariden. Für die menschliche Ernährung sind die sogenannten Ribosen, Glukosen, Mannosen usw. von Bedeutung. Da Kohlenhydrate praktisch in jeder Nahrungsform vorkommen, sind Mangelerscheinungen eigentlich kein Thema (es sei denn, man ißt gar nichts oder zu wenig).

Fette (Öle)

Fette (Öle) bestehen aus einem Glyzerinmolekül und der daran hängenden Fettsäure. Diese bestehen wiederum aus unterschiedlich langen Kohlenstoffatomketten mit einer unterschiedlichen Sättigung der Kohlenstoffbindungen. Nach dieser Sättigung werden einfach oder mehrfach ungesättigte sowie gesättigte Fettsäuren unterschieden.

Mikronährstoffe

Neben diesen drei bekannten Grundelementen der Nahrung entscheiden vor allem Vitamine, Mineralien und Phytosubstanzen über den Wert von Lebensmitteln. Man differenziert hierbei unter anderem folgende Mikronährstoffe:

- Vitamine
- Mineralstoffe und Spurenelemente
- Aminosäuren
- Sekundäre Pflanzeninhaltsstoffe

Diese systematische Einteilung der Mikronährstoffe ist unter Ernährungswissenschaftlern nicht ganz unumstritten – für den Konsumenten ist es jedoch kaum von Bedeutung, ob zum Beispiel Ubichinon den Coenzymen (Q 10) oder den Vitaminen zugerechnet wird.

Vitamine

Vitamin A (Retinol); Vitamin B1 (Thiamin); Vitamin B2 (Riboflavin); Vitamin B3 (Niacin/Nikotinamid); Vitamin B5 (Pantothensäure); Vitamin B6 (Pyridoxin); Vitamin B9 (Folsäure);Vitamin B12 (Cobalamin); Vitamin C (Ascorbinsäure); Vitamin E (Tokopherole/Tokotrienole); Vitamin H (Biotin); Betakaroten/Karotinoide; Cholin/Phosphatidylcholin, -serin; Inositol; PABA.

Mineralstoffe und Spurenelemente

Die Mineralien teilt man meist nach sogenannten Massenelementen auf, wie zum Beispiel Kalzium, Kalium und Natrium, weil diese in größeren Mengen benötigt werden. Die Spurenelemente wie zum Beispiel Magnesium, Phosphor, Eisen, Zink, Kupfer, Mangan, Fluor und Jod werden hingegen in kleinen Mengen benötigt.

Aminosäuren

Zu ihnen zählen (neben den bereits weiter oben genannten essentiellen Aminosäuren) noch Alanin, Asparagin, Aspartat, Cystein, Glutamat, Glycin, Prolin.

Sekundäre Pflanzeninhaltsstoffe (Phytochemikalien)

Sie sind neuerdings immer häufiger Gegenstand wissenschaftlicher Untersuchungen, da ihre positiven Wirkungen, zum Beispiel gegen Krebs, Anlaß zu Hoffnung geben. Ihre Wirkungen sind unterschiedlich: Manche Phytosubstanzen fangen Freie Radikale ab oder verhindern die Abgabe/Entstehung von krebserregenden Stoffen, andere wiederum blockieren die Einwirkung von Karzinogenen an den Zielorganen.

Zu diesen Phytochemikalien zählt man unter anderem Indole (Brokkoli, Weißkohl), Chytosterole (Soja, Hülsenfrüchte), Flavonoide (Zitrusfrüchte, Zwiebel, Trauben), Isoflavone (Soja, Hülsenfrüchte), Anthocyanoside (Auberginen, Blutorangen), Saponin (Knoblauch, Zwiebeln), Karotinoide (orange, rote, gelbe Früchte) und Capsaicin (Paprika).

Anhang II:

Substanzen

(alphabetisch)

Apfel-Pektin | Ein Ballaststoff des Apfels, der – wie auch Papain – oft in verdauungsfördernden Produkten verwendet wird. Die wasserlöslichen Fasern senken unter anderem den Cholesterinspiegel und helfen bei Verdauungsproblemen (siehe auch Zitrus-Pektin). Ideal gegen Magen- und Darmkrankheiten.

Arginin/Ornithin | Wegen ihrer Beliebtheit werden Arginin und Ornithin in verschiedenen Variationen angeboten. Es handelt sich um Aminosäuren, die ähnlich wirken: Sie stimulieren das Wachstumshormon in der Hirnanhangdrüse (Hypophyse). Dieses wiederum fördert das Immunsystem, vor allem die Thymusdrüse, die vermehrt T-Lymphozyten produziert. Das Wachstumshormon ist ferner zuständig für die Fettverbrennung (Energiebereitstellung), den Muskeltonus, die Haut usw. In Tierversuchen konnte man durch diese beiden Aminosäuren das Wachstum von Tumoren abblocken. Meist werden die beiden Substanzen zur Steigerung des Muskelwachstums, zur Förderung der Fettverbrennung und zur Stärkung des Immunsystems eingesetzt. Arginin/Ornithin sind Bestandteile einiger (noch nicht offizieller) Rezepturen gegen HIV/AIDS. Auch viele Krebs-Initiativen empfehlen die Aminosäuren, um das Immunsystem hochzupowern. Die Dosierung richtet sich nach dem Körpergewicht und schwankt zwischen 6 und 24 g täglich.

Vorsicht: **Für schwangere oder stillende Frauen, Diabetiker und bei Psychosen ist Arginin nicht geeignet; auch das Längenwachstum sollte abgeschlossen sein. In manchen Fällen kann Arginin latente Herpesbläschen (re)aktivieren. Arginin kann bei manchen Personen zu Schlafstörungen führen – vor allem, wenn es später am Tag eingenommen wird. Ornithin ist etwas teurer, hat diese Nebenwirkungen jedoch nicht.**

Ascorbinsäure (Vitamin C) | Vitamin C ist ein ebenso bekannter wie wichtiger Mikronährstoff. Der richtige Umgang damit will allerdings gelernt sein. Vitamin C wird vom Organismus kaum gespeichert und muß daher ständig (etwa alle vier Stunden) zugeführt werden. Erst dann macht eine erhöhte Dosis überhaupt Sinn. Der amerikanische Wissenschaftler und Nobelpreisträger Linus

Pauling (1901-1994), der immerhin ein gesegnetes Alter von 93 Jahren erreichte, wies nach, daß hohe Dosierungen von Vitamin C Krebs verhindern können. Pauling führte in diesem Zusammenhang den Begriff „Stuhlgangstoleranz" ein – er meinte damit jene Dosis, bei der der Stuhlgang anfängt, weich zu werden. Diese Menge ist individuell sehr unterschiedlich und schwankt zwischen 1 und 20 Gramm täglich. Bei akuten Krankheiten (zum Beispiel Infektionen) steigt diese „bowel tolerance" auf 100 bis 200 Gramm (!) täglich. Diese im Krankheitsfall plötzlich erhöhte Toleranz wird von vielen Ärzten als Hinweis auf einen abrupt angestiegenen Bedarf gesehen. Eine zu hohe Dosierung verursacht Durchfall. Das ist nicht schädlich, aber lästig. Bewährt haben sich sehr hohe Vitamin C-Dosierungen (bis zu 150 g täglich) vor allem bei beginnenden Erkrankungen der Atemwege.

Besonderer Tip: **Die marktübliche, pure Form (Ascorbinsäure) ist zwar preiswert, aber sehr sauer. Fast immer führen hohe Dosierungen zu einer Übersäuerung des Magens. Dagegen helfen harmlose schleimhautschützende Medikamente (sogenannte Antazida) mit Kalziumcarbonat und Magnesiumoxid (zum Beispiel *Rennie*).**

Es gibt Hinweise, wonach natürliches Vitamin C vom Organismus nicht so schnell ausgeschieden wird wie synthetisches. Dies führt man unter anderem auf die Begleitstoffe (Flavonoide) bei natürlichem Vitamin C zurück. Allerdings ist natürliches Vitamin C in den benötigten Mengen kaum bezahlbar. Produkte, die zum Beispiel „natürliches Vitamin C" auf dem Etikett stehen haben, enthalten meist nur 10 Prozent natürliches Vitamin C. Abhilfe: Man fügt dem synthetischen Vitamin C die Flavonoide (Hesperidin u. a.) wieder zu. Etliche Hersteller bieten derart aufgewertete Vitamin C-Produkte zu höheren Preisen an.

Allzu billige Vitamin-C-Produkte (zum Beispiel China-Importe) stehen im Verdacht, mit Schwermetallen verunreinigt zu sein. Pharmazeutisch reine Qualitäten kosten etwas mehr. Als führend gilt die Firma *La Roche*, die in erster Linie die weiterverarbeitende Industrie beliefert.

■ *Besonderer Tip:* **Verteilen Sie die benötigte Dosis Vitamin C über den Tag. Es wirkt um so besser, je gleichmäßiger verteilt man es nimmt. Wem die preiswerte Puderform zu unbequem ist (Berufstätige), der kann die Substanzen selbst „konfektionieren", das heißt, zu Kapseln verarbeiten.**

In einigen Produkten liegt natürliches und synthetisches Vitamin C in einer nicht-sauren, pharmazeutisch reinen Form vor. Ergänzt mit Bioflavonoiden, Rutin, Hesperidin, diversen Mineralien etc. fördern sie die Bio-Verwertbarkeit im Organismus um ein Vielfaches.

Betakaroten | Ein starkes Antioxidans, das Sauerstoffradikale neutralisiert. Wird in der Fachliteratur wegen seiner krebshemmenden Wirkung hervorgehoben und vor allem Rauchern empfohlen; ist auch in vielen kosmetischen Bräunungsprodukten enthalten, weil es in sehr hoher Dosierung die Haut braun (gelbbraun) färbt.

Biotin unterstützt den Aufbau des Keratins, das ist die Grundsubstanz von Haaren und Nägeln; wird gerne gegen brüchige Nägel und Haare genommen; hilft bei manchen Personen gegen Haarausfall und (vorzeitiger) Ergrauung. Auch bei Ekzemen und Dermatitis kann es hilfreich sein.

Carnitin oder L-Cartinin gehört zu den körpereigenen Aminosäuren und ist in der Nahrung (Fleisch) vorhanden. Ähnlich wie ein Auto Benzin zum Fahren braucht, benötigen unsere Muskelzellen Fette (Fettsäuren) als Kraftstoffe. Diese Fettsäuren müssen zur Verbrennung in die Zellen gebracht werden. Dazu benötigt der Körper L-Carnitin. Besteht ein L-Carnitin-Mangel, so können einerseits die Muskelzellen nicht richtig arbeiten, andererseits werden die Zellen auch nicht richtig entschlackt. Besonders nachteilig wirkt sich ein L-Carnitin-Mangel auf die Herzmuskulatur aus. Es ist demzufolge wichtig, dem mit zunehmendem Alter leichter auftretenden L-Carnitin-Mangel entgegenzuwirken. Der Immunologe Professor Dr. Uhlenbruck sagt: „Carnitin holt die Fettsäuren schneller heran und wirft sie in den Ofen des Stoffwechsels." Die Folge: Der Organismus baut Fett ab (statt es zu lagern). Carnitin stabilisiert die Immunabwehr und wirkt gegen die Alterung des Gehirns. Ferner wirkt es positiv auf das Herz. Wegen seiner fettverbrennenden Wirkung (= Energiesteigerung) wird dieses Produkt bei der Gewichtsreduktion immer beliebter.

Neuerdings wird Carnitin verstärkt zur Vermeidung von arteriosklerotischen Ablagerungen genutzt. Die in der Literatur empfohlene Dosierung liegt bei 1 bis 5 g pro Tag.

Carthamus tinctorius | Ein aus den Blütenblättern der Färberdistel (Saflor) isolierter Farbstoff, mit dem früher Textilien gefärbt wurden. Die Substanz wird gelegentlich auch zur Färbung von Lebensmitteln verwendet. Darüber hinaus ist das Öl reich an bestimmten ungesättigten Fettsäuren.

Chitosan | Wegen seiner Fähigkeit, Fett binden zu können, kann Chitosan eine nützliche Hilfe bei Gewichtsproblemen sein. Norwegische Wissenschaftler entwickelten aus dem Chitin eines Fisches einen Ballaststoff, der im Magen-Darmtrakt Fett und Cholesterin an sich zu binden vermag. Beides wird daher erst gar nicht vom Körper aufgenommen, sondern verläßt diesen wieder auf natürlichem Weg. Klinische Studien wiesen nach fünf Wochen Einnahme eine 32prozentige Senkung des Cholesterinspiegels aus Das „gute" HDL-Cholesterin erhöhte sich um 7,5 Prozent, der Triglycerid-Spiegel indes sank um 18 Prozent.

Cholin | Acetylcholin gehört zu den wichtigsten Hirnbotenstoffen und ist zuständig für Konzentration und sensorische Signale. Acetylcholin wird vom Organismus selbst hergestellt, jedoch nicht immer in ausreichender Mange. Eine Zufuhr von Acetylcholin selbst ist nicht möglich, da es vom Magen-Darm-Trakt nicht aufgenommen wird – die Vorstufe Cholin hingegen wird gut aufgenommen. Cholinkonzentrate enthalten ferner oft Pantothensäure, wodurch die Bio-Verfügbarkeit verbessert wird.

Chrom (-picolinat, -nicotinat) senkt zu hohe Cholesterinwerte um bis zu sieben Prozent.

Coenzym Q 10 | Coenzym Q 10 (Ubichinon) gehört zu den wichtigsten Mikronährstoffen überhaupt. In über 300 Studien wurden mittlerweile die Wirkungen von Q 10 untersucht. Neuere Forschungen ergaben, daß der antioxidative Effekt sogar noch höher liegt, als bisher angenommen wurde. Der Haupteffekt von Q 10 ist die Senkung von oxidiertem LDL-Cholesterin. Unter anderem wurde nachgewiesen, daß Q 10 die Lebenserwartung erhöht, indem es Herzerkrankungen vorbeugt und das Immunsystem stärkt. Defizite sind ab dem 30. Lebensjahr die Regel.

- *Wichtig:* **Q10 hat keine Depotwirkung, das heißt, die Substanz wirkt nur so lange, wie sie zugeführt wird. Für Personen mit leichtem Bluthochdruck ist möglicherweise auch die blutdrucksenkende Wirkung (100 bis 400 mg täglich) interessant.**

In Japan gehört Q10 zu den ältesten und am häufigsten verwendeten Nahrungsergänzungsmitteln. Coenzym Q10 aus japanischer Herstellung gilt als die beste Qualität. *Folkers/Langsjoen* wiesen in einer klinischen Studie nach, daß sich die Bioverfügbarkeit (gemessen an der Herzfunktion) von Coenzym Q10 erheblich verbessert, wenn es gemeinsam mit Nahrungsfetten zugeführt wird. Seitdem gilt Q10 in öliger Emulsion als die optimale Form.
Die in der Fachliteratur empfohlene Dosierung beträgt:

- Unter 40 Jahren 30 bis 60 mg
- Ab 40 Jahren: etwa 100 mg

Herzpatienten können unter ärztlicher Aufsicht die Einnahme von 200 bis 300 mg erwägen, bei Krebspatienten werden oft 300 bis 400 mg gegeben. Bei Brustkrebs wurden erfolgreich unter anderem 390 mg Q10 verabreicht (Klinik in Kopenhagen). Konsumenten mit erhöhter Belastung (Raucher, Sportler, Streß) können sorglos die Dosis erhöhen. Nebenwirkungen sind auch bei höherer und dauerhafter Dosierung nicht bekannt.

DHEA wird binnen acht Stunden verwertet und sollte daher dreimal täglich vor den Mahlzeiten genommen werden. Die Einnahme von Kapseln ist sicherlich bequem, bessere Ergebnisse können jedoch erzielt werden, wenn die Substanz etliche Minuten unter der Zunge plaziert und anschließend geschluckt wird (hierzu kann man die Kapseln öffnen). Im Regelfall brauchen Männer 3 x 25 mg, Frauen 3 x 15 mg, um wieder jugendliche DHEA-Konzentrationen im Blut zu erreichen. Empfohlen wird die Zufuhr für Personen über 40 Jahren, da die meisten Personen über 40 einen Mangel aufweisen. Siehe auch *Vorsichtsmaßnahmen* auf Seite 284.

DMAE (Dimethylaminoethanol) | Dieser Stoff gehört zu den Vorstufen des Acetylcholin. Es ähnelt dem Cholin und stimuliert

dessen Produktion. Dabei überwindet DMAE die Blut-Hirn-Schranke schneller als Cholin und verhindert gleichzeitig den Aufbau von Lipofuscin („Gehirnzell-Müll"). Die Substanz ist wissenschaftlich gut belegt und wird derzeit in diversen Medikamenten *(wie Centrophenoxin, Deaner, Deanol-Riker)* verarbeitet.
DMAE hat folgende Wirkungen:

- Förderung der Gedächtnis- und Lernleistungen (bei Konzentrationsschwierigkeiten)
- Verbesserung der Stimmungslage
- Abmilderung hyperaktiver Symptome (bei hyperaktiven Kindern)

Medikamente auf DMAE-Basis werden mit Erfolg bei Depressionen, chronischer Müdigkeit und Antriebsarmut eingesetzt. Positive Ergebnisse wurden vereinzelt auch bei seniler Geistesschwäche, Phobien und Schizophrenien erzielt. Obwohl DMAE auch im Dauergebrauch als sehr nebenwirkungsarm gilt, wurden in seltenen Fällen (dosisabhängige) Nebenwirkungen beobachtet. So wurde ab 250 mg täglich ein leichter Gewichtsverlust festgestellt (was manche sicherlich als angenehm einstufen). Manchmal sollen leichte Verspannungen in Nacken und Schulter, Kopfschmerzen und Schlaflosigkeit aufgetreten sein. In derartigen Fällen empfiehlt man, das Mittel kurz (ein bis zwei Tage) abzusetzen und dann mit etwas geringerer Dosis fortzufahren.

Überhaupt ist es empfehlenswert, sich behutsam an die volle DMAE-Dosierung heranzutasten.

Dosierungen unter 100 mg gelten als wirkungslos, ab 200 bis 400 mg setzt ein Effekt ein, viele ältere Menschen vertragen eine Tagesmenge von 1.800 mg problemlos.

Hinweis: **Fangen Sie mit einer niedrigen Dosierung an und steigern sie die Menge allmählich (über mehrere Wochen). Sollte dabei Schlaflosigkeit auftreten, nehmen Sie DMAE nur morgens ein. Die Kombination mit Ginkgo biloba (siehe dort) gilt als besonders sinnvoll.**

Ephedra (Ma Huang) | Der wirksame Inhaltsstoff ist Ephedrin, ein Sympatho-Mimetikum mit adrenalinähnlicher Wirkung. Es wird in der klassischen Medizin vielfältig genutzt: als Kreislaufmittel, bei

Asthma, als Grippemittel, zur Abschwellung der Nasenschleimhaut usw. In entsprechenden Dosen wirkt es blutdrucksteigernd und stimulierend (kurz aufputschend). Ephedra verbrennt sehr wirkungsvoll Körperfett (thermogener Effekt!) und gilt als Appetitzügler; es wird daher oft zur Gewichtsreduktion genutzt. Produkte, die Ephedra bzw. Ma Huang enthalten, sollten mindestens einen Monat lang genommen werden, um dem Organismus Gelegenheit zu geben, darauf zu reagieren. Dosierung des reinen Ephedrins laut HK: je nach Anwendungszweck um die 0,05 g.

Vorsicht: **Bei Dauergebrauch wurde gelegentlich eine Abhängigkeit beobachtet!**

Folsäure | Da Folsäure eine längere Erwärmung nicht unbeschadet übersteht, gilt sie bei Kantinenessern als Mangelsubstanz. Auch bei schwangeren Frauen und Frauen, die die Anti-Baby-Pille nehmen, ist der Bedarf erhöht. Folsäure ist am Eiweißstoffwechsel, an der Herstellung von Erbinformationen und an der Blutbildung beteiligt. Im Zusammenhang mit Rauchen wurde ein ständiger Folsäuremangel entdeckt; eine Ergänzung wird daher Rauchern besonders ans Herz gelegt; therapeutischer Einsatz bei Lebererkrankungen, Blutarmut und Alkoholismus.

Forskolin | Forskolinextrakt wird aus einer indianischen Pflanze namens Coleus forshohlii gewonnen. Es hat die Fähigkeit, die Adenylat-Cyclase-Aktivität und den Gehalt an cyclischem Adenosin-Monophosphat (cAMP) zu steigern. Forskolin hat im Einzelnen folgende Effekte:

- Blutdrucksenkung
- Verbesserung des arteriellen Blutflusses
- Anregung der Herzmuskelkontraktion
- Besserung von Angina pectoris
- Senkung der Cholesterinwerte
- Vermeidung übermäßiger Blutplättchenansammlungen

Um herkömmliche Bluthochdruckmedikamente zu ersetzen, ist ein vorsichtiges Ein- bzw. Ausschleichen angebracht. Die Dosierungen sind vom Einsatzzweck abhängig: normalerweise 10 bis 20 mg (gegebenenfalls bis zu 60 mg) täglich.

■ *Vorsicht:* **Personen mit Prostatakrebs sollten Forskolin nicht nehmen!**

GABA | Gamma-Aminobutric-Acid gehört zu den dämpfenden, beruhigenden Hirnbotenstoffen (Neurotransmittern); es ist unter anderem in Produkten enthalten, die einen nächtlichen Harndrang verhindern sollen. GABA wird auch bei bestimmten Impotenzarten gegeben. Viele Konsumenten nutzen GABA als natürliches Beruhigungsmittel. GABA, Niacin und Inositol ähneln in dieser Kombination wirkungsmäßig den Medikamenten Valium und Librium, machen aber nicht abhängig. Die maximale Tagesdosierung beträgt 500 mg.

Gammalinolensäure | Diese mehrfach ungesättigte pflanzliche Fettsäure gehört zu den essentiellen Fettsäuren und ist zum Beispiel in Nachtkerzen, Soja und Borretsch enthalten. Das natürliche Öl aus dem Bioladen unterliegt einer schnellen Oxidation (binnen 14 Tagen). Sinnvoller ist die Verkapselung von kaltgepreßtem, unraffinieriertem Öl (Borretsch); es oxidiert nicht und enthält natürliches Vitamin E. Hohe Dosierungen der Gammalinolensäure haben sich bei rheumatoider Arthritis als wirkungsvoll erwiesen. Weitere Wirkungen sind:

- Senkung des Blutdrucks
- Infarktvorbeugung (Verminderung übermäßiger Blutverklumpung)
- Linderung von Ekzemen
- Verminderung abnormaler Zellentwicklung (Krebsvorbeugung)

Genistein | Man vermutet schon länger, daß durch die therapeutische Verwendung von Sojaprodukten Prostata- und Brustkrebs vermieden werden. Als Wirkstoff wurde Genistein ausgemacht. Genistein verhindert die Bildung jener winzigen Blutgefäße (Kapillaren), die ein Tumor zum Wachstum und zur Bildung von Metastasen (Tochtergeschwülsten) benötigt. US-Forschern zufolge entwickelt sich bei Japanern kaum Prostatakrebs, und wenn sie doch diesen Krebs bekommen, entstehen viel seltener Metastasen. Japaner haben bei Tests mindestens dreißigmal soviel Genistein im Urin wie Männer aus westlichen Ländern. In einer Untersuchung *(Journal of Cellular Biochemistry, Supplement 22, 95)* stellte man fest, daß die asiatische Bevölkerung mit sehr geringen

Brust- und Prostatakrebsvorkommen zwischen 20 bis 80 mg Genistein täglich zu sich nimmt. In industrialisierten Ländern wie den USA, wo Brust- und Prostatakrebs häufig auftreten, beträgt der tägliche Genistein-Konsum 1 bis 3 mg täglich. Da der Genistein-Gehalt im natürlichen Produkt zwangsläufig schwankt, empfiehlt man ein standardisiertes Extrakt. Beachten Sie stets die Unterscheidung nach einfachem Sojapuder, konzentriertem Sojapuder (standardisiert) und Genisteinkonzentraten. Das Extrakt bzw. standardisierte Substanzen eignen sich zur Vorbeugung von Krebskrankheiten.

Ginkgo biloba gehört zu den alten asiatischen Heilmitteln. In China wird es vorwiegend gegen Asthma und Bronchitis eingesetzt. In Europa wird vor allem die Wirkung bei „zerebrovaskulärer Insuffizienz" genutzt: Es verbessert die Durchblutung (speziell die des Gehirns) und wirkt gegen Arteriosklerose. Die Effekte werden auf den hohen Anteil an Flavonoiden und Terpenoiden zurückgeführt. Ausführlich dokumentiert ist die positive Wirkung gegen den Leistungsabfall des Gehirns. Weitere Anwendungen:

- Diabetische Gefäßschäden
- Nikotinschäden
- Asthma bronchiale

Manchmal wird Ginkgo kombiniert mit DMAE (siehe dort), das dem alterungsbedingten Zerfall von Zellmembranen entgegenwirkt und die Gedächtnisleistung verbessert. Dosierungsangaben schwanken zwischen 120 bis 1.000 mg Extrakt pro Tag. Offiziell existieren keine Dosierungsangaben für Ginkgoblätter (fehlende Monographie). Unter allen Vorbehalten sollten allerdings 3 bis 8 mg Ginkgoblätter pro Tag genügen – verteilt auf 3 x täglich, weil Ginkgo vom Körper rasch verbraucht wird. Nebenwirkungen und Überdosierungen sind nicht bekannt.

Ginseng (Panax Ginseng) | Ginseng ist die älteste asiatische harmonisierende Medizin. Ursprünglich wurden Ginsengwurzeln oft in Alkohol eingelegt, weil dadurch das Extrakt an Qualität zunehmen soll – und zwar um so mehr, je länger die Wurzel im Alkohol liegenbleibt. Drei Monate Einwirkungszeit gelten als Minimum. Die als wirksam erachtete Tagesdosis zur Erhaltung der Gesundheit liegt bei 1,5 g reinem Ginseng. Bei besonderen Belastungen soll die Dosis erhöht werden. Bei üblicher Dosierung sind keine Nebenwirkungen bekannt.

Ähnlich wie bei Ginkgo biloba ist auch die Wirkungsweise von Ginseng schon lange kein Geheimnis mehr – sie konnte in zahlreichen Labortests nachgewiesen werden:

- Es verbessert die Sauerstoffverwertung.
- Es wirkt leistungssteigernd und tonisierend.
- Es stärkt über seine synergetische Wirkung den gesamten Organismus.
- Es fördert den sexuellen Appetit.

Ginseng ist zwar kein Allheilmittel, aber ein sehr vielseitig verwendbares natürliches Tonikum. Biochemische Untersuchungen zeigen, daß Ginsengextrakte den Energiestoffwechsel verändern. Der Organismus arbeitet dadurch energiesparender. Dies erleichtert die Anpassung an Streß und kann nachlassender Vitalität im Alter entgegenwirken.

Die von vielen Konsumenten geschätzte aphrodisische Wirkung tritt erst nach ein bis drei Monaten Einnahme ein – sofern Qualität und Dosierung stimmen. Es gibt eine Vielzahl von Ginseng-Präparaten, die nach verschiedenen Verfahren hergestellt werden. Auf dem deutschen Markt wimmelt es leider von minderwertigen und viel zu gering dosierten Ginsengprodukten. Korea gilt als die Heimat der Ginsengwurzel. Klima- und Bodenbedingungen sind dort ideal, und der echte Ginseng (Panax Ginseng) wird nur hier angebaut. Am besten sind Produkte mit der hochkonzentrierten Ginsengwurzel. Zu erkennen sind sie an Zusatzbezeichnungen wie G 115, die auf das Herstellungsverfahren hinweisen. Die Asiaten nehmen Ginseng nicht erst dann ein, wenn „das Kind im Brunnen liegt" (sprich: erste Anzeichen von sexueller Unlust spürbar werden), sondern vorbeugend (also: praktisch immer).

Besonderer Tip: **Wer Ginseng nicht ständig zuführen möchte, sollte es kurmäßig verwenden. Man empfiehlt zweimal im Jahr eine Ginseng-Kur von zwei bis drei Monaten. Hierbei beginnt man mit einer leicht erhöhten Dosierung (zum Beispiel 3 g Wurzel) und geht dann allmählich auf die sogenannte Erhaltungsdosis über (zum Beispiel 1,5 g Wurzel). Ginseng gehört zu jenen Substanzen, die wochenlang nachwirken können.**

Haifischknorpel | Bei dieser Substanz sind die Expertenmeinungen geteilt – zumal immer wieder unseriöse Anbieter den Markt anheizen und gelegentlich minderwertige Qualitäten zu Phantasiepreisen mit Wunderversprechungen verkaufen. Dennoch macht diese Substanz immer wieder von sich reden – wahrscheinlich berechtigt. Vor allem in Dänemark ist die Substanz seit neuestem im Gespräch, weil diverse Studien einen Rückgang von zum Beispiel Brusttumoren anführen. Entscheidend für Erfolg oder Mißerfolg scheint die Qualität zu sein.

Der Wirkstoff *Squalamin* gilt als primitives, jedoch sehr effektives, Immunsystem der Haie. Es tötet Mikroorganismen ab, indem es sie an der Zellteilung hindert. Die gleiche Wirkung wird an den Endothelzellen der Blutgefäße beobachtet. Tumore brauchen eine eigene Blutversorgung und senden an die Endothelzellen Signalstoffe aus, um sie zur Bildung neuer Blutgewächse zu veranlassen. Squalamin soll den Rezeptor der Zell-Ionenpumpe blockieren, wodurch die Zelle versauert und sich nicht mehr teilen kann. Ohne eigene Blutversorgung sind die Tumore nämlich nicht überlebensfähig.

Nebenwirkungen wurden bisher nicht festgestellt und eine (zukünftige) Resistenz der Tumore ist unwahrscheinlich, weil sich der Wirkstoff nicht gegen Tumore an sich richtet, sondern gegen bestimmte normale Zellen, die gezwungenermaßen dem Tumorwachstum behilflich sind.

Haifischleberöl | Haifischprodukte sind in der Schulmedizin umstritten. Es existieren jedoch Studien, die einen Anstieg der Blutplättchen belegen. Vor allem im Bereich der Strahlentherapie können Haifischprodukte ein guter Schutz für gesunde Zellen sein. Zur Vorsorge empfiehlt man häufig 200 mg des aktiven Wirkstoffs Alkylglycerol – das entspricht rund 1.000 mg Haifischleberöl. Im therapeutischen Einsatz fängt man mit einer Initialdosierung (2 Tage) von etwa 1.000 bis 1.200 mg Alkylglycerol an, um dann mit 400 bis 600 mg täglich über drei Monate fortzufahren.

- *Achtung:* **Nehmen Sie große Mengen nicht länger als 30 Tage ein, da sich sonst möglicherweise zu viel Blutplättchen bilden!**

Heilbutt | Das Öl dieses Fisches enthält viel natürliches Vitamin A und Vitamin D. Beide Vitamine werden in der orthomolekularen Krebsbekämpfung verwendet.

Hesperidin | Hesperidin gehört zu den Bioflavonoiden. Es kann die Verwertbarkeit anderer Vitamine (zum Beispiel die des Vitamin C) um das 30 bis 50fache steigern. Darüber hinaus unterstützt Hesperidin die Blutgefäße. Man empfiehlt meist um die 2 g täglich (verteilt auf 3 Einnahmen).

Hydergin* | Hydergin* besteht aus verschiedenen natürlichen Alkaloiden, aber diese werden chemisch umgewandelt. Bei den Alkaloiden handelt es sich um alkalisch reagierende, stickstoffhaltige, meist giftige Pflanzeninhaltsstoffe, von denen einige wegen ihrer Hirnwirksamkeit seit alters her als Rauschmittel verwendet werden. Die in Hydergin* verwendeten Ergoalkaloide haben ihre positiven Wirkungen auf das Gehirn in vielen Untersuchungen erwiesen:

- Erhöhung der Blut- und Sauerstoffzufuhr im Gehirn
- Verbesserung des Hirnzellstoffwechsels
- Schutz der Gehirnzellen bei Sauerstoffdefiziten
- Senkung der Anzahl der Freien Radikale
- Verbesserung der Gedächtnis- und Lernfunktionen

Dosierungen unter 3 mg/täglich scheinen kaum Wirkung hervorzurufen; erst bei 4,5 bis 6 mg werden Effekte spürbar; meist werden 3 x 3 mg/täglich empfohlen. Hydergin* gilt als ungiftig und nebenwirkungsfrei.

Hydroxycitrinsäure (HCA) | HCA hemmt das Enzym ATP-Zitratlyase, das eine Schlüsselrolle in der Energiespeicherung spielt. Über den aktuellen Energiebedarf hinausgehende Kohlenhydrate (zum Beispiel Glukose) werden über einen speziellen Stoffwechselweg als Fett gespeichert. Die Speicherung dieser (an sich) überflüssigen Kalorien macht dick. HCA kann diese Speicherung behindern, indem es sich an das Enzym Zitratlyase bindet und es somit behindert. Darüber hinaus erhöht HCA den Glukoseumsatz in Muskeln und Leber, was wiederum den Appetit verringert. Kurz: HCA hindert überschüssigen Zucker daran, als Fett gespeichert zu werden.

Inosin | Auch Inosin gilt als herausragende Substanz, wenn es um die Energiebereitstellung in den Muskeln und den Sauerstofftransport geht. Es dringt in die Muskelzelle ein und fördert unter anderem die Herstellung von Adenosintriphosphat (ATP), das wiederum für die Muskelkontraktion verantwortlich ist. Japanische Wissenschaftler wiesen die Wirksamkeit bei vielen Herzkrankheiten nach. (Profi-)Sportler nehmen Inosin vor dem Training; es zögert Müdigkeitserscheinungen hinaus und erhöht damit den Trainingseffekt.

Inositol | In der Literatur werden zahlreiche positive Effekte aufgeführt, unter anderem bei Arthritis und Haarwuchs. Viele schätzen auch die entspannende Wirkung von Inositol und verwenden es als Einschlafhilfe. Inositolmangel führt zu Haarausfall, unreiner, welker Haut, schlaffen Muskeln und zu entzündlichen Hautreaktionen.

Die amerikanische Ernährungswissenschaftlerin Adele Davis schreibt in diesem Zusammenhang: „Inositolmangel steht nicht nur in engem Zusammenhang mit Erkrankungen der Herzkranzgefäße, sondern kann auch zu Verstopfung, Ekzemen und Anomalien der Augen führen. Inositol ist ferner ein wichtiger Faktor für den Fettstoffwechsel, es wirkt dem Cholesterinüberschuß im Blut entgegen und reguliert zu hohe Blutfettwerte."

Mexikanische Jamswurzel | Bestimmte Inhaltsstoffe werden im Organismus zu Melatonin verarbeitet. Melatonin hat vor allem bei Personen über 40 Jahren auf verschiedene Krebsformen einen günstigen Einfluß. Bei der natürlichen Form geht man davon aus, daß der Körper nur die Mengen verwertet, die auch tatsächlich gebraucht werden; eine Überdosierung kann demnach ausgeschlossen werden.

Knoblauch | Knoblauch ist eines der klassischen Mittel gegen vorzeitige Alterungserscheinungen. Er reinigt das Blut und beugt Arteriosklerose vor. Darüber hinaus schützt Knoblauch vor vielen Schadstoffen und Schwermetallen. Auch die krebshemmende Wirkung von Knoblauch ist Gegenstand zahlreicher wissenschaftlicher Untersuchungen.

Knoblauch enthält ätherisches Öl, Fermente, Vitamine und männliche und weibliche Sexualhormone. Der wichtigste Inhaltsstoff des Knoblauchs ist Allicin. Seit längerem ist auch die antibakterielle Wirkung des Knoblauchs auf den Magen-Darm-Trakt bekannt. Als gesichert gilt auch der entgiftende Effekt auf Darmgärungsprozesse (gemessen an den täglichen Phenol- und Indikanmengen des Harns).

Das Hauptproblem des Knoblauchs ist sein Geruch. Die Produzenten bemühen sich seit Jahren, dies in den Griff zu bekommen. So verwendet *Nord Pharma* Kapseln, die sich nicht im Magen, sondern erst im Darmtrakt lösen, wodurch eine eventuelle Geruchsbelästigung gesenkt wird. Andere Hersteller verwenden speziell gereifte Knoblaucharten: Kyolic-Knoblauch wird in kompostreicher Erde gezüchtet und rund 20 Monate gelagert, um eine mild gereifte Variante zu erhalten, die antioxidative Eigenschaften hat. Abgerundet werden Kyolic-Produkte gerne mit Betakaroten, Vitamin E, Alfalfa, Petersilie, Zellulose, Selenmethionin, Magnesium u.a.

Kurkuma | Jedem Asienreisenden dürfte dieses Gewürz geläufig sein; es ist Bestandteil des indischen Curry und wird im Orient bei verschiedenen Erkrankungen eingesetzt.

L-Cystein | Cystein kommt unter anderem in Eiern vor und ist ein hervorragendes Antioxidans; es wird manchen Medikamenten als natürlicher Schleimlöser (Husten) zugesetzt; Cystein sollte nach Möglichkeit gleichzeitig mit der dreifachen Menge Vitamin C eingenommen werden. Wegen der positiven Wirkung auf die Lunge wird es auch in der Schulmedizin seit langem eingesetzt und gilt gewissermaßen als „Muß" für Raucher.

Lecithin | wird bei der Herstellung von Pflanzenölen (zum Beispiel Soja) quasi als Nebenprodukt gewonnen. Das Rohlecithin enthält noch viel Öl, durch Entölen erhält man Granulat. Eine besondere Bedeutung bekam es im Zusammenhang mit den Freien Radikalen und deren Angriffen auf die Fettmembrane der Zellen. Der vermutlich bedeutsamste Bestandteil ist das Phosphatidyl-Cholin. Lecithin normalisiert den Nervenstoffwechsel, stärkt die Lebertätigkeit und gilt als Gegenspieler des Cholesterins. Man empfiehlt zwei bis drei Teelöffel des Granulats täglich; unverdünnt nehmen oder in Saft/Müsli einrühren.

Magnesium | Dieser Mineralstoff ist unter anderem am Knochenaufbau, der Informationsübertragung und am Energiehaushalt beteiligt. Er wird für über 300 Stoffwechselvorgänge benötigt. Die tatsächlich notwendige tägliche Menge ist umstritten; der Magnesiummangel ist jedoch weiter verbreitet, als man im allgemeinen annimmt. Magnesium ist der natürliche Gegenspieler des (blutdruckerhöhenden) Kalziums und wurde daher früher zur Senkung des Blutdrucks verschrieben. Generell gelten Magnesium-Dosierungen um die 1.500 mg täglich als angebracht. Magnesium hat praktisch keine Nebenwirkungen, lediglich bei einer Überdosierung kann Durchfall auftreten. Während die Deutsche Gesellschaft für Ernährung (DGE) 300 bis 350 mg empfiehlt, raten neuere Untersuchungen zu 800 mg täglich.

Melatonin | Über Melatonin sind inzwischen mehrere Bücher geschrieben worden, deswegen gehen wir hier nicht weiter darauf ein; in den USA seit eh und je frei erhältlich. An dieser Stelle nur so viel: Melatonin ist ein Hormon, das in der Zirbeldrüse des Gehirns gebildet wird und unter anderem den Schlaf-Wach-Rhythmus steuert. Bekannt wurde die Substanz, als der amerikanische Forscher Pierpaoli Zirbeldrüsen junger Ratten in alte Tiere einpflanzte. Die greisen Ratten wurden dadurch wieder vital und aktiv.

Methionin | Methionin ist eine Aminosäure, die zu den potenten Antioxidantien gehört; es sollte auf jeden Fall zusammen mit Vitamin B6 genommen werden. Weitere Kenntnisse über Wirkungsweise und Dosierung sind nötig; daher nicht generell für jedermann geeignet.

Niacin (Vitamin B3) | Niacin stärkt die Nerven, ist am Sauerstoffhaushalt beteiligt und fördert die Gallensynthese. Für Raucher ist die entgegengesetzte Wirkung zum Nikotin interessant: Niacin erweitert nämlich die Gefäße. Hierauf ist auch der sogenannte „Flush“ (Rötung der Haut, Wärmegefühl, Prickeln) zurückzuführen.

Pearson/Shaw **raten zu höheren Niacin-Dosierungen vor dem Geschlechtsverkehr, da es den Orgasmus steigere. Niacin wird aber vor allem bei arteriosklerotischen Schädigungen gerne verordnet.**
Da fast jeder Mensch mit zunehmendem Alter unter Verkalkungserscheinungen leidet, wird Niacin als generelle Vorsorge von den meisten Vitaminforschern wärmstens empfohlen.

Omega-3-Fettsäuren | Fischöl ist reich an bestimmten Fettsäuren, den Omega-3-Fettsäuren. Deren eigentlich wirksame Bestandteile sind die Eicosapentaensäure (EPA oder EPS) und die Docosahexaensäure (DHA oder DHS). Omega-3-Fettsäuren können nachweislich Arthritis lindern, HDL-Cholesterin-Werte erhöhen, übermäßige Blutverklumpung lindern und Triglycerid-Werte senken. Man empfiehlt im Bereich der Vorsorge zwischen 700 bis 1.500 mg EPA/DHA täglich. *Vgl. das Buch von Hermann Ehmann, Lachsöl, LebensBaum Verlag 1998.*

Pankreas-Enzyme | Diese Enzyme der Bauchspeicheldrüse spielen neuerdings in der Krebstherapie ebenfalls eine Rolle. Bei Enzymen ist das Herstellungsverfahren von besonderer Bedeutung, da „tote" Enzyme nicht mehr wirken. Auch in diesem Verfahren scheint sich derzeit die *Allergy Research Group* hervorzuheben.

Papain | Ein bekanntes Enzym der Papaya-Frucht, das in einigen Verdauungspräparaten enthalten ist. Es fördert die Verdauung von Proteinen. Darüber hinaus unterstützt es die sukzessive Erneuerung der Haut. Ein Teelöffel Extrakt enthält 2,9 Gramm.

D-, L-Phenylalanin | Ähnlich wie bei Tyrosin wird die L-Form des Phenylalanin gerne als Appetitzügler, Stimulanz und Antidepressivum eingesetzt, während die D-Form als schmerzstillend gilt. Es regt die Noradrenalinproduktion im Gehirn an. Diese kann durch Streß, zu viel Arbeit oder bestimmte Medikamente zu niedrig sein. Krebspatienten sollten die Substanz nicht einnehmen, Bluthochdruckpatienten ihre Werte im Auge behalten.

Die bekannten Wissenschaftler *Pearson/Shaw* entwickelten einige wirksame Rezepturen, die vor allem Phenylalanin (PA) enthalten. Es wirkt anregend, ohne aufzuregen, und wird von Disco-Kids bevorzugt für lange Nächte genommen. Es ist aber auch ein effektiver „Treibstoff" für harte Arbeitstage. Das Magazin *Wiener* nannte PA-haltige Produkte wie FAST BLAST, RISE & SHINE kürzlich in einem Atemzug mit Kokain und Amphetaminen; das ist so nicht richtig, denn Kokain und Amphetamin entleeren die Noradrenalinspeicher im Gehirn (daher der „Hänger", wenn die Wirkung nachläßt), wohingegen PA die Speicher auffüllt (demnach kein „Hänger"). PA wird im Gehirn zur Herstellung von Noradrenalin benötigt (gleichsam das Adrenalin des Gehirns); es steigert das Selbstbewußtsein und wirkt antidepressiv. Die D-Form lindert Schmerzen.

Die L-Form wirkt appetithemmend, stimulierend und anti-depressiv. Streß und bestimmte Drogen erschöpfen den Hirnbotenstoff (Neurotransmitter) Noradrenalin. Personen mit Bluthochdruck sollten ihre Werte nach Einnahme überprüfen: Phenylalanin kann den Blutdruck erhöhen. Achtung: zu große Mengen PA machen „flatterig".

Phosphatidylserin (PS) | gilt als hochwirksame Hirnnahrung und gehört zu den beliebtesten Substanzen der Nährstoff-Anhänger. In Versuchen wurde bewiesen, daß PS die Hirnleistung alter Tiere über das Niveau junger Tiere anheben konnte. Mit anderen Worten: PS ist in der Lage, die Alterung des Gehirns aufzufangen *(Calderini et al., Annals New York Academy of Sciences, 1985, Seiten 504-506).*

In einer anderen Studie an Alzheimer-Patienten verbesserte PS Gedächtnis und Hirnleistung *(Amaducci, Psychopharmacology Bulletin, Vol. 24, No. 1, Seiten 130-134).* PS gilt gegenwärtig als potentester Nährstoff gegen Hirnalterung. Das Wirkprinzip beruht darauf, daß die wichtigen Neurochemikalien Dopamin und Acetycholin durch den Einfluß von PS effizienter verstoffwechselt werden. Das Mittel wirkt gegen Streß, stärkt das Immunsystem und hilft gegen leichte bis mittelschwere Depressionen; oftmals mit Cholin kombiniert (siehe dort).

Phytosubtanzen (-food) / Pflanzeninhaltsstoffe | Mit Begriffen wie Phytofood, Phytosubstanzen, sekundären Pflanzeninhaltsstoffen usw. umschreibt man eine Stoffgruppe, auf die man die krebshemmenden Eigenschaften von Gemüse (speziell Brokkoli und Kohl!) zurückführt. Bisher konnte man die wirksamen Inhaltsstoffe zwar benennen, aber die Isolierung ist entweder nicht möglich oder zu aufwendig; daher werden Konzentrate in Puderform angeboten. Entscheidend für die Qualität ist unter anderem das „Verdichtungsverhältnis": Ein Verhältnis von 1:10 bedeutet: 1 g

Konzentrat entspricht 10 g des entsprechenden Gemüses. In guten Basisprodukten sind diese Substanzen manchmal enthalten, aber viele Konsumenten nehmen noch weitere Phytoprodukte zu sich.

Wenn beispielsweise bei einem Basisprodukt 200 mg Brokkolikonzentrat mit einem Verdichtungsverhältnis von 20:1 vorhanden sind, dann entspricht dies 4 g getrocknetem Brokkoli – besser als gar nichts, aber für viele Personen zu wenig.

Bei speziellen Phytofood-Mischungen führt der Verbraucher etwa 10 g getrocknetes Gemüse pro Eßlöffel zu sich. Berücksichtigt man den Wassergehalt von Gemüse/Obst, nimmt der Organismus damit etwa 100 g Gemüse in bester Qualität auf. Der Geschmack ist allerdings etwas gewöhnungsbedürftig. Etliche Konsumenten berichteten übrigens von erstaunlichen Besserungen der Haut (zum Beispiel bei Akne), wenn ausreichend Phytoprodukte zugeführt wurden.

Piracetam* | Piracetam* und deren chemische Verwandte (Oxiracetam, Aniracetam, Pramiractam) gehören nicht zu den natürlichen Substanzen, sind jedoch vom körpereigenen Nervenbotenstoff Pyroglutamat abgeleitet. Die Substanz verbessert die Lern- und Gedächtnisfunktionen und hat auch in sehr hohen Dosierungen praktisch keine Nebenwirkungen.

Pregnenolon ist eine Steroidhormonvorstufe von Wirbeltieren und Menschen. Es wird in der Nebennierenrinde aus Cholesterin gebildet.

- *Achtung:* **Pregnenolon wird zu DHEA umgebaut. Es kann daher bei einigen Personen die Serumkonzentration von DHEA anheben, das heißt eine eventuelle DHEA-Zufuhr kann reduziert werden. Gleichzeitig gelten damit die Hinweise für DHEA (siehe dort).**

Proanthocyanidin ist ein Bioflavonoid, das unter anderem in Rotwein (in den roten Traubenkernen) enthalten ist und sich innerhalb weniger Minuten über den ganzen Körper verteilt. Seine antioxidative Wirkung ist 20mal größer als bei Vitamin C und 50mal größer als bei Vitamin E. Die Substanz behindert die Histaminbildung und wirkt so Allergien entgegen, schützt das Zentralnervensystem, entfernt schädliche Lipofuscin-Ansammlungen in Hirn und Herz, erhöht die Elastizität von kollagenen Strukturen und schützt die Blutgefäße.

Procain (KH3) | Vor allem für das Gedächtnis spielen Stoffe wie Actylcholin eine wichtige Rolle, da sie den Kontakt zwischen den Nervenzellen herstellen. Acetycholin können wir nicht in Tablettenform einnehmen. Deshalb enthalten Präparate zur Stärkung des Gedächtnisses Vorstufen des Acteylcholins wie zum Beispiel Dimethylaminoethanol, Procain oder Lecithin.

SAM, S-Adenyl-Methionin | SAM ist eine natürliche Form des aktivierten Methionins. Es wird benötigt für die Umwandlung von Serotonin in Melatonin, bei der Synthese von Glutathion, Proteinen und Phosphatidylcholinen, es schützt die DNA u.a.

Die antidepressiven Wirkungen sind gut dokumentiert. Es wirkt meistens ebenso gut oder besser als herkömmliche Medikamente gegen Depression, jedoch ohne deren Nebenwirkungen.

SAM wird genutzt bei Lebererkrankungen, Fibromyalgia, Osteoarthritis, Herzbeschwerden u.a.

Selen Das Spurenelement Selen spielt eine Schlüsselrolle bei verschiedenen Entgiftungsprozessen im Körper. Die meisten Menschen in unseren Breiten haben einen Selen-Mangel. Laut einer Empfehlung der Weltgesundheitsorganisation (WHO) sind bis zu 200 mcg Selen pro Tag erforderlich. Moderne Vitaminforscher gehen vor allem im Zusammenhang mit Umweltvergiftungen jedoch von einem sehr viel höheren Tagesbedarf aus. Das durchschnittliche „Nahrungspaket" eines Engländers enthält 43 mcg Selen. Mittel- und Nordeuropa zählt mit durchschnittlich 45 mcg Selenaufnahme pro Person zu den selenärmsten Gebieten. Zum Vergleich: Nordgrönland 1.280 mcg, Venezuela 300 mcg, Japan 400 mcg, USA 200 mcg, Thailand 225 mcg. Untersuchungen (zum Beispiel *Roskilde Universität Dänemark*) zeigten, daß L-Selenomethionin die wirksamste Form ist.

Taurin | Taurin wurde unter anderem durch die Verwendung in bestimmten Getränken (wie *Red Bull*) bekannt. Richtig ist, daß Taurin zu den Aminosäuren gehört, an denen schnell ein Mangel herrscht. Mehr als fraglich ist allerdings, ob der Konsum jener Getränke Abhilfe schafft. Taurin soll Katarakten und bestimmten Herzerkrankungen vorbeugen. Interessant ist auch der therapeutische Einsatz bei Strahlenbehandlungen (Krebs), da die Patienten meist einen Mangel aufweisen.

Thymusextrakte werden zur Anregung des Immunsystems (Thymusdrüse) genutzt. Ergänzungen mit Lymph- und Milzextrakten sollen die Wirkung steigern. Im Zusammenhang mit Krebs greift man gerne auf hochdosierte Thymusextrakte zurück.

Tyrosin wird vom Körper aus Phenylalanin (siehe dort) hergestellt – unter anderem, um das Neurohormon Noradrenalin herzustellen. Es wirkt ähnlich wie Phenylalanin als „Appetitzügler", als Stimulans und als Antidepressivum.

Vorsicht: **Tyrosin ist für Krebspatienten nicht geeignet. Patienten mit Bluthochdruck müssen regelmäßig überwacht werden. Meist werden Dosierungen zwischen 500 bis 1.000 mg Tyrosin empfohlen.**

Verkettete Aminosäuren | Darunter versteht man in erster Linie die Aminosäuren Leucin, Isoleucin und Valin. Sie können die Proteinsynthese in den Leber- und Muskelzellen steigern. Wie einige Studien zeigten, können Personen mit alkoholischer Leberzirrhose von einer Einnahme dieser Aminosäuren profitieren. Nicht geeignet sind sie bei Pellagra und für Personen, die noch im Wachstum sind.

Vitamin-B-Komplex | B-Vitamine gelten allgemein als Nervennahrung. Eine ihrer Hauptfunktionen ist der Oxidationsschutz der fetthaltigen Nervenummantelungen. Dabei arbeitet die B-Familie quasi Hand in Hand – was zur Folge hat, daß sich der tatsächliche Schutz nach dem schwächsten Glied richtet. Die klassische Medizin faßt mit dem Begriff „B-Komplex" lediglich die Vitamine B_1, B_6 und B_{12} zusammen, weswegen oft nur diese Kombination von den Pharmafirmen angeboten wird. Viele B-Kombinationen enthalten gleiche Mengen von jedem B-Vitamin. Das macht die Einnahme von hohen Dosierungen unmöglich, weil zum Beispiel Riboflavin (Vitamin B_2) ab 400 mg täglich giftig wirkt, Pantothensäure (Vitamin B_5) indes erst ab 400 mg wirkt. Vitamin B_{12} ist hilfreich bei der Wiederherstellung der körperlichen und geistigen Leistungsfähigkeit bei Streß und Überlastung, aber auch nach schweren Operationen und während einer Bestrahlungstherapie. Einen wichtigen Platz hat Vitamin B_{12} im Zusammenhang mit der Aktivierung von

Leistungssportlern. Wichtig ist, daß die Vitamine des B-Komplexes in einem sinnvollen Verhältnis zueinander stehen. Insofern kann die Einnahme von einzelnen B-Vitaminen zu Komplikationen führen. Gute Produkte sind – was die Dosierung der verschiedenen Substanzen angeht – entsprechend differenziert.

Vitamin E | Zu Vitamin E gehören insgesamt acht Stoffe (Tocopherole), die zwar alle chemisch nah miteinander verwandt sind, sich aber in ihrer Wirksamkeit stark unterscheiden. Der wichtigste, weil bereits in geringer Dosierung wirksame Stoff ist das alpha-Tocopherol. Vitamin E greift in vielfältiger Weise in den Kohlenhydrat- und Eiweißstoffwechsel ein. Es hat eine günstige Wirkung auf die Sauerstoffverwertung im Körper und auf den Schutz der Zellwände vor oxidativen Veränderungen. Vor allem Personen mit Übergewicht, Rauchern und Rheumatikern ist eine verstärkte Zufuhr zu empfehlen. Es wirkt gegen vorzeitige Zellalterung und verhilft zu einem jüngeren Aussehen. Es schützt unsere Haut vor den Schäden durch Umweltgifte und übermäßige Sonnenbestrahlung, verbessert die Sauerstoffaufnahme des Organismus, schützt die Lungen, beugt Thrombosen vor und beschleunigt Heilungsprozesse (zum Beispiel bei Verletzungen). Auch bei Rheumatismus haben sich hohe Vitamin E-Dosen bewährt. Vitamin E wird daher oft auch als „Jungbrunnen-Vitamin" bezeichnet.

Yohimbe | gilt als das einzige Mittel, dessen aphrodisierende Wirkung auch Schulmediziner anerkennen. In marktüblichen Produkten werden 2 x 5 mg des reinen Wirkstoffs Yohimbin-Hydrochlorid täglich als Dauermedikation empfohlen (rezeptpflichtig). So nutzen Sie die Rinde: 3 bis 8 Teelöffel Rinde werden 10 Minuten in einem halben Liter Wasser gekocht, durch ein Sieb gegossen und langsam getrunken. Unter normalen Umständen setzt die Wirkung nach einer halben Stunde ein. Gelegentlich kann in den ersten Minuten eine leichte vorübergehende Übelkeit auftreten.

■ *Wichtig:* **Yohimbe ist ein sogenannter MAO-Hemmer. MAO (Monoaminooxidase-)Hemmer schränken die Wirkung des gleichnamigen Enzyms ein; daher dürfen Substanzen, die MAO-hemmend wirken, keinesfalls zusammen mit Lebensmitteln, Medikamenten u. a.**

genommen werden, die dieses Enzym enthalten. Dazu gehören etliche Beruhigungsmittel, Tranquilizer und Antihistaminika, Narkotika, aber auch Alkohol, Amphetamine, Meskalin, Muskatnuß, Ephedrin, Dill-, Petersilie-, Fenchelöl, Kakao, koffeinhaltige Substanzen, gereifter Käse, Bananen, Ananas und tyrosinhaltige Lebensmittel wie Fisch, Geflügelleber, Chianti.

Zink Zink wird vom Organismus dazu benutzt, um zum Beispiel das für uns so wertvolle Enzym Superoxidismutase herzustellen. Zink steuert etwa 200 Enzyme und fördert unter anderem die Wundheilung, die sexuelle Entwicklung, den Tastsinn, die Proteinsythese und die Insulinherstellung. In therapeutischer Dosis wird es gegen Haarausfall und brüchige Nägel eingesetzt. Vor allem die sublinguale Form wurde bekannt, weil sie als sehr wertvolle Unterstützung zur Bekämpfung der Erkältung gilt. Im letzteren Fall empfiehlt man alle paar Stunden eine sublinguale Tablette unter der Zunge zergehen zu lassen.

Zitrus-Pektin | Ein spezielles – pH modifiziertes – Zitrus-Pektin scheint laut einigen Studien in der Lage zu sein, der Metastasenbildung einen Riegel vorzuschieben. Es behindert offenbar metabolische Prozesse, die für den Transport von Krebszellen notwendig sind, und stoppt somit eine weitere Ausbreitung. Laut *Life Extension Foundation (Hollywood)* gibt es derzeit nur eine einzige Firma (*Allergy Research Group*), die technisch in der Lage ist, normales Zitrus-Pektin in pH-modifiziertes umzuwandeln. Das macht die Substanz derzeit recht kostbar.

Zwergpalmenextrakt (Saw Palmetto) und Pygeum | Das Extrakt der Zwergpalme behindert die Umsetzung des Geschlechtshormons Testosteron zu Dihydrotestosteron (DHT). Erhöhte DHT-Werte gehen wiederum einher mit der Prostatavergrößerung (siehe auch Seite 242). Dosierungen zwischen 300 bis 600 mg täglich gelten als gute Vorsorge und werden allen Männern über 40 Jahren empfohlen. Bei bereits vergrößerter Prostata bringt obige Dosierung Erleichterung der Symptome und Besserung. In schwereren Fällen ist es ratsam, zusätzlich noch Pygeum zu sich zu nehmen.

Wirkstoff-Kombinationen

Da sich die Wirkung bestimmter Substanzen gegenseitig verstärkt (Synergie-Effekt), ist man seit einiger Zeit dazu übergegangen, nach speziellen Kombinationen für bestimmte therapeutische Zwecke zu forschen. Allerdings machen längst nicht alle Kombinationsprodukte Sinn. Auch die hier genannten Rezepturen verstehen sich nur als grobe Hinweise. Dabei ist vor allem zu berücksichtigen, daß der Kenntnistand sehr schnell voranschreitet und die hier erwähnten Substanzen bzw. Kombinationen einem steten Wandel unterliegen. Galt gestern noch Betakaroten als der beste Zellschutz, so sind es morgen vielleicht die sekundären Pflanzeninhaltsstsoffe.

Basisnährstoffe / Mikronährstoffe

Meist handelt es sich um Antioxidantien-Kombinationen, die von vielen Vitaminherstellern in sehr unterschiedlichen Qualitäten und Preisen angeboten werden. Nach deutschem Recht fallen diese Produkte unter das Arzneimittelgesetz und gelten somit als Medikamente. Dem Wesen nach handelt es sich jedoch nicht um Arzneimittel, sondern um Lebensmittelinhaltsstoffe. Im Kosten-Nutzen-Vergleich bzw. hinsichtlich Vielfalt und Menge der enthaltenen Substanzen sind zum Beispiel Basisnährstoffe aus den USA den deutschen Produkten haushoch überlegen und dabei noch relativ preiswert. Allerdings gibt es auch bei den amerikanischen Herstellern große Qualitätsunterschiede. Die Amerikaner unterscheiden – für den europäischen Verbraucher etwas ungewohnt – oft nach Wirkstoff-Komplexen, deren Benennung sich von Zeit zu Zeit ändern kann. Die nachfolgende Aufstellung der häufig verwendeten Inhaltsstoffe kann demnach nur als Anhaltspunkt gesehen werden.

Pflanzlicher Komplex | Erst seit kurzem haben auch die deutschen Medien die sogenannten sekundären Pflanzeninhaltsstoffe (Phytosubstanzen) entdeckt. In manchen amerikanischen Produkten sind sie bereits seit vielen Jahren enthalten. Sie gelten als sehr wirksame Krebshemmer. Die antikanzerogene Wirkung wird inzwischen auch von angesehenen Institutionen wie dem *Heidelberger Krebsforschungsinstitut* bestätigt. Vor allem die Wirkstoffe Betakaroten, Xantophyl und Lycophen sowie Brokkoli- und Kohlkonzentrat spielen hier eine Rolle. Nur sehr wenige Nährstoff-Mixturen enthalten so kostbare Substanzen wie Grapefruitsamen-, Preiselbeeren- und Tomatenextrakte (Lycopin) sowie Lutein (Xantophyl) in ausreichender Menge, da es sich hier um sehr teuere Stoffe handelt. In den meisten Produkten sind sie – wenn überhaupt – nur als „symbolische" Dosierungen enthalten. Der rote Farbstoff Lycopin zerstört beispielsweise freie Radikale, die Krebs verursachen. Produkte, die diese Substanzen in ausreichender Menge (Lycopin z. B. ab 200 mg, Xantophyll ab 500 mg) enthalten, sind entsprechend teuer

Ascorbat-Zitrus-Komplex | Ascorbinsäure, Ascorbyl-Palmitat, Acerola-Extract usw.. Unterscheidungen in der Vitamin-C-Form sind in Deutschland praktisch unbekannt – aber durchaus wichtig. Gute Produkte enthalten neben einem wasserlöslichen Vitamin C (zum Beispiel Ascorbinsäure), das außerhalb der Zellen wirkt, auch noch ein fettlösliches (zum Beispiel Ascorbyl-Palmitat), das innerhalb der Zellen wirkt. Gute Hersteller verwenden keine preiswerten China-Importe, weil diese schwermetallbelastet sein können, sondern einwandfreie Rohstoffe. Bei Acerola- oder anderen Vitamin-Auszügen handelt es sich um (teure) natürliche Vitamin-C-Formen. Flavonoide (Zitrus, Hesperidin) erhöhen die Vitamin-C-Aufnahme im Körper.

Kräuter-Antioxidantien | Trauben, Blaubeere usw.. Hier werden die antioxidativen Effekte von den Inhaltsstoffen (Pro)anthocyanidin, Anthocyanin und Silymarin genutzt (siehe auch Phytosubstanzen auf Seite 308).

Vitamin-B-Komplex | (siehe Seite 311)

Vitamin-Mineralien-Antioxidantien | Vitamin E, Selen, Zink usw. Vitamin E ist ein hochwirksames Antioxidans, das die Sauerstoffversorgung verbessert und zusammen mit Vitamin C und Selen krebshemmend wirkt. Vitamin E unterbindet die oxidative Wirkung von Freien Radikalen auf Körperfette. Es neigt jedoch – vor allem in seiner natürlichen öligen Form – zur Selbstoxidation. Insider ziehen daher die synthetische Variante in Pulverform (Acetat) der natürlichen Form, wie sie in „Bioprodukten" häufig anzutreffen ist, vor. In der Krebstherapie werden Vitamin-E-Mengen bis zu einem Gramm täglich verwendet.

Wie bei fast allen Substanzen entscheidet auch beim Selen die chemische Variante über den tatsächlichen Grad der Bioverfügbarkeit. Selen wird allenthalben in diversen Formen angeboten, aber das Selenmethionin gilt als die effektivste Form.

Aminosäuren-Komplex | Taurin, Cystein, Glutathion usw. In den meisten deutschen Nahrungsergänzungsprodukten sind diese Stoffe nicht enthalten. Dabei handelt es sich um äußerst wichtige Antioxidantien mit entscheidenden Schlüsselrollen in der (enzymatischen) Abwehr von Schadstoffen. Acetyl-Cystein wird zwar in Deutschland eingesetzt, allerdings nur in Medikamenten zur Schleimlösung bei Husten. Glutathion ist Bestandteil des Enzyms Glutathionperoxidase und schützt die Fettsäuren der Zellmembranen vor schädlichen Oxidationen.

Mineralien-Komplex | Magnesium, Kalzium, Kalium, Chrom, Jod usw.. Magnesium gilt schon lange als hilfreiche Substanz bei Herz-Kreislauf-Beschwerden; als Kalziumgegenspieler (Antagonist) erweitert es die Gefäße und senkt den Sauerstoffverbrauch; es ist an über 300 enzymatische Prozesse gekoppelt. Chrom ist beteiligt am Kohlenhydratstoffwechsel, Molybdän und Mangan sind Bestandteil mehrerer Enzyme. Der Jodmangel ist in unseren Breiten ein weit verbreitetes Phänomen.

Cholin-Komplex | Unter diesem Komplex faßt man Hirnnahrung in reinster Form zusammen. Cholin gehört zum Vitamin-B-Komplex und ist Bestandteil des Lecithins und des Hirnbotenstoffs Acetylcholin (siehe auch Seite 295). Es beugt dem Leistungsverfall vor und steigert die Konzentrationsfähigkeit des Gehirns. Phosphatidylcholin wird bei Diabetes, Arteriosklerose und Gedächtnisproblemen therapeutisch eingesetzt. Die Leistungserhöhung (Kurzzeitgedächtnis) des Gehirns bei Zufuhr von Cholin wurde mehrfach bewiesen. Inositol – manchmal auch „Schlafvitamin“ genannt – wirkt beruhigend. Es hilft unter anderem gegen Streß, Nervenschwäche, Schlafstörungen, Verstopfung und Angstzustände.

■ *Hinweis:* **Nur die wenigsten Basisnährstoffe enthalten Coenzym Q10 – man sollte es daher zusätzlich zu sich nehmen!**

Kinder-Basisnährstoffe | Bei Kindern schlägt eine Unterversorgung besonders negativ zu Buche, aber es werden weitaus geringere Mengen als beim Erwachsenen benötigt. Nahrungsmittelergänzungen mit Erwachsenendosierungen werden bei Kindern vor allem dann eingesetzt, wenn auffällige Störungen wie Neurodermitis oder Hyperaktivität vorliegen.

Allgemeine Ergänzungen

Viele US-Konsumenten ergänzen ihre Basisversorgung noch mit zusätzlichen Substanzen bzw. „Alterungsbremsen" wie Selen, Vitamin E, sekundären Pflanzeninhaltstsoffen usw., um so jenen maximalen Schutz zu erhalten, der in der einschlägigen Fachliteratur empfohlen wird. Diese Ergänzungen (Booster) enthalten die wichtigsten Substanzen in einer oder mehreren Tabletten. Das ist auf jeden Fall preiswerter und bequemer, als vier oder noch mehr weitere Einzelnährstoffe zusätzlich zu sich zu nehmen.

Spezielle Ergänzungen

Anti-Alkohol/Tabak-Rezepturen: Daß man/frau den Tabakkonsum am besten ganz unterläßt und auch dem Wein nur in Maßen zuspricht, sollte sich herumgesprochen haben. Wer es dennoch nicht lassen kann, sollte auf jeden Fall die Schädigungen zu minimieren versuchen. Daß bestimmte Mikronährstoffe die schädlichen Effekte von Tabak und Alkohol vermindern können, beschrieben *Pearson/Shaw* bereits 1980 in ihrem Buch *Life Extension*. Diese Aussage wurde inzwischen mehrfach von anderen Wissenschaflern bestätigt. Nährstoffe, die gegen Tabak/Alkohol wirksam sind, sind vor allem Vitamin C, Cystein, Vitamin B_1, Vitamin E, Selen und Glutathion. Sie wirken gegen Acetaldehyd (ein Schadstoff in Rauch und Alkohol), der zur Entstehung von Freien Radikalen beiträgt. Alkohol und Tabak verstärken den oxidativen Streß im Körper, wobei u. a. Aldehyde gebildet werden – Schadstoffe, die kanzerogen sind. Angeblich sollen hohe Dosen des Vitamin-B-Komplexes die Schadstoffe neutralisieren und zum Beispiel den berüchtigten „Kater" verhindern. Viele US-Konsumenten haben es sich angewöhnt, zu jedem Drink automatisch eine Kapsel zu nehmen (Erfahrungsberichte willkommen).

Anti-Arthritis-Kombinationen: Nährstoffmischungen, die speziell gegen Arthritis entworfen wurden, sind in der Regel nicht preiswert und sollten nach derzeitigem Kentnisstand unter anderem Omega-3-Fettsäuren, Glukosamine und Chondroitin enthalten, nach Möglichkeit noch weitere Substanzen.

Sportler-Nährstoffe: Die meisten Nährstoffprodukte für Sportler, vor allem für Bodybuilder, enthalten teure Proteine – auf die man genausogut verzichten kann, denn an Proteinen mangelt es uns in der Regel nicht. Lediglich bei einigen Aminosäuren (zum Beispiel Arginin/Ornithin) kann eine zusätzliche Zufuhr wirksam sein. Arginin/Ornithin stimulieren zum Beispiel das Wachstumshormon. Für weitere Informationen siehe unter „Aminosäuren" auf Seite 316.

Heilpflanzen-Mixturen: Produkte mit Mischungen aus bekannten Heilpflanzen (Herbals) enthalten teilweise enorm viele hochwertige natürliche, altbewährte Substanzen wie Ginkgo biloba, Ginseng (siehe auch Seite 300), Grünen Tee usw.. Deren alterungshemmende und krankheitsverhinderne Wirkung ist in der Fachliteratur ausführlich dokumentiert. So wurde zum Beispiel erst vor kurzem nachgewiesen, daß viele altbekannte Heilpflanzen relativ hohe Konzentrationen von Melatonin aufweisen. Bemerkenswert ist, daß manche Produzenten mit der Herstellung einen enormen Aufwand betreiben und nicht nur die einzelnen Inhaltsstoffe von exzellenter Qualität sind, sondern daß sogar spezielle Verfahren angewendet werden, um diese Qualität zu 100 Prozent zu erhalten und zum Beispiel Oxidationen bei der Herstellung zu unterbinden.

Bestimmte Heilpflanzen wie Kurkuma, Ingwer, Bromelain (Ananas) und Gugulipid (Mukjulbaum) haben ihren günstigen Einfluß auf das Herz in diversen Studien unter Beweis stellen können. Dies nahmen manche Hersteller zum Anlaß, herz-wirksame Mittel in einem einzigen Präparat zusammenzufassen. Das ist allemal preiswerter, als in Eigenregie die wirksamen Substanzen einzeln zuzuführen. Allerdings halten längst nicht alle Produkte, was sie versprechen.

Enzym-Mischungen: Die meisten handelsüblichen Pharma-Produkte zur Verdauungshilfe sind auf Dauer gesundheitsschädlich, weil sie auf unnatürliche Weise in die Vorgänge eingreifen. Enzymprodukte können hier auf natürlichere Art helfen, sofern sie alle natürlichen Enzyme, die bekanntermaßen den Verdauungsvorgang fördern, in einer ausgewogenen Abstimmung enthalten.

Anti-Übergewicht-Kombinationen: Die verschiedenen Substanzen, die in der Lage sind, die Kalorienzufuhr in Richtung Energieverbrauch (anstatt Speicherung!) zu verschieben, haben unterschiedliche Schwerpunkte. Mal wird die Fettaufnahme verhindert, mal der Kohlehydratumsatz gefördert, mal die Verbrennung insgesamt erhöht. Statt mehrere unterschiedliche Produkte zu sich zu nehmen, können Sie auf Kombinationsprodukte ausweichen. Gute Kombinationen beinhalten folgende Substanzen:

- **Gymnea Silvestri:** senkt den (Heiß-)Hunger auf Kohlenhydrate
- **Chitin / Pektin:** senken wegen ihres milden „Füllcharakters" den Appetit und binden Fette an sich, ehe sie ins Blut übergehen können.
- **Antioxidantien:** Da jede Mahlzeit gleichzeitig Freie Radikale freisetzt, sollte eine gewisse Menge gängiger Antioxidantien zugesetzt werden. So kann zum Beispiel Folsäure die Umwandlung von Kohlenhydraten zu Homocystein verhindern helfen.

Anhang III:

Speicheltest

Die Bestimmung des pH-Wertes (Säuregrades) des Speichels gehört zu den wenigen Tests, die der Patient ohne große Mühe selbst durchführen kann. Gleichzeitig soll dieser Test eine brauchbare Übersicht über den allgemeinen Gesundheitszustand des Organismus liefern. Gelegentlich werden die Ergebnisse als Status für die Krebsanfälligkeit gesehen (Tatsächlich haben Krebspatienten oft einen Speichel-pH von 4,5). Vorsorglich sei nochmals erwähnt, daß jeder Test – isoliert betrachtet – mit Vorsicht zu genießen ist. Kaum ein guter Arzt wird auf der Basis eines einzigen Tests möglicherweise schwerwiegende therapeutische Maßnahmen in die Wege leiten. Dazu bedarf es weiterer Untersuchungen. Und so funktioniert der Test:

Führen Sie den Test morgens nach dem Austehen durch (noch vor dem Zähneputzen oder dem Frühstück). Sammeln Sie etwas Speichel im Mund und schlucken Sie diesen hinunter. Wiederholen Sie dies dreimal. Die 4. Speichelprobe kommt nun auf einen sauberen kleinen Löffel. In diese Probe halten Sie ein kleines Stück Indikatorpapier. Verwenden Sie handelsübliches Lackmuspapier (auch über HiLife e.V. erhältlich)! Der Indikatorbereich sollte zwischen 4,5 bis 7,5 pH reichen, damit ein brauchbarer Skalenbereich zur Verfügung steht.

Nach zwei Minuten wird die Farbe des Papiers mit dem vorgegebenen Farbbereich verglichen. Der normale Wert des Speichels beträgt beim Gesunden 7,4 pH.

- Bei einem pH-Bereich von 6,5 bis 7,4 ist eine gewisse Vorsicht angebracht.
- Ein pH-Bereich von 6 bis 6,5 deutet darauf hin, daß sich eine Erkrankung entwickelt.
- Bei einem pH-Wert von 4,5 bis 6 könnte bereits eine ernsthafte Erkrankung vorliegen.

Inwiefern dieser Test den oxidativen Status einer Person zuverlässig wiedergibt, ist gegenwärtig noch ungeklärt. Gegenwärtig laufen jedoch Versuche, um noch zuverlässigere einfache Tests zu entwickeln.

Medizinische Tests und Anlaysen

Verständlicherweise wünschen sich die meisten Personen, die sich gezielt mit natürlichen Mikronährstoffen vorsorgen möchten oder damit therapiert werden, entsprechende Analysen, die exakt darüber Auskunft geben können, was in welcher Menge zugeführt werden soll. Hier ist festzustellen, daß es bislang leider noch nicht für jeden Stoff eine hundertprozentig zuverlässige Methode des Einzelnachweises gibt. Sicherlich kann man beispielsweise Auskunft darüber erhalten, wieviel Vitamin E im Blutserum vorliegt, aber die Aussage, ob dies im speziellen Fall ausreicht, ist spekulativ, solange nicht der tatsächliche Verbrauch dokumentiert werden kann. Es ist zum Beispiel gut möglich sein, daß der Antioxidantien-Gehalt im Normbereich liegt, für den Betroffenen aber nicht ausreicht, weil er sich vielleicht in einer besonderen Streß- oder Extremsituation befindet. Das leuchtet jedem ein.

→ ***Beispiel*** *Ein bestimmter Zustand (zum Beispiel Müdigkeit) kann mehrere Ursachen haben. Ein Bluttest ergibt einen Mangel an roten Blutkörperchen. Daraus läßt sich auf einen möglicherweise vorhandenen Eisenmangel schließen. Der Therapeut wird nun Eisenpräparate verschreiben, bis die Werte sich wieder normalisiert haben. – Leider ist es aber nicht immer so einfach. Derzeit ist es in vielen Fällen nicht üblich (und oft auch kaum möglich), den Gehalt einer bestimmten Substanz exakt zu messen und ebendiese Substanz gezielt zu ersetzen. Das ist im Augenblick noch Zukunftsmusik.*

Ein möglicher verbindlicher Maßstab wäre die Messung des „oxidativen Stresses". Damit könnte man feststellen, ob der Summe an Oxidationen auch genug Reduktionen (durch Antioxidantien) gegenüberstehen. Derartige Test sind jedoch sehr aufwendig und können bisher nur von bestimmten Kliniken durchgeführt werden. Auch der praktizierende Arzt hat gegenwärtig kaum die technischen-oganisatorischen Voraussetzungen, Analysen dieser Art korrekt durchzuführen.

■ *Achtung:* **Vor allem bei Außenseiter-Testmethoden ist Skepsis angebracht, da hier meist keine objektiven Kontrollmöglichkeiten gegeben sind. Sie können daher theoretisch ein x-beliebiges Ergebnis vorlegen, das den Patienten beunruhigt und ihn womöglich zu teuren Mitteln greifen läßt, die in seinem speziellen Fall gar nichts nützen. So gilt zum Beispiel auch die Haarmineralanalyse als ein zweifelhafter Parameter.**
Sich nur auf diese eine Aussage zu verlassen, wäre fahrlässig.

Deshalb: Wo immer möglich, greifen Sie auf gängige Labortests und/oder indirekte Nachweismethoden zurück. Im Idealfall gelingt anhand bekannter Parameter der Nachweis eines Mangels, der sich mit bewährten Mitteln schnell beheben läßt.
Normale Bluttests können über folgendes Auskünfte geben:

- Abweichungen von der Norm können auf Erkrankungen im Frühstadium hindeuten. Sind bestimmte Werte nicht in Ordnung, müssen eventuell weitere Untersuchungen folgen.
- Es lassen sich gegebenenfalls Belastungen mit Schadstoffen erkennen, beispielsweise bei drohenden Leberschäden durch Medikamente, Drogen, zuviel Vitamin A, Eisenüberschuß usw.
- Nachweisbar sind bis zu einem gewissen Grad auch Hormondefizite, die Alterungsprozesse beschleunigen: beispielsweise ein DHEA-Mangel oder ein Cortison-Überschuß.

Für viele Laboruntersuchungen gilt leider, daß die Ergebnisse auch von der Arbeitsweise des Labors selbst abhängen können. Als man in einem Testversuch verschiedenen Labors das gleiche Untersuchungsmuster zukommen ließ, erhielt man verschiedene Ergebnisse! Die Unterschiede mögen im Normalfall nicht entscheidend sein, können jedoch in Grenzfällen wichtig werden. Das gilt natürlich vor allem für Analysen, die sehr empfindliche Parameter eruieren sollen. Auf folgende Grenzwerte sollten Sie achten:

Der Glukosewert sollte unter 100 liegen! Nach gegenwärtigem Kenntnisstand können Glukosewerte über 100 zu beschleunigter Alterung führen. Personen, die wenig Kalorien zuführen, haben Werte zwischen 70 und 80. Für den Fall, daß die Glukosewerte zu hoch sind, sollten eventuell die Thyroidhormon-Werte zusätzlich überprüft werden. Sind die Werte zu niedrig, wird man gegebenenfalls eine Ergänzung mit niedrig dosierten Thyroidhormonen erwägen. Bei zu hohen Glukosewerten sollte man zu jeder Mahlzeit (je nach Höhe des gemessenen Wertes) bis zu 200 mcg Chrompicolinat und/oder Grünen Tee in Betracht ziehen. Bei zu niedrigen (!) Werten greift man auf 6 bis 30 g konzentriertes Soja zurück.

Der Eisenwert sollte unter 100 liegen! Eisen ist zwar wichtig für die Bildung des roten Blutfarbstoffes Hämoglobin (Sauerstofftransport im Blut!), aber ein Zuviel an Eisen kann mit der Zeit zu Leberschädigungen führen. Deshalb sollte man eine zusätzliche Einnahme von Eisenpräparaten unbedingt vom Arzt überwachen lassen. Eine Ergänzung sollte man alleine schon deswegen unterlassen (Ausnahme: manchen Frauen, die während der Regel viel Blut verlieren!). Neueste Publikationen deuten darauf hin, daß eine niedrige (!) Eisenkonzentration vor Krebs und Herzerkrankungen schützt. Grüner Tee und Knoblauch senken zu hohe Eisenwerte. Eine andere Methode, überhöhte Eisenwerte zu senken, besteht darin, regelmäßig Blut zu spenden.

LDL-Cholesterin unter 120, HDL-Cholesterin über 50! Die LDL-Fraktion der Cholesterinfette neigt zur Oxidation und wird unter anderem für Arteriosklerose verantwortlich gemacht (siehe auch Seite 72). Der LDL-Cholesterinwert sollte daher möglichst niedrig gehalten werden. Die HDL-Fette indes entfernen überschüssiges Fett von den Arterienwänden und gelten daher als „gesund". Zu den Mikronährstoffen, die in der Lage sind, die LDL-Werte zu senken und die HDL-Werte zu erhöhen, gehören Chrompicolinat (2 x 200 mcg), Ballaststoffe, Niacin (1.000 bis 3.000 mg täglich), Vitamin C (2 g und mehr täglich). Darüber hinaus haben Kurkuma und Gugulipid (siehe auch Seite 107) eine dosisabhängige cholesterinsenkende Wirkung.

Die Triglyceridwerte sollten unter 100 liegen! Hohe Triglyceridwerte machen den Betroffenen anfällig für Arteriosklerose und übermäßige Blutplättchenverklumpungen.
Fischöl (EPA/DHA) kann diese Werte bis zu 20 Prozent senken.

Wichtig: **Um diese und/oder andere Werte zu überprüfen, sind verschiedene Blutanalysen erforderlich. Den allumfassenden Bluttest gibt es nicht.**

Und hier die gängigsten Blutuntersuchungen auf einen Blick:
Komplette Blutchemie („großes Blutbild") | Dieser Test umfaßt unter anderem LDL, HDL, Gesamtcholesterin, Triglyceride, Eisen, Glukose, Leber- und Nierenfunktion. Die Auswertung läßt Rückschlüsse auf eine ganze Reihe von Erkrankungen zu – und zwar bereits im Frühstadium. Darüber hinaus lassen sich mögliche Folgeschäden von Medikamenten auf Leber, Niere oder Herz ablesen. Dieser Test sollte einmal jährlich durchgeführt werden. Im Krankheitsfall sollte man diesen Test zur Überprüfung der Therapie öfter durchführen.

Fibrinogentest | Erhöhte Fibrinogenwerte gelten als Risikofaktor hinsichtlich arterieller Blutverklumpungen (Arteriosklerose, Herzinfarkt). Idealerweise liegen die Fibrinogenwerte unter 300.

Prostataspezifisches Antigen (PSA) | Dieser Prostatatest ist eine indirekte Analysemethode. Er gilt als relativ sicherer Nachweis für Prostatakrebs (Sicherheit: 80 Prozent). Es wird nicht etwa der Krebs selbst nachgewiesen, sondern eine Reaktion des Organismus auf den Tumor. Männer über 40 Jahren sollten sich jährlich, Männer über 60 halbjährlich überprüfen lassen. Angst (vor dem Ergebnis) ist nicht nur in diesem Fall ein schlechter Berater, denn die Früherkennung ist auch hier entscheidend.

Immunzell-Test | Für Krebs, HIV, chronischer Herpes, Hepatitis, Autoimmundefekte und andere Erkrankungen, die das Immunsystem angreifen, ist dieser Test gewissermaßen der Seismograph des aktuellen Zustandes. Auch mit zunehmendem Alter kann das Immunsystem in Mitleidenschaft gezogen werden. Der Test untersucht das Verhältnis von T-Helfer zu T-Supressor-Zellen, bestimmt die Anzahl der T-Helferzellen und erlaubt Rückschlüsse auf die Aktivität der Killerzellen. Er gibt demnach Auskunft über die „Fitneß" des Immunsystems.

Verschiedene Hormon- und Krebstests | Hier existiert eine ganze Reihe von speziellen Untersuchungen, die den Rahmen dieses Buches sprengen würden.

Unsere generelle Empfehlung lautet: Zeigen Sie Eigeninitiative und sprechen Sie Ihren Arzt explizit auf diese Tests an. Bei schwereren Erkrankungen haben Sie ein Recht auf eine umfassende Beratung und die regelmäßige Durchführung solcher Tests.

Nebulöser Markt

Zum Schluß sei noch darauf hingewiesen, daß kaum ein Markt so undurchsichtig ist wie der der *Pillen & Pülverchen.* Die Unkenntnis des Verbrauchers wird gelegentlich geradezu schamlos ausgenutzt und mehr als leere Versprechungen, bunte Prospekte und sinnlose Produkte bekommt man selten für sein Geld.

Viele Hersteller bestechen vor allem durch ihre „juristischen Qualitäten" und weniger durch fachliche oder pharmakologische. Beispiele:

* Es ist juristisch völlig korrekt, wenn ein Hersteller auf seinem Produkt z. B. 500 mg Magnesium angibt. Entscheidend für die Bioverfügbarkeit ist jedoch der elementare Anteil – und der kann nur noch ein Bruchteil sein.

* Es ist rechtlich auch nicht anfechtbar, wenn ein Produzent z. B. 100 mcg Selen angibt, von denen jedoch nur die Hälfte überhaupt angerechnet werden kann. Selen ist nämlich immer an eine Trägersubstanz gebunden (z. B. Selenmethionin). Bei diesen und ähnlichen Angaben ist es „üblich", das Gewicht von Selen **und** seinem Träger anzugeben. Andere Hersteller beziehen sich wiederum gleich auf den elementaren Anteil, der Gesamtgehalt wird erst gar nicht angegeben. Vorsicht also bei Preisvergleichen!

* Völlig undurchsichtig kann es bei den Heilpflanzen werden. Hier muß der Konsument *sehr genau* lesen. Bezieht der Hersteller seine Angaben auf die Pflanze an sich (z. B. Ginsengwurzel), einen Extrakt (Konzentration) oder die eigentlichen Wirkstoffe (das wären bei Ginseng die Ginsenoide)? Oder macht der Hersteller womöglich gar keine nachvollziehbare Aussage dazu?

Rückfragen

Rückfragen sind möglich unter Tel. 02821-13676 oder Fax 02821 - 13802. Oder beim HiLife e.V., Kuhstr. 45/47, 47533 Kleve.
Der HiLife (Extension) e.V. bemüht sich, möglichst pragmatische und konkrete Hilfestellung zu geben, allerdings sind etliche rechtliche Bestimmungen zu beachten.
1. Im Einzelfall können, wollen und dürfen wir keine therapeutischen Ratschläge geben.
2. In Anbetracht der Vielzahl der Produkte ist es uns unmöglich, zu einem bestimmten Produkt oder Hersteller Stellung zu beziehen. Wir können lediglich Hersteller und/oder Lieferanten nennen, mit denen gute Erfahrungen gemacht worden sind.
3. Alle Angaben sind grundsätzlich ohne Gewähr.